J. Lawall, S. Thiele (Hrsg.)

Leitfaden Manuelle Medizin

Leitfaden
Manuelle Medizin

6. Auflage

Herausgegeben von: Jürgen Lawall, Berlin; Sergej Thiele, Berlin

Mit Beiträgen von: Dr. med. Wilfrid Coenen, Villingen; Kirsten Felsberg, Kappeln; Ulla Haeger, Busdorf; Olaf Jenewein, Schülp; Jürgen Lawall, Berlin; Dr. med. Hermann Locher, Tettnang; Andreas Sammer, Grambach; Kerstin Schmidt, Hergatz; Sergej Thiele, Berlin

Herausgeber der Vorauflagen: Dr. med. Dieter Heimann†

ELSEVIER

Elsevier GmbH, Bernhard-Wicki-Str. 5, 80636 München, Deutschland
Wir freuen uns über Ihr Feedback und Ihre Anregungen an: books.cs.muc@elsevier.com

ISBN 978-3-437-45063-1
eISBN 978-3-437-05742-7

6. Auflage 2025

Wichtiger Hinweis
Die medizinischen Wissenschaften unterliegen einem sehr schnellen Wissenszuwachs. Der stetige Wandel von Methoden, Wirkstoffen und Erkenntnissen ist allen an diesem Werk Beteiligten bewusst. Sowohl der Verlag als auch die Autorinnen und Autoren und alle, die an der Entstehung dieses Werkes beteiligt waren, haben große Sorgfalt darauf verwandt, dass die Angaben zu Methoden, Anweisungen, Produkten, Anwendungen oder Konzepten dem aktuellen Wissensstand zum Zeitpunkt der Fertigstellung des Werkes entsprechen.
Der Verlag kann jedoch keine Gewähr für Angaben zu Dosierung und Applikationsformen übernehmen. Es sollte stets eine unabhängige und sorgfältige Überprüfung von Diagnosen und Arzneimitteldosierungen sowie möglicher Kontraindikationen erfolgen. Jede Dosierung oder Applikation liegt in der Verantwortung der Anwenderin oder des Anwenders. Die Elsevier GmbH, die Autorinnen und Autoren und alle, die an der Entstehung des Werkes mitgewirkt haben, können keinerlei Haftung in Bezug auf jegliche Verletzung und/oder Schäden an Personen oder Eigentum, im Rahmen von Produkthaftung, Fahrlässigkeit oder anderweitig übernehmen.

Für die Vollständigkeit und Auswahl der aufgeführten Medikamente übernimmt der Verlag keine Gewähr.
Geschützte Warennamen (Warenzeichen) werden in der Regel besonders kenntlich gemacht (®). Aus dem Fehlen eines solchen Hinweises kann jedoch nicht automatisch geschlossen werden, dass es sich um einen freien Warennamen handelt.

Bibliografische Information der Deutschen Nationalbibliothek
Die Deutsche Nationalbibliothek verzeichnet diese Publikation in der Deutschen Nationalbibliografie; detaillierte bibliografische Daten sind im Internet über https://www.dnb.de abrufbar.

25 26 27 28 29 5 4 3 2 1

In ihren Veröffentlichungen verfolgt die Elsevier GmbH das Ziel, genderneutrale Formulierungen für Personengruppen zu verwenden. Um jedoch den Textfluss nicht zu stören sowie die gestalterische Freiheit nicht einzuschränken, wurden bisweilen Kompromisse eingegangen. Selbstverständlich sind **immer alle Geschlechter** gemeint.

Planung: Laura Eichhorn, München
Projektmanagement: Sibylle Hartl, München
Redaktion: Susanne C. Bogner, Dachau
Rechteklärung: Katja Sieger-Schauer, München
Herstellung: Dietmar Radünz, Leipzig; Sibylle Hartl, München
Satz: abavo, Buchloe, Deutschland; TNQ, Chennai, Indien
Druck und Bindung: Egedsa, Sabadell, Barcelona, Spanien
Umschlaggestaltung: SpieszDesign, Neu-Ulm
Für Copyright in Bezug auf das verwendete Bildmaterial siehe Abbildungsnachweis.
Fotos: Jürgen Lawall
Models in den Fotos: Yaara-Malaika Marx und Zeruyah-Baiba Marx, Berlin; Kerstin und Sandra Schmidt, Memmingen; Sergej Thiele, Berlin; Charlotte und Karen Wiese, Rendsburg
Titelfotografie: Jürgen Lawall, Berlin

Aktuelle Informationen finden Sie im Internet unter **www.elsevier.de**

Nachruf

Der ursprüngliche Herausgeber des Leitfadens „Manuelle Medizin“, Herr Dr. med. Dieter Heimann ist am 21.02.2022 verstorben. Für die Mitautoren dieses Buchs ist dies ein sehr schmerzlicher Verlust.
Herr Dr. Heimann war der Initiator zu diesem Buch, ein ständiger Ideengeber, Mutmacher und Antreiber bis zur Fertigstellung. Dass wir heute die 6. Auflage des Leitfadens „Manuelle Medizin“ veröffentlichen können, ist nicht zuletzt sein Verdienst. Die Autoren möchten dieses Werk in seinem Sinne und ihm zu Ehren fortführen und weiterentwickeln.

Berlin, im Januar 2025
Jürgen Lawall, Sergej Thiele

Vorwort

Die funktionellen Störungen am Bewegungsapparat, die durch neurophysiologisch gesteuerte reflektorische Vorgänge entstehen, und die engen neurophysiologischen Zusammenhänge zwischen Bewegungsapparat und inneren Organen stellen den Inhalt der Manuellen Medizin dar. Die Erklärung dieser Prozesse ist durch Grundlagenforschung auf eine wissenschaftliche Basis gesetzt worden. Diagnostik und Indikationsstellung zur Manuellen Medizin sind Sache der Ärzte, da nur diese durch ihre Ausbildung in der Lage sind, funktionelle Störungen von Störungen mit pathologisch-anatomischem Substrat zu unterscheiden.

Der vorliegende Leitfaden ist als praktischer Leitfaden für die in der Praxis tätigen Ärzte und Physiotherapeuten und die in der Ausbildung befindlichen Manualmediziner, Physiotherapeuten und Physiotherapieschüler gedacht. Es wurde auf literarische Zitate und Darstellungen wissenschaftlicher Grundlagen weitgehend verzichtet.

Die Technik der diagnostischen und therapeutischen Griffe ist an die im Dr.-Karl-Sell-Ärzteseminar Neutrauchburg gelehrten Techniken eng angelehnt. Erweiterten Anforderungen der aktuellen Weiterbildungsordnung für Ärzte wurde durch die Einbeziehung der Themen „Neurophysiologische Grundlagen der Manuellen Medizin", „Manuelle Medizin bei Kindern" und „Osteopathische Techniken" Rechnung getragen. Erweiterten Kenntnisse über die Funktion der Faszien tragen wir Rechnung durch ein neues Kapitel über Basiswissen zu den Faszien. Weiterhin haben wir ein Kapitel zu den Grundlagen der Trainingstherapie als Grundlage aller rehabilitativer Maßnahmen am Halteapparat eingefügt.

Herausgeber und Autoren wenden diese Techniken in der Praxis an und lehren sie in den Kursen für Ärzte und Physiotherapeuten.

Anregungen durch Kursteilnehmer, praktizierende Manualmediziner und das Ergebnis einer Befragung durch den Verlag führten zu den Änderungen der vorliegenden 6. Auflage.

Persönliche Erfahrung und ein permanentes Anwenden der diagnostischen und therapeutischen Griffe sind für den Erfolg der Manuellen Medizin in der täglichen Praxis unerlässlich. Ein Leitfaden wie der vorliegende kann nur hinleiten zum richtigen Tun. Er ersetzt weder die persönliche Erfahrung noch das permanente Üben.

Dem praktisch Tätigen soll der Leitfaden eine schnelle, übersichtliche und anschauliche Nachschlagemöglichkeit für seine therapeutische Tätigkeit am Patienten an die Hand geben.

Berlin, im Januar 2025
Jürgen Lawall, Sergej Thiele

Danksagung

Dem Autorenteam möchten wir für die kritische und konstruktive Zusammenarbeit danken. In den zahlreichen Konferenzen zur Herstellung des Leitfadens wie auch bei den Korrekturen für die 6. Auflage zeigten die Beteiligten ein außerordentliches Engagement. Texte und Fotografien entstanden in gemeinsamer konstruktiver und kritischer Zusammenarbeit.
Wir danken dem Verlag, dass wir die Bebilderung farbig und frisch gestalten durften, dabei geht ein besonderer Dank an die Grafikabteilung für die Umsetzung der farbigen Darstellungen im Kapitel Neurophysiologie und der Gestaltung der Umschlagseiten.
Unser besonderer Dank gilt den Darstellern für die erstellte Bebilderung: Zeruyah-Baiba und Yaara-Malaika Marx, Kerstin und Sandra Schmidt, Sergej Thiele, Karen und Charlotte Wiese.
Für die reibungslose Umsetzung der Manuskripte in das vorliegende Buch danken wir der Lektorin Frau Laura Eichorn, der Projektmanagerin, Frau Sibylle Hartl und der Redakteurin Frau Susanne Bogner sowie dem Hersteller Herrn Dietmar Radünz. Es war für uns eine hervorragende, inspirierende Zusammenarbeit, die Spaß gemacht hat.

Berlin, im Januar 2025
Jürgen Lawall, Sergej Thiele

Adressen

Dr. med. Wilfried Coenen
Facharzt für Orthopädie
Manuelle Medizin/Osteopathie
Manuelle Medizin bei Kindern
Waldstraße 35
78048 Villingen

Kirsten Felsberg
Physiotherapeutin, Fachlehrerin
Manuelle Therapie (DGMM-MWE)
24376 Kappeln

Ulla Haeger
Physiotherapeutin, Fachlehrerin
Manuelle Therapie (DGMM-MWE)
Schwartkell 3
24866 Busdorf

Olaf Jenewein
Physiotherapeut,
Bachelor of Science in Physiotherapy
Physiotherapieschule
Bürgermeister-Peters-Straße 15
24813 Schülp bei Rendsburg

Jürgen Lawall
Facharzt für Physikalische und
Reha-Medizin, Manuelle Medizin
Wilhelmsaue 111a
10715 Berlin

Prof. Dr. Hermann Locher
Facharzt für Orthopädie und
Unfallchirurgie
Manuelle Medizin, Spezielle
Schmerztherapie
Lindauer Straße 16/1
88069 Tettnang

Dr. med. Andreas Sammer
Hauptstraße 55
8074 Raaba-Grambach
Österreich

Kerstin Schmidt
Ärztin mit Tätigkeitsschwerpunkt
Osteopathie
Ärztliche Privatpraxis für Osteopathie
Staudach 20
88145 Hergatz

Sergej Thiele
Facharzt für Orthopädie
Chirotherapie
CHIMANOS – Medizinisches
Versorgungszentrum
Kurfürstendamm 61
10707 Berlin

Fehler gefunden?

An unsere Inhalte haben wir sehr hohe Ansprüche. Trotz aller Sorgfalt kann es jedoch passieren, dass sich ein Fehler einschleicht oder fachlich-inhaltliche Aktualisierungen notwendig geworden sind. Sobald ein relevanter Fehler entdeckt wird, stellen wir eine Korrektur zur Verfügung. Mit diesem QR-Code gelingt der schnelle Zugriff.

https://else4.de/9783437450631

Wir sind dankbar für jeden Hinweis, der uns hilft, dieses Werk zu verbessern. Bitte richten Sie Ihre Anregungen, Lob und Kritik an folgende E-Mail-Adresse: kundendienst@elsevier.com

Benutzerhinweise

Der Leitfaden Manuelle Medizin ist ein übersichtliches Nachschlagewerk, das praxisnahe, kompakte Informationen in klar strukturierter Form bietet.
Ziel dieses Buchs ist es, die nach Gelenken gegliederten Therapiegriffe möglichst ausführlich, anschaulich und praxisbezogen darzustellen. Als Ergänzung zur manuellen Therapie werden in ▶ Kap. 15 Weichteiltechniken für die einzelnen Muskeln aufgeführt. In ▶ Kap. 1 finden sich Begriffsdefinitionen und das nötige Hintergrundwissen für die manualtherapeutische Untersuchung und Behandlung. Von Abkürzungen wurde aufgrund der Fülle von Informationen reichlich Gebrauch gemacht. Ein **Abkürzungsverzeichnis** findet sich auf den nächsten Seiten. Die wichtigsten **manualtherapeutischen Begriffe** sind zusätzlich auf Seite XIV erklärt
Um Wiederholungen zu vermeiden, wurden viele **Querverweise** eingefügt. Sie sind mit einem ▶ gekennzeichnet.
Vor jedem Kapitel befindet sich auf der Titelseite ein detailliertes Inhaltsverzeichnis, in dem auch die jeweiligen Therapiegriffe aufgeführt sind.
Der **Index** ermöglicht das schnelle Auffinden aller wichtigen Stichworte

Wichtige Zusatzinformationen

Tipps & Fallstricke

Merksätze und Definitionen

Warnhinweis

○ (blau)	Die Fixationspunkte bei den Therapiegriffen sind in den Abbildungen mit einem blauen Kreis (gefüllt oder ungefüllt) versehen.
→ (farbig)	Farbige Pfeile weisen die Traktions-/Mobilisationsrichtung.
→ (schwarz)	Schwarze Pfeile zeigen die Bewegungsrichtung der behandelten Struktur.
○ (schwarz)	Schwarze Kreise (gefüllt oder ungefüllt) zeigen die Fixationspunkte des Patienten.
↷	Gebogene Pfeile symbolisieren eine Rotationsbewegung.
✥	Kreuzförmige Pfeile stehen für die Mobilisation in mehrere Richtungen.
↔	Doppelpfeile stehen für beide Richtungen der Mobilisation.

Die in diesem Buch angebotenen Arbeitsanweisungen stellen keinen Ersatz für die Ausbildung oder Anleitung durch erfahrene Kollegen dar: Praktische Erfahrung lässt sich durch keine noch so sorgfältig verfasste Publikation ersetzen.

Abkürzungen

A

A. Arteria
Abb. Abbildung
AC anterior zervikal
ACG Akromioklavikulargelenk
Add. Adduktion
AD(H)S Aufmerksamkeitsdefizit-/(Hyperaktivitäts-)Störung
ÄGAMK Ärztegemeinschaft für Atlastherapie und Manuelle Kinderbehandlung
ÄK Ärztekammer
AL anterior lumbal
ant. anterior
AR Außenrotation
Art(t). Articulatio, -iones
AT anterior thorakal

B

bds. beidseits, beidseitig
BWK Brustwirbelkörper
BWS Brustwirbelsäule
bzw. beziehungsweise

C

C zervikal
CMD kraniomandibuläre Dysfunktion
CCN Nucleus cervicalis centralis
COX Cyclooxygenase
CRPS *complex regional pain syndrome,* komplexes regionales Schmerzsyndrom

D

DAAO Deutsch-Amerikanische Akademie für Osteopathie
DGMM Deutsche Gesellschaft für Manuelle Medizin
d.h. das heißt
DIP distales Interphalangealgelenk
dist. distal
dors. dorsal

E

E Extension
EBM Einheitlicher Bewertungsmaßstab
ERS$_{li}$ Segment in Extension, **R**otation und **S**eitneigung **li**nks
ESR$_{li}$ somatische Dysfunktion in **E**xtension, **S**eitneigung rechts, **R**otation **li**nks

F

F Flexion
F/E RS$_{li}$ Segment in **F**lexion oder **E**xtension, **R**otation und **S**eitneigung **li**nks
F/E RS$_{re}$ Segment in **F**lexion oder **E**xtension, **R**otation und **S**eitneigung **re**chts
FRS$_{li}$ Segment in **F**lexion, **R**otation und **S**eitneigung **li**nks
FRS$_{re}$ Segment in **F**lexion, **R**otation und **S**eitneigung **re**chts

G

ges. gesamt
ggf. gegebenenfalls
GKV gesetzliche Krankenversicherung
Gleitmob. Gleitmobilisation
GOÄ Gebührenordnung für Ärzte

H

h Stunde
HIFO High Ilium Flare Out
HISI High Ilium Sacroiliac
HWK Halswirbelkörper
HWS Halswirbelsäule

I

ILA inferolateraler Angulus
IMK Intramuskuläre Koordination
inf. inferior
IR Innenrotation

K	
KG	Krankengymnastik
KGG	Krankengymnastik an Geräten
KISS	kopfgelenkinduzierte Symmetriestörung
KTG	Kostalgelenke
L	
L	lumbal
L/L	Sakrum in linker Rotation auf linker Achse
L/R	Sakrum in linker Rotation auf rechter Achse
LAS	*ligamentous articular strain*
Lig(g).	Ligamentum, -a
Lj.	Lebensjahr
lt.	laut
LWK	Lendenwirbelkörper
LWS	Lendenwirbelsäule
M	
M./Mm.	Musculus/Musculi
max.	maximal
Mio.	Million
MCP	Metakarpophalangealgelenk
MET	Muskel-Energie-Technik
MFP	Muskelfunktionsprüfung
MT	Manuelle Therapie
MTT	Medizinische Trainingstherapie
MWE	Gesellschaft für Manuelle Wirbelsäulen- und Extremitätenbehandlung
N	
N	neutral(e Mechanik)
N./Nn.	Nervus/Nervi
NNH	Nasennebenhöhlen
NSAR	nichtsteroidale Antirheumatika
NSR_{li}	Segment in **N**eutralstellung, **S**eitneigung rechts, **R**otation **li**nks
NSR_{re}	Segment in **N**eutralstellung, **S**eitneigung links, **R**otation **re**chts
O	
OSG	oberes Sprunggelenk
P	
PC	posterior zervikal
PHS	Periarthritis humeroscapularis
PIP	proximales Interphalangealgelenk
PIR	postisometrische Relaxation; Tenderpunkt Piriformis
PL	posterior lumbal
PNF	propriozeptive neuromuskuläre Fazilitation
post.	posterior
Proc.	Processus
prox.	proximal
PT	posterior thorakal
R	
R	Rotation
rad.	radial
RL	Rückenlage
R/L	Sakrum in rechter Rotation auf linker Achse
R/R	Sakrum in rechter Rotation auf rechter Achse
S	
S	Seitneigung
SCG	Sternoklavikulargelenk
segm.	segmental
Sek.	Sekunde
SGB	Sozialgesetzbuch
SIAI	Spina iliaca anterior inferior
SIAS	Spina iliaca anterior superior
SIG	Sakroiliakalgelenk
SIPS	Spina iliaca posterior superior
SL	Seitenlage
s. o./u.	siehe oben/unten
sup.	superior
T	
Tab.	Tabelle
TART	diagnostische Kriterien zur Beschreibung einer Dysfunktion: *Tenderness, Asymmetry, Range of Motion, Tissue Texture Changes*

TAS Tonusasymmetrie-Syndrom
TENS transkutane elektrische Nervenstimulation
Th thorakal

U

u. a. unter anderem
UE Unterrichtseinheit(en)
uln. ulnar
USG unteres Sprunggelenk
u. U. unter Umständen
u. v. m. und viele(s) mehr

V

V. Vena
ventr. ventral

W

WBO Weiterbildungsordnung
WDR Wide-Dynamic-Range (-Neuron)
WS Wirbelsäule

Z

z. B. zum Beispiel
ZNS zentrales Nervensystem
ZVK Deutscher Verband für Physiotherapie – Zentralverband der Physiotherapeuten/Krankengymnasten e. V.

Abbildungsnachweis

Der Verweis auf die jeweilige Abbildungsquelle befindet sich bei allen Abbildungen im Werk am Ende des Legendentextes in eckigen Klammern. Alle nicht besonders gekennzeichneten Grafiken und Abbildungen © Jürgen Lawall, Berlin. Bewegungsausmaße im Anhang gezeichnet von Gerda Raichle.

G1331 Buchenau P. Chefsache Prävention II. Springer Gabler, Wiesbaden. 2015.
H005 Neumann HD. Manuelle Medizin: Eine Einführung in Theorie, Diagnostik und Therapie für Ärzte und Physiotherapeuten, Springer Verlag, 6. Aufl. 2003.
L157 Susanne Adler, Lübeck
P014 Jürgen Lawall, Berlin

Manualtherapeutische Begriffe

Anatomischer Anschlag Nach Überschreiten des physiologischen Anschlags kann das Gelenk passiv weiterbewegt werden. Dies erfolgt meist gegen zunehmenden Widerstand durch Muskeln und den Kapsel-Band-Apparat. Die Grenze der passiven Bewegung wird als anatomischer Anschlag bezeichnet.
Blockierung Zustand reversibel gestörter Gelenkfunktion im Sinne einer neurophysiologisch gesteuerten Bewegungseinschränkung, bei dem das Gelenkspiel in einer oder mehreren Richtungen beeinträchtigt, jedoch nie ganz aufgehoben ist.
Drei-Schritt-Diagnostik Die Drei-Schritt-Diagnostik ist eine zuverlässige Methode, um eine Blockierung im Bereich der Wirbelsäule zu diagnostizieren. Man versteht darunter das Erfassen von Irritationspunkten und Insertionszonen, die segmentale Überprüfung der Mobilität (Hypomobilität, Normobilität, Hypermobilität) und die Untersuchung des funktionellen Verhaltens einer segmentalen Irritation.
Endgefühl Jedes Gelenk besitzt bei aktiver Bewegung einen physiologischen Anschlag, der normalerweise passiv bis zum anatomischen Anschlag überschritten werden kann. Der Widerstand zwischen physiologischem und anatomischem Anschlag wird nach Cyriax als Endgefühl bezeichnet.
Gelenkspiel (joint play) Summe der möglichen passiven Bewegungen parallel zueinander mit Ausnahme der Funktionsbewegungen.
Gleitmobillsation Paralleles Verschieben der Gelenkflächen gegeneinander.
Hypermobilität Über das physiologische Maß hinausgehende Gelenkbeweglichkeit.
Hypomobilität Einschränkung der Gelenkbeweglichkeit durch funktionelle oder strukturelle Veränderungen an den Gelenkflächen oder im Weichteilmantel.
Instabilität Pathologisch vermehrte Beweglichkeit der Gelenkkörper gegeneinander mit Insuffizienz des zugehörigen Kapsel-Band-Apparats.
Konvex-Konkav-Regel nach Kaltenborn Leitet die Behandlungsrichtung bei eingeschränkter Gelenkbeweglichkeit aus der Form der Gelenkflächen her. Ist der distale Gelenkpartner konkav und der proximale konvex (z. B. Fingergelenke), liegt der Drehpunkt des Gelenks hinter dem Gelenkspalt (proximal). Gelenke mit einem distal konvexen und proximal konkaven Gelenkpartner (z. B. Schultergelenk) haben ihren Drehpunkt vor dem Gelenkspalt (distal).
Manipulation Behandlungstechnik, bei der versucht wird, Blockierungen eines Gelenks durch einen kurzen, gezielten Bewegungsimpuls in eine durch die Drei-Schritt-Diagnostik ermittelte Richtung zu beheben.
Mobilisation Die Mobilisation wird im Rahmen von Gelenkfunktionsstörungen zur Verbesserung der Beweglichkeit eingesetzt. Sie besteht aus wiederholten passiven Bewegungen in die eingeschränkte Bewegungsrichtung. Zu den Mobilisationstechniken der Manuellen Medizin gehören Traktion und Gleitmobilisationen.
Normobilität Altersentsprechende, physiologische Beweglichkeit eines Gelenks.
Pathologischer Anschlag Ist ein Gelenk in seiner Funktion gestört, kommt es zu einer Verminderung des Bewegungsausschlags. Die Grenze der frühzeitig gehemmten Bewegung ist der pathologische Anschlag.
Physiologischer Anschlag Grenze, bis zu der ein Gelenk normalerweise aktiv bewegt werden kann.
Traktion Senkrecht zur Gleitfläche erfolgender Längszug, der zur Separation der Gelenkpartner führt.
Verriegelung Gelenkstellung, in der Kapsel und Weichteile maximal gestrafft sind und die Gelenkpartner den größtmöglichen Kontakt haben.

Inhaltsverzeichnis

1 Basiswissen und praktische Tipps

Jürgen Lawall und Hermann Locher

1.1 Behandlungsvoraussetzungen

Jürgen Lawall

1.1.1 Berufliche Qualifikation

Weiterbildungsträger

Die Weiterbildung für Ärzte und Physiotherapeuten auf dem Gebiet der Manuellen Medizin wird durch drei Ärzteseminare organisiert, die sich zur Deutschen Gesellschaft für Manuelle Medizin (DGMM) e. V. zusammengeschlossen haben:

- Dr. Karl-Sell-Ärzteseminar Neutrauchburg (MWE) e. V., Isny-Neutrauchburg
- Ärzteseminar Berlin (ÄMM) e. V., Berlin
- Ärzteseminar Hamm-Boppard (DGMSM) e. V., Boppard/Rhein

Sie alle sind anerkannte Weiterbildungsträger.

Ärzte können im Rahmen der Weiterbildung die Zusatzbezeichnung *Manuelle Medizin/Chirotherapie* erlangen. Zuständig für die Anerkennung sind die jeweiligen Landesärztekammern.

Physiotherapeuten können im Rahmen der Zulassungserweiterungen für besondere Maßnahmen der physikalischen Therapie das Zertifikat *Manuelle Therapie* erwerben. Die Anerkennung erfolgt durch die Spitzenverbände der gesetzlichen Krankenversicherungen (www.ikk.de).

Ablauf der Weiterbildung für Ärzte und Physiotherapeuten

Für den Erwerb der Zusatzbezeichnung *Manuelle Medizin/Chirotherapie* bzw. des Zertifikats *Manuelle Therapie* muss eine vorgeschriebene Anzahl an Kursen absolviert werden. Eingangsvoraussetzung für die Teilnahme an den Kursen für Manuelle Medizin ist für Ärzte ein abgeschlossenes Medizinstudium mit Approbation; für die Beantragung der Zusatzbezeichnung ist eine Facharztanerkennung erforderlich.

Physiotherapeuten benötigen eine abgeschlossene Ausbildung mit Berufsanerkennung. Es gilt das Datum des erfolgreichen Abschlusses der Berufsausbildung:

- Einzelheiten zu den Kursgliederungen und Kursinhalten, auch zu Übergangsregelungen sind bei den Ärzteseminaren und den zuständigen Ärztekammern zu erfragen (z. B. https://manuelle-mwe.de).
- Die Zahl der Weiterbildungsstunden für Ärzte beträgt lt. Muster-WBO der Bundesärztekammer 320 Stunden. Im Ausland absolvierte Kurse werden nur dann von den DGMM-Seminaren anerkannt, wenn sie von Kursinhalt und Kursdauer mit den Kursen der DGMM vergleichbar sind.
- Die Weiterbildung der Physiotherapeuten muss in mindestens sechs Kurseinheiten erfolgen. Die Mindestdauer der Weiterbildung beträgt 275 Unterrichtseinheiten; hinzu kommt der Prüfungszeitraum. Einzelheiten sind bei den Seminaren zu erfragen (z. B. https://manuelle-mwe.de).

Die Weiterbildungsdauer beträgt mindestens 12 Monate. Zwischen den Kursen ist kein zeitlicher Abstand mehr vorgegeben, ein ausreichender Übungszeitraum für das Erlernte ist jedoch dringend zu empfehlen.

Zertifikatserteilung für Ärzte

Ärzte erlangen die Zusatzbezeichnung *Manuelle Medizin/Chirotherapie* bei ihrer zuständigen ÄK durch Vorlage der Kursbescheinigungen und des Zertifikats des jeweiligen DGMM-Seminars. Das Zertifikat wird mit Abschluss der Kurse nach erfolgreicher Prüfung erteilt. Bei Beantragung der Zusatzbezeichnung ist eine Facharztanerkennung nachzuweisen. Die zuständigen ÄK führen zumeist zusätzlich eigene Prüfungen durch.

Zertifikatserteilung für Physiotherapeuten

Die gesamte Weiterbildung muss innerhalb von 4 Jahren abgeschlossen werden. Nach Absolvieren des Abschlusskurses ist eine Prüfung abzulegen, die aus einem schriftlichen und einem mündlichen/praktischen Teil besteht. Die Abschlussprüfung kann frühestens nach 2 Jahren erfolgen. Das Zertifikat *Manuelle Therapie* für Physiotherapeuten wird nach der Prüfung durch das jeweilige Seminar in Zusammenarbeit mit autorisierten physiotherapeutischen Fachlehrern erteilt.

Tipps & Fallstricke

Nach dem Examen hört das Lernen in der Manuellen Medizin nicht auf. Die Ausbildungsseminare bieten deshalb regelmäßig Veranstaltungen zur Wissensauffrischung und -vertiefung sowie zur Technikverbesserung an, deren Teilnahme dringend empfohlen wird.

1.1.2 Arbeitsmittel

Die meisten Arbeitstechniken können in der Manuellen Medizin auf normalen Untersuchungsliegen durchgeführt werden. Es gibt jedoch auch spezielle Behandlungsliegen, die eine optimale Patientenlagerung ermöglichen. Eine solche Liege ist folgendermaßen ausgestattet:

- Bewegliches Kopfteil zum Anstellen und Absenken
- Bewegliches Brustteil für die Kyphosierungslagerung
- Beckenteil mit der Möglichkeit der Abfederung
- Höhenverstellbarkeit aller Teile und der Liege insgesamt

Bei der Positionierung der Liege ist zu beachten, dass die Behandlungsliege möglichst frei im Raum steht, damit der Therapeut um sie herumgehen kann.

1.2 Rechtliche Aspekte

Jürgen Lawall

1.2.1 Rechtslage

Prinzipiell wird zwischen Mobilisations- und Manipulationsbehandlungen unterschieden. **Mobilisationsbehandlungen** (▶ 1.3.1) werden von manualtherapeutisch ausgebildeten Physiotherapeuten und Ärzten gleichermaßen durchgeführt. **Manipulationen** (▶ 1.3.1) gelten in Deutschland tatbestandsmäßig immer als Eingriff in die körperliche Integrität und dürfen deshalb nur von entsprechend qualifizierten Ärzten sowie in gewissem Umfang auch von Heilpraktikern angewandt werden. Für Physiotherapeuten ist die Manipulationsbehandlung im Bereich der Wirbelsäule nach § VIII des Kooperationsvertrags zwischen DGMM-Ärztesemi-

naren und dem Deutschen Verband für Physiotherapie (ZVK) vom 19.7.1994 als unbefugte Ausübung der ärztlichen Heilkunde anzusehen. Dies wird auch in neuerer Rechtsprechung so gesehen (Urteil des OLG Hamm vom 19.12.2014 – Az 26 U 44/14).
In anderen europäischen Ländern gilt dies nicht: In der Schweiz z. B. führen entsprechend ausgebildete Physiotherapeuten bereits seit vielen Jahren Manipulationsbehandlungen durch.

1.2.2 Verordnung und Abrechnung

Die ärztliche Verordnung manualtherapeutischer Leistungen sollte präzise Angaben enthalten über:
- Diagnose
- Art der Behandlung (Mobilisation, Muskeldehnung etc.)
- Häufigkeit der Behandlung
- Begleitende Maßnahmen
- Therapieziel
- Relevante Begleiterkrankungen (Herzinsuffizienz, Osteoporose etc.) und bekannte strukturelle Veränderungen (Röntgenbefunde, Operationsbefunde etc.).

Bei Verordnungen, die nicht die benötigten Informationen enthalten, Rücksprache mit dem verordnenden Arzt nehmen.

Abrechnung Ärzte

Um manualmedizinische Leistungen abrechnen zu können, muss die Zusatzbezeichnung *Manuelle Medizin*/Chirotherapie vorliegen (▶ 1.1.1). Die Behandlungen werden je nach privater oder gesetzlicher Krankenversicherung des Patienten unterschiedlich abgerechnet.

Gesetzliche Krankenversicherung (GKV)

Die Abrechnung erfolgt nach EBM (einheitlicher Bewertungsmaßstab). Abrechnungsziffern sind:
- *30201:* „Gezielter chirotherapeutischer Eingriff an der Wirbelsäule, einschließlich Dokumentation der Funktionsanalyse"
- *30200:* „Gezielter chirotherapeutischer Eingriff an einem oder mehreren Extremitätengelenken, einschließlich Dokumentation der Funktionsanalyse"

Sind im Ausnahmefall mehr als zwei Behandlungen nach den Ziffern 30201 und 30200 notwendig, ist dies ausführlich zu begründen. Eine solche Begründung muss präzise Informationen über Segmenthöhe, Blockierungsrichtung sowie muskuläre, vegetative und neurologische Begleiterscheinungen enthalten.
Zusatzleistungen, die im Rahmen manualtherapeutischer Behandlungen erfolgen, können ebenfalls abgerechnet werden. Hierzu gehören Massagen und die Durchführung, Anleitung oder Kontrolle von Übungsbehandlungen. Der abrechnende Arzt muss gegenüber seiner Kassenärztlichen Vereinigung nachweisen, dass die Behandlungen nach den vertraglichen Bestimmungen von einer qualifizierten Fachkraft durchgeführt worden sind. Abrechnungsziffern sind:
- *30400:* „Massage lokaler Gewebeveränderungen eines oder mehrerer Körperteile und/oder Bindegewebsmassage, Periostmassage, manuelle Lymphdrainage"
- *30420:* „Gezielte und kontrollierte Übungsbehandlung bei gestörter Gelenk- und/oder Muskelfunktion, ggf. mit Anwendung von Geräten"

Private Krankenversicherung

Manualmedizinische Behandlungen werden nach dem Regelwerk der GOÄ (Gebührenordnung für Ärzte) abgerechnet. Die Abrechnungsziffern lauten:

- *3305:* „Chiropraktische Wirbelsäulenmobilisierung"
- *3306:* „Chirotherapeutischer Eingriff an der Wirbelsäule"

Manipulationen im Bereich der Sakroiliakalgelenke sind als Wirbelsäulenbehandlungen anzusehen. Manualtherapeutische Eingriffe im Bereich der Extremitäten werden analog zur Wirbelsäulenbehandlung abgerechnet.
Auch krankengymnastische Behandlungen können im Regelwerk der GOÄ abgerechnet werden. Abrechnungsziffern sind:

- *510:* „Übungsbehandlungen, auch mit Anwendung medikomechanischer Apparate"
- *507:* „Krankengymnastische Teilbehandlung als Einzelbehandlung, einschließlich der erforderlichen Massagen"

Wird im Rahmen der manualmedizinischen Behandlung eine Massage durchgeführt, erfolgt die Abrechnung nach den Ziffern:

- *520:* „Teilmassage" bzw.
- *521:* „Großmassage"

Beratungsleistungen sind in den Behandlungsziffern für die Chirotherapie nicht enthalten.

Abrechnung Physiotherapeuten

Das Zertifikat *Manuelle Therapie* für Physiotherapeuten wird nach der Prüfung durch das jeweilige Ärzteseminar erteilt (▶ 1.1.1) und berechtigt zur Abrechnung mit einem höheren Gebührensatz (Zertifikationsposition). Den Krankenkassen müssen hierzu ein formloser Antrag und eine Fotokopie des Zertifikats vorgelegt werden. Der Gebührensatz ist für die einzelnen Bundesländer unterschiedlich.

1.2.3 Ärztliche Aufklärung und Dokumentation

Der Patient muss über den manualmedizinischen Eingriff und dessen Risiken in einem individuellen Gespräch aufgeklärt werden. Hierbei sind die geistige Aufnahmefähigkeit und das individuelle Risikoprofil des Patienten zu berücksichtigen. Neben der regelmäßig vorzunehmenden Verlaufs-, Prognose- und Sicherheitsaufklärung sollte insbesondere auf die Behandlungsrisiken eingegangen werden. Die Aufklärung und die Einwilligung des Patienten müssen dokumentiert werden, nur dann ist der Eingriff rechtlich zulässig.

- Das Ziel einer gut geführten Aufklärung ist die Information des Patienten, ohne diesen zu verunsichern.
- Eine Aufklärung, die den Patienten ängstigt, führt zu einer Erhöhung des Muskeltonus, die eine manualmedizinische Behandlung erschweren kann.
- Die Kriterien der Rechtsprechung zur Rechtzeitigkeit der ärztlichen Aufklärung müssen berücksichtigt werden: Zwischen der Aufklärung und dem Eingriff soll ein angemessener Zeitraum liegen, damit der Patient seine Entscheidung abwägen kann. Bei der ambulanten Behandlung ist die Aufklärung am Behandlungstag ausreichend, wenn der Patient hinreichend überlegen und frei entscheiden kann.
- Die Aufklärung muss dokumentiert werden, der Zeugenbeweis ist zu unsicher. Die Beweispflicht liegt beim Arzt!
- Die Dokumentation muss zeitnah, ausreichend und nachvollziehbar sein.

- Verzichtet der Patient auf Aufklärung, sollte der Arzt sich dies schriftlich von ihm bestätigen lassen.
- Die Aufklärung des Patienten darf nicht auf den formaljuristischen Vorgang reduziert werden, sondern sollte eine Synthese aus Sachkenntnis und ärztlichem Einfühlungsvermögen darstellen.

Bei der manualmedizinischen Behandlung der Wirbelsäule gibt es einige wenige methodenspezifische Risiken, die auch mit größter ärztlicher Sorgfalt nicht restlos zu beherrschen sind und die u. U. die Lebensführung des Patienten schwerwiegend beeinträchtigen können. Über diese Risiken muss der Patient unabhängig von deren Häufigkeit entsprechend den Anforderungen der Rechtsprechung aufgeklärt werden:

- An der Wirbelsäule können bei vorgeschädigten Bandscheiben und klinisch stummen Bandscheibenvorfällen nach dem manualmedizinischen Eingriff radikuläre Symptome auftreten (Gelegenheitsursache).
- Zu den extrem seltenen Risiken zählen bei Eingriffen an der Halswirbelsäule Schädigungen im vertebrobasilären arteriellen System. Die Folgen derartiger Gefäßkomplikationen reichen von einer leichten vorübergehenden Schwindelsymptomatik bis hin zu bleibenden Hirnschäden und zum Tod. Komplikationen im vertebrobasilären arteriellen System treten nach dem derzeitigen Stand der medizinischen Wissenschaften in einer Häufigkeit von 1 : 400 000–2 Mio. auf.
- Bei der manualmedizinischen Behandlung an den Extremitäten sind derzeit keine eingriffsspezifischen Risiken bekannt, die einer Aufklärung bedürfen.

Tipps & Fallstricke
Chirotherapeutische „Überraschungsbehandlungen“ ohne vorherige Aufklärung bergen ein erhebliches medizinisches und rechtliches Risiko.

1.3 Manualmedizinische Grundbegriffe

Jürgen Lawall

1.3.1 Manuelle Medizin

Die Manuelle Medizin (Synonym: Chirotherapie) ist nach H. P. Bischoff die auf einer gezielten Diagnostik aufbauende funktionelle Therapie, die durch Mobilisations- und Manipulationstechniken (s. u.) auf ein in seiner Funktion reversibel gestörtes Gelenk der Extremitäten oder auf ein Bewegungssegment der Wirbelsäule einwirkt. Das Behandlungssubstrat ist die Blockierung (▶ 1.3.2). Bei der Blockierung handelt es sich nach dem Stand der wissenschaftlichen Forschung um eine reflektorische Sicherungsreaktion und nicht um eine mechanische Verrenkung. Die manuelle Behandlung wird unterstützt durch vorbereitende, begleitende oder nachfolgende physikalisch-therapeutische, krankengymnastische und auch medikamentöse Maßnahmen.

Mobilisation

Die manuelle Mobilisation (▶ 1.5.1) wird bei Gelenkfunktionsstörungen zur Beseitigung von neurophysiologischen Störungen (Gelenkspielstörungen) durchgeführt. Sie besteht aus passiven wiederholten Bewegungen in die eingeschränkte

Gelenkspielrichtung. Zu den Mobilisationstechniken der Manuellen Medizin gehören die Traktions- und die Gleitmobilisationen (s. u.).

Traktion

Unter Traktion versteht man einen senkrecht zur Gleitfläche erfolgenden Längszug, der zur Separation der Gelenkpartner führt. Es gibt insgesamt drei Stufen:

- **I Lösen:** Aufhebung der Kohäsions- und der muskulären Kompressionskräfte
- **II Straffen:** Straffung des Kapsel-Band-Apparats
- **III Dehnen:** Dehnung der Weichteile im kollagenen Belastungsbereich

Die Traktion bewirkt eine neurophysiologische Beeinflussung der gestörten Reflexsituation zwischen Lösen und Straffen, darüber hinaus eine Dehnung bei Schrumpfungen des Kapsel-Band-Apparats. Die durch die lösende Traktion erzeugte Vorspannung ist in der Regel Ausgangsstellung für Gleitbewegungen und Manipulationen (s. u.).

Gleitmobilisation

Das parallele Verschieben der Gelenkflächen gegeneinander wird als Gleitmobilisation bezeichnet. Bei Blockierungen (▶ 1.3.2) bewirkt die Gleitmobilisation eine Wiederherstellung des neurophysiologisch gestörten Gelenkspiels. Gleitrichtung und Traktionsrichtung stehen immer senkrecht aufeinander.

Manipulation

Manipulationen (▶ 1.5.2) sind Behandlungstechniken, mit denen Blockierungen (▶ 1.3.2) eines Gelenks durch einen kurzen gezielten Bewegungsimpuls gelöst werden. Die Manipulation wird insbesondere bei Gelenkblockierungen im Bereich der Wirbelsäule eingesetzt, während bei den Extremitätengelenken Mobilisationsbehandlungen im Vordergrund stehen.

1.3.2 Gelenkmechanik

Gelenkspiel

Das Gelenkspiel *(joint play)* ist definiert als die Summe der möglichen passiven Bewegungen mit Ausnahme der Funktionsbewegungen. Es wird geprüft über eine lösende Traktion der Gelenkflächen und durch translatorisches paralleles Gleiten (▶ 1.3.1) in allen Ebenen. Das Gelenkspiel ist für die reibungslose Gelenkfunktion notwendig, wie das minimale Spiel, das eine Schublade in allen Richtungen benötigt, um frei zu gleiten.

Normobilität

Unter Normobilität versteht man die altersentsprechende physiologische Beweglichkeit eines Gelenks.

Hypomobilität

Die Einschränkung der Gelenkbeweglichkeit wird als Hypomobilität bezeichnet. Diese kann durch funktionelle oder strukturelle Veränderungen an den Gelenkflächen oder im Weichteilmantel bedingt sein. Die Blockierung (s. u.) ist eine Form der Hypomobilität.

Blockierung

Die Blockierung ist definiert als Zustand reversibel gestörter Gelenkfunktion im Sinne einer Bewegungseinschränkung. Dabei kommt es zu einer neurophysiologisch gesteuerten Schutzreaktion analog zu den Vorgängen beim Schutzreflex. Sie kann bei jeder strukturellen Gelenk- oder Wirbelsäulenerkrankung in den betroffenen oder den benachbarten Bewegungseinheiten auftreten. Auch an morphologisch intakten Gelenken entstehen Blockierungen, wenn diese akut oder chronisch in unphysiologischer Form belastet werden. Mit zunehmendem Alter nimmt die Kompensationsfähigkeit für unphysiologische Belastungen aufgrund der fortschreitenden Degenerationsprozesse ab. Bei einer Blockierung ist das Gelenkspiel in einer oder mehreren Richtungen beeinträchtigt, aber nie ganz aufgehoben.

Die zum Gelenk gehörende Muskulatur ist aufgrund neurophysiologischer Verbindungen entsprechend der Richtung der Bewegungseinschränkung verspannt. Ebenso kann die Funktion der dem Gelenk segmental zugeordneten Gewebe und inneren Organe beeinträchtigt sein.

Als mögliche Ursachen für eine Blockierung werden angenommen:

- Pathologische Veränderungen der Gelenkflächen, z. B. durch Überlastung, Traumen, Entzündung, Bewegungsmangel oder Stoffwechselstörungen
- Verspannungen oder Verkürzungen der zum Gelenk gehörigen Muskulatur
- Nozizeptive Afferenzen bei akuten und rezidivierenden Fehlbelastungen
- Nozizeptive Afferenzen aus inneren Organen, die zu einem muskulären Hartspann führen

Im Rahmen eines viszerovertebralen Reflexgeschehens sind Blockierungen u. U. das erste und einzige klinische Korrelat einer viszeralen Erkrankung. Eine koronare Herzkrankheit kann sich z. B. erstmalig als Blockierung an der BWS zeigen. Psychische Belastungen führen gelegentlich zu rezidivierenden Blockierungen, u. a. im Zervikalbereich, und können zur Verstärkung des lokalen Problems führen.

Tipps & Fallstricke

- Die Blockierung ist die einzige Indikation für die Manipulation.
- Die Diagnose einer Blockierung ist zunächst eine Arbeitshypothese auf der Basis der durchgeführten Drei-Schritt-Diagnostik. Erst die erfolgreiche Behandlung sichert die Diagnose endgültig.
- Eine schmerzhafte Blockierung, die nach erfolgreicher Behandlung kurzfristig rezidiviert, muss hinsichtlich ihrer Ätiologie abgeklärt werden.

Hypermobilität

Eine über das physiologische Maß hinausgehende Gelenkbeweglichkeit wird als Hypermobilität bezeichnet. Ursachen für eine vermehrte Gelenkbeweglichkeit können angeborene Abweichungen bzw. erworbene strukturelle oder funktionelle Veränderungen an den Gelenkflächen oder im Weichteilmantel sein.

Instabilität

Unter Instabilität versteht man eine pathologisch vermehrte Beweglichkeit der Gelenkpartner gegeneinander mit Insuffizienz des zugehörigen Kapsel-Band-Apparats.

Anschlag

Physiologischer Anschlag

Der physiologische Anschlag ist die Grenze, bis zu der ein Gelenk normalerweise **aktiv** bewegt werden kann.

Anatomischer Anschlag

Nach Überschreiten des physiologischen Anschlags (s. o.) kann das Gelenk **passiv** weiterbewegt werden. Dies erfolgt meist gegen zunehmenden Widerstand durch Muskeln und Kapsel-Band-Apparat. Die Grenze der passiven Bewegung wird als anatomischer Anschlag bezeichnet.

Pathologischer Anschlag

Ist ein Gelenk in seiner Funktion gestört, kommt es zu einer Verminderung des Bewegungsausmaßes. Die Grenze der frühzeitig gehemmten Bewegung ist der pathologische Anschlag. Charakteristischerweise ist der pathologische Anschlag unelastisch.

Endgefühl

Jedes Gelenk besitzt bei aktiver Bewegung einen physiologischen Anschlag (s. o.), der normalerweise passiv bis zum anatomischen Anschlag (s. o.) überschritten werden kann. Der Widerstand zwischen physiologischem und anatomischem Anschlag wird nach Cyriax (1969) auch als Endgefühl bezeichnet. Das Endgefühl, das beim Gesunden immer elastisch ist, kann in unterschiedliche Qualitäten eingeteilt werden:

- **Weich elastisch** (z. B. bei der Ellenbogenbeugung): Begrenzung der Bewegung durch muskuläre Strukturen
- **Fest elastisch** (z. B. bei Pro- und Supination des Unterarms): Begrenzung der Bewegung durch ligamentäre Strukturen im Radioulnargelenk
- **Hart elastisch** (z. B. bei der Ellenbogenstreckung): Begrenzung der Bewegung durch Knorpel- und Knochenstrukturen

Unter normalen Bedingungen ist das Endgefühl im Seitenvergleich identisch. Eine pathologisch eingeschränkte Gelenkbeweglichkeit führt zu einer veränderten Qualität des Endgefühls:

- **Hart** bei knöchernen Veränderungen
- **Hart-elastisch** bei Narben
- **Unelastisch** bei Blockierungen oder muskulären Verspannungen.

Konvex-Konkav-Regel

Die „Konvex-Konkav-Regel" nach Kaltenborn leitet die Behandlungsrichtung bei eingeschränkter Gelenkbeweglichkeit aus der Form der Gelenkflächen her.

Ist der distale Gelenkpartner konkav und der proximale konvex (z. B. Fingergelenke), so liegt der Drehpunkt des Gelenks hinter dem Gelenkspalt (proximal). Hieraus folgt, dass die Gleitbewegung des distalen Gelenkpartners in derselben Richtung verläuft wie die Funktionsbewegung. Bei einer Störung des Gelenkspiels wird in die Richtung der eingeschränkten Gleitbewegung mobilisiert.

Gelenke mit einem distal konvexen und einem proximal konkaven Gelenkpartner (z. B. Schultergelenk) haben ihren Drehpunkt vor dem Gelenkspalt (distal). Daher sind die Gleitrichtung des distalen Gelenkpartners und die Funktionsrichtung gegenläufig.

Verriegelung

Unter Verriegelung versteht man die Gelenkstellung, in der Kapsel und Weichteile maximal gestrafft sind und die Gelenkpartner den größtmöglichen Kontakt haben. Die Verriegelung dient in der manuellen Therapie dazu, unerwünschte Mitbewegungen in den nicht zu behandelnden benachbarten Gelenken und Segmenten zu vermeiden.

1

1.4 Befunderhebung

Jürgen Lawall

Die Diagnostik in der Manuellen Medizin birgt methodenspezifische Besonderheiten, die man kennen sollte.

Da **manualmedizinische Befunde subjektiv und variabel** sind, werden hohe Ansprüche an die Feinfühligkeit und die sensorische Fähigkeit des Untersuchers gestellt. Es gibt z. B. kein absolutes Maß für weich, fest und hart, gut beweglich oder schlecht beweglich. Die vielfältigen subjektiven Abstufungen sind abhängig vom jeweiligen Zustand des Untersuchers und von der Beziehung zwischen Patient und Untersucher. In der Bewertung des Befunds durch den Untersucher spielen dabei die Erwartung und assoziative Erinnerungen eine wesentliche Rolle.

Es ist zu beachten, dass Befunde in der Manuellen Medizin **flüchtige Befunde** sind, die sich während der Untersuchung verändern können. Ein Beispiel hierfür ist das Aufweichen einer festen Konsistenz unter dem palpierenden Finger, sodass mehrere Untersucher oft unterschiedliche Befunde erheben.

Die manualmedizinische Untersuchung sollte grundsätzlich im Seitenvergleich erfolgen. Hierbei muss jedoch berücksichtigt werden, dass bei paarig angelegten Gelenken nicht immer symmetrische Bewegungsausschläge die Regel sind.

Die Ursache einer einseitigen Einschränkung der segmentalen Beweglichkeit kann funktionell, physiologisch oder strukturell bedingt sein. Mithilfe der manuellen Diagnostik ist eine **präzise Zustandsbeschreibung der Funktion** möglich, während Hinweise auf die Struktur nur bedingt geliefert werden und die Ursache offen bleibt.

Wenn diese Grenzen bekannt sind, ist die manualmedizinische Diagnostik eine sinnvolle und wichtige Methode, die jedoch immer im Kontext mit der klassischen medizinischen Diagnostik stehen sollte.

1.4.1 Anamnese

Eine gute Anamnese kann wesentlich zur Aufklärung des Krankheitsbilds beitragen. Wichtige Informationen für den Manualmediziner sind:

- Zeitpunkt des Schmerzbeginns
- Gelegenheit, bei der die Schmerzen erstmalig wahrgenommen wurden
- Schmerzverlauf (akut, chronisch, kontinuierlich, intermittierend)
- Schmerzcharakter (brennend, stechend, „elektrisierend", dumpf)
- Begleitumstände der Schmerzen (Belastungsschmerz, Spontanschmerz, Körperhaltung, Tageszeit)
- Entlastende Positionen
- Bewegungseinschränkungen, Fehlempfindungen, Sensibilitätsstörungen
- Vegetative Störungen (Veränderung der Hautfarbe, Berührungsempfindlichkeit, Temperaturveränderungen, Schwellungen, Hautveränderungen)
- Infektionen
- Medikamenteneinnahme (z. B. Kortison)
- Berufsanamnese
- Sport- und Freizeitverhalten
- Unfallanamnese
- Frühere Erkrankungen und Operationen
- Familienanamnese (Stoffwechselerkrankungen, Tumorleiden, Erbkrankheiten)

1.4.2 Untersuchung

Inspektion

Den Sichtbefund des Gelenks und der das Gelenk umgebenden Strukturen möglichst im Seitenvergleich durchführen. Hierbei insbesondere auf folgende Punkte achten:

- Schwellung
- Rötung
- Hautveränderungen über dem Gelenk wie Vernarbungen, Verdickungen oder Verfärbungen
- Fehlstellungen und Deformierungen
- Muskelatrophie, -hypertrophie
- Kontrakturen

Palpation

Durch das Ertasten der Gelenkstrukturen können Informationen gewonnen werden über:

- Schmerzpunkte
- Weichteilschwellung
- Kapselschwellung
- Erguss
- Temperatur
- Muskeltonus, Triggerpunkte
- Tumor
- Veränderungen der Hautstruktur

Bewegungsprüfung

- An den Gelenken im Seitenvergleich eine aktive und passive Bewegungsprüfung durchführen
- Während der passiven Bewegungsprüfung insbesondere auf die Qualität des Endgefühls (▶ 1.3.2) achten
- Die Bewegungsumfänge nach der Neutral-Null-Methode registrieren
- Bei der Bewertung z. B. die „Händigkeit“ und altersgemäße Bewegungsunterschiede berücksichtigen

Muskelfunktion und Bandführung

Um eine Aussage über die aktive und passive Sicherung sowie über die Führung der Gelenke zu erhalten, müssen Kraft, Tonus, Verkürzung und Stabilität der zum Gelenk gehörigen Muskeln und Bänder im Seitenvergleich geprüft werden.

Kapselmuster

Liegt die Ursache für eine Bewegungseinschränkung im Gelenk selbst, so ist die Gelenkbeweglichkeit in charakteristischer Weise verändert: Die Bewegungen des betroffenen Gelenks sind in einer ganz bestimmten Reihenfolge unterschiedlich stark eingeschränkt. Das Verhältnis der Bewegungseinschränkungen zueinander wird nach Cyriax als Kapselmuster bezeichnet. So ist z. B. beim Kapselmuster der Schulter die Außenrotation als erstes eingeschränkt, gefolgt von Abduktion und Innenrotation. Die für das jeweilige Kapselmuster typischen Bewegungseinschränkungen werden bei der passiven Bewegungsprüfung des Gelenks erfasst.

Gelenkspiel

Die Prüfung des Gelenkspiels (▶ 1.3.2) im Seitenvergleich ist eine spezifische manualmedizinische Untersuchung, um Gelenkblockierungen festzustellen:

- Zunächst aus der Ruhestellung eine straffende Traktion durchführen, um die Nachgiebigkeit des Kapsel-Band-Apparats zu prüfen. Bei Blockierungen ist die Elastizität vermindert oder aufgehoben.
- Anschließend unter lösender Traktion das translatorische Gleiten durch Schub in die möglichen Gelenkspielrichtungen im Seitvergleich untersuchen. Liegt eine Blockierung vor, zeigt sich vorzeitig ein fest-elastischer Anschlag, über den hinaus nicht weiter gefedert werden kann.
- Wenn das translatorische Gleiten weich und rhythmisch federnd in die gestörte Richtung durchgeführt wird, kann der Widerstand u. U. allmählich nachlassen, sodass sich die Blockierung löst. Diagnostische und therapeutische Technik gehen in diesem Fall ineinander über.

1.4.3 Weitere diagnostische Verfahren

Es gibt kein technisches Untersuchungsverfahren, mit dem Störungen des Gelenkspiels bzw. Blockierungen dargestellt werden können. Alle Verfahren dienen primär dazu, Kontraindikationen auszuschließen oder auf mögliche Gefahrenmomente bei der Durchführung der Behandlung aufmerksam zu machen. Eventuell könnte die Elastografie in Zukunft das Spannungsverhalten der zugehörigen Muskulatur darstellen und sich so als Untersuchung- und Verlaufsbildgebung sinnvoll erweisen.

Bildgebende Verfahren

Ausschluss frischer Verletzungen, Tumoren und Metastasen, knöcherner Entwicklungsstörungen und Fehlbildungen, entzündlicher Prozesse, schwerer Formen der Osteoporose u. a.

Hinweise auf Funktionsstörungen im Sinne von Blockierungen sind nicht zu erwarten. Allerdings kann die Röntgenfunktionsdiagnostik der Hals- und Lendenwirbelsäule zur Diagnostik segmentaler hyper- und hypomobiler Störungen und zum Nachweis von Instabilitäten beitragen.

Vielfach Anwendung findet die MR-Diagnostik, mit der eine Reihe von Veränderungen der zu behandelnden Strukturen dargestellt werden kann. Die funktionelle Störung allerdings ist im MRT nicht sichtbar.

Laboruntersuchungen

Das Labor bietet insbesondere bei Verdacht auf entzündliche Prozesse oder Tumoren wichtige Zusatzinformationen.

1.5 Grundregeln für Untersuchung und Behandlung

Jürgen Lawall

1.5.1 Extremitäten

Ausgangsstellung des Patienten

- Den Patienten so setzen, stellen oder legen, dass das Gelenk bzw. die Extremität ohne muskuläre Gegenspannung des Patienten untersucht und behandelt werden kann

- Gelenke in der aktuellen Ruhestellung untersuchen und behandeln
- Die Ängste, die Schmerzen und insbesondere auch das Schamgefühl des Patienten beachten

Ausgangsstellung des Therapeuten

- Eine bequeme, den Rücken schonende Haltung einnehmen.
- Untersuchungs- und Behandlungstechniken müssen aus der Ausgangsstellung heraus ohne große Mühe durchführbar sein.
- Beim Einnehmen der Ausgangsstellung daran denken, dass Untersuchungs- und Behandlungstechniken u. U. einen längeren Zeitraum beanspruchen.
- Um Sicherheit bei der Griffanlage bemühen. Hierdurch wird dem Patienten Vertrauen vermittelt, und er kann sich besser entspannen.

Handanlage

- Definitionsgemäß ist die proximale Hand die **Haltehand** und die distale Hand die **Mobilisationshand.**
- Beide Hände immer möglichst nahe am Gelenkspalt anlegen, um eine Hebelwirkung zu vermeiden.

Mobilisationstechnik

- Bei der Mobilisation (▶ 1.3.1) eines Gelenks immer auf die Fixation der zugehörigen Gelenkpartner achten.
- Prinzip ist die schmerzfreie Mobilisation.
- Mobilisationen erfolgen grundsätzlich in die gestörte Gelenkspielrichtung. Treten hierbei Schmerzen auf, zunächst so lange in die freie Richtung mobilisieren, bis kleine Bewegungen auch in die blockierte Gelenkspielrichtung schmerzfrei möglich sind.
- Traktionen in den Stufen Lösen → Straffen → Dehnen ausführen.
- Translationen erfolgen immer nach einer lösenden Traktion aus gehaltener Vorspannung. Die Gleitbewegungen mit sehr kleinen Schüben weich, rhythmisch-federnd durchführen.
- Mit geringer Geschwindigkeit und zunehmender Amplitude mobilisieren.

Manipulationstechnik

- Manipulationen immer in die freie Richtung durchführen
- Aus gehaltener Vorspannung einen Impuls mit kleiner Kraft, kurzer Zeit und kurzem Weg geben

> **!** **Behandlungsreihenfolge in der manuellen Extremitätenbehandlung**
> Traktion → Mobilisation der Gelenkspielstörung → Behandlung der gestörten Funktionsbewegung

Erleichterungstechniken

▶ 1.5.2

Überprüfen des Therapieerfolgs

▶ 1.5.2

1.5.2 Wirbelsäule

Drei-Schritt-Diagnostik

Die Drei-Schritt-Diagnostik ist eine gute Methode, um eine Blockierung von Wirbelgelenken zu diagnostizieren.
Man versteht darunter:

- Erfassen von Irritationspunkten und Insertionszonen
- Segmentale Überprüfung der Mobilität (Hypo-, Nor-, Hypermobilität)
- Untersuchung des funktionellen Verhaltens einer segmentalen Irritation

Tipps & Fallstricke
Die Manipulation eines Wirbelsegments ist nur erlaubt, wenn die Untersuchungen der Drei-Schritt-Diagnostik eine Blockierung bestätigen.

Diagnostik der Irritationspunkte

Zusammen mit Anamnese und Klinik lassen Irritationspunkte Rückschlüsse auf eine funktionelle segmentale Störung am Wirbelgelenk zu. Es handelt sich hierbei um umschriebene Anspannungen von Muskeln und umgebendem Gewebe als Ausdruck der neurophysiologisch gesteuerten Sicherungsreaktion im Segment, die bei Blockierungen im Bereich der Wirbelsäule regelmäßig auftreten und als bohnen- bis kirschgroße Verhärtungen getastet werden können.
Die Palpation der Irritationspunkte erfolgt:

- In Höhe der gestörten Wirbelsegmente
- Einen Querfinger lateral der Dornfortsatzreihe
- In der Tiefe der autochthonen Muskulatur

Für C1 und das SIG gelten hiervon abweichende Palpationspunkte (▶ 8.1 bzw. ▶ 12.1). Eine weitere Besonderheit im Bereich der HWS sind die Insertionszonen nach Sell entlang der Linea nuchae am Hinterhaupt (▶ 8.1).

Segmentale Hypomobilität

Nach dem Erfassen der Irritationspunkte wird geprüft, ob der Wirbelsegment (nicht die Teilgelenke) in einzelnen Richtungen Bewegungsstörungen aufweist. Bei Patienten mit einem kurzen dicken Hals oder bei Verspannungen der lumbalen paravertebralen Muskulatur sind segmentale Hypomobilitäten häufig schwer zu erfassen.
In einigen Fällen, z. B. bei C1 (▶ 8.1), wird die Gelenkfunktion von Gelenketagen überprüft. Das Ergebnis kann in der Regel auf die gestörte Bewegungsrichtung des Wirbels übertragen werden.

Funktionelles Verhalten der segmentalen Irritation

Irritationspunkte verändern sich funktionell und sind nach Wegfall der Störung nicht mehr vorhanden:

- **Verstärkung** = Vergrößerung des Umfangs, Zunahme der Konsistenz und der Schmerzhaftigkeit des Irritationspunkts bei Bewegung in die gestörte Richtung als Ausdruck der Verstärkung der reflektorischen Sicherung
- **Abschwächung** = Abnahme des Umfangs, der Konsistenz und der Schmerzhaftigkeit des Irritationspunkts bei Bewegung in die freie Richtung

Die Prüfung des funktionellen Verhaltens eines Irritationspunkts ist der wichtigste Schritt zur Sicherung der Diagnose „Blockierung“:

- Unter konstanter Palpation des Irritationspunkts Funktionsbewegungen des Wirbels durchführen.

- Bei der Prüfung sämtliche segmentalen Bewegungsrichtungen berücksichtigen. Am wichtigsten ist meist die Rotation.

Diagnose und Therapie lassen sich nach einer einfachen Formel dokumentieren.

Beispiel:

$$C_{4+} \text{ re lo} \rightarrow \text{P } C_4 \text{ li ky}$$

Das bedeutet, dass das Segment hypomobil ist, dass es rechtsseitig von C_4 einen Irritationspunkt gibt, der bei Rechtsrotation von C_4 und Lordosierung der HWS verstärkt wird. Nach einem Probezug (s. u.) darf bei eingestellter Kyphosierung der HWS eine linksrotatorische Manipulation in die geprüfte freie Richtung erfolgen.

Merksätze & Definitionen

C_{4+} re lo →P C_4 li ky
+ = Irritationspunkt
lo = lordosierungsempfindlich
re = rechtsrotatorisch
P = nach durchgeführtem Probezug
li = linksrotatorisch
ky = bei eingestellter Kyphosierung
→ = Therapierichtung

Ausgangsstellung des Patienten

- Der Patient soll bequem und entspannt sitzen oder liegen. Abwehrspannungen können die Untersuchung und Behandlung behindern oder sogar unmöglich machen.
- Untersuchungs- und Behandlungstechniken an der Wirbelsäule können in der Manuellen Medizin in der Regel auf normalen Untersuchungsliegen durchgeführt werden, besser ist jedoch eine spezielle Behandlungsliege (▶ 1.1.2).
- Den Patienten so setzen oder legen, dass der zu behandelnde Wirbelsäulen- oder Gelenkabschnitt gut zugänglich ist.

Ausgangsstellung des Therapeuten

▶ 1.5.1

Handanlage

Aufnahme des Tiefenkontakts

Bevor ein Gelenk mobilisiert oder manipuliert wird, muss der Therapeut einen stabilen Kontakt am zu behandelnden Gelenkpartner herstellen.

- Die Hand mit dem jeweiligen Ansatzpunkt am Gelenkpartner anlegen. Hierbei auf möglichst große Nähe zum Gelenkspalt achten.
- Die Weichteile so verschieben, dass sich der Ansatzpunkt der Hand maximal nah am Knochen befindet. Bei späterem Druck oder Schub in die Manipulationsrichtung sollte ein Verschieben von Weichteilen nicht mehr möglich sein.
- Den aufgenommenen Tiefenkontakt während der Mobilisation bzw. Manipulation nicht mehr verlassen.

Aufnahme der Vorspannung

Um Traumatisierungen durch einen weiten Manipulationsweg zu vermeiden, muss eine Vorspannung in die vorgesehene Manipulations- bzw. Mobilisationsrichtung aufgenommen werden.

- Den bereits beim Tiefenkontakt aufgenommenen Druck, Schub oder Zug so weit verstärken, wie es Muskel-, Band- und Kapselapparat ohne Schwierigkeiten zulassen.
- Die Aufnahme der Vorspannung erfolgt bei Manipulationen in die freie Bewegungsrichtung, bei Mobilisationen auch in die gestörte Bewegungsrichtung des Wirbels.

Durchführung eines Probezugs

Der Probezug ist eine letzte Absicherung vor der Manipulation, um das Auftreten unvorhergesehener Komplikationen oder eine Verstärkung der bestehenden Symptomatik auszuschließen.

- Nach Aufnahme des Tiefenkontakts mit der Manipulationshand aus der gehaltenen Vorspannung den Weg in die freie Manipulationsrichtung deutlich über das Bewegungsausmaß der späteren Manipulation hinaus mobilisierend testen.
- Die Reaktion des Patienten beobachten und ihn fragen, ob die Beschwerden sich verstärken oder zusätzliche Symptome auftreten.
- Eine Schmerzverstärkung am Irritationspunkt bedeutet eine Einschränkung für eine Manipulationsbehandlung. Es sollte bei Verstärkung einer bestehenden Symptomatik oder bei neu auftretenden Symptomen die Manipulation abgebrochen und die Diagnose überprüft werden.
- Treten keine zusätzlichen Symptome auf, zur Ausgangsstellung (Vorspannung) zurückkehren.

Manipulationstechnik

Bevor eine Manipulation durchgeführt wird, müssen Kontraindikationen (▶ 1.5.4) ausgeschlossen und ein Probezug (s. o.) durchgeführt werden. Beim Manipulationsimpuls kann ein Knackphänomen auftreten, doch sollte dieses nicht explizit gesucht und als Hinweis auf eine erfolgreiche Manipulation gewertet werden, da eine sanfte, atraumatische Manipulation auch ohne Knackphänomen erfolgreich sein kann.

- Tiefenkontakt und Vorspannung in die vorgesehene Behandlungsrichtung aufnehmen (s. o.)
- Grundsätzlich in die freie Richtung manipulieren
- Die Manipulation gezielt als dosierten Richtungsimpuls aus gehaltener Vorspannung durchführen mit
  - schnellem Impuls,
  - kurzem Weg,
  - geringer Kraft

Mobilisationstechnik

▶ 1.5.1

Erleichterungstechniken

Für die Diagnostik und Behandlung in der manuellen Therapie ist es wichtig, dass der Patient eine entspannte Haltung einnimmt. Diese kann durch nachfolgend beschriebene Erleichterungstechniken unterstützt werden.

Atemtechnik

Der Tonus der Muskulatur ändert sich atemsynchron.

- Manipulationen bzw. Mobilisationen während der Ausatmung des Patienten durchführen, da sich in dieser Phase die Muskulatur entspannt.
- Die Muskelanspannung während der Einatmung kann bei einem entsprechend vorgespannten Gelenk u. U. zur Lösung der Blockierung führen.

Postisometrische Relaxation (PIR) und Muskel-Energie-Technik nach Mitchell (MET)

Bei der postisometrischen Relaxation wird die Mobilisationskraft vom Patienten erzeugt. Prinzip ist der Bewegungsgewinn des Gelenks in der postisometrischen Entspannung des Muskels (10–30 Sek. nach der Anspannung). Die PIR kann über Agonisten und Antagonisten durchgeführt werden.

Überprüfen des Therapieerfolgs

- Nach jeder Behandlung den Befund überprüfen
- Behandlungserfolg dokumentieren
- Patienten darüber informieren, dass nach Abschwächung der Beschwerden eine erneute vorübergehende Verschlimmerung eintreten kann, bevor sich die Beschwerdesymptomatik endgültig bessert

1.5.3 Indikationen der Manuellen Medizin

Die Indikationen für manuelle Techniken sind Blockierungen der Wirbelgelenke und Funktionsstörungen der Extremitätengelenke. Behandlungsbedürftige Blockierungen können im Rahmen von Funktionsstörungen der Wirbelsäule oder der peripheren Gelenke auftreten sowie z. B. nach Verletzungen und Ruhigstellung.

Funktionsstörungen der Wirbelsäule

- Zervikookzipitales Syndrom (Kopfschmerz, Schwindel, Tinnitus, Sehstörungen, Migräne u. a.)
- Mittleres Zervikalsyndrom (Tortikollis, Kopfschmerzen, lokaler zervikaler Schmerz u. a.)
- Unteres Zervikalsyndrom (Schulterschmerz, Armschmerz u. a.)
- Thorakovertebrales Syndrom (funktioneller Herzschmerz, lokaler thorakaler Schmerz u. a.)
- Hypomobilität der Kostalgelenke (Atemfunktionsstörung, lokaler kostaler Schmerz u. a.)
- Lumbovertebrales Syndrom (lokaler lumbaler Schmerz, muskuläre Dysbalance, pseudoradikuläres Syndrom, pseudoviszerales Syndrom u. a.)
- Sakroiliakalgelenk-Syndrom (lumbaler Schmerz, Leistenschmerz, pseudoradikuläres Syndrom, muskuläre Dysbalance des Beckengürtels u. a.)

Funktionsstörungen peripherer Gelenke

- Vermindertes Gelenkspiel der peripheren Gelenke (einschließlich Akromioklavikular- und Sternoklavikulargelenk) im Rahmen degenerativer Veränderungen
- Hypomobilität nach Ruhigstellung, z. B. bei Verletzungen und Operationen
- *Nach* akut entzündlichen Schüben, z. B. bei primär chronisch-entzündlichen Erkrankungen
- Funktionsstörungen im Rahmen von Verkettungssyndromen (WS und Extremitäten)

1.5.4 Kontraindikationen der Manuellen Medizin

Absolute Kontraindikationen:

- Bekannter akuter lumbaler Bandscheibenvorfall mit radikulärer Symptomatik
- Bekannter akuter zervikaler Bandscheibenvorfall mit und ohne radikuläre Symptomatik
- Frische erkennbare Weichteilverletzung der HWS
- Posttraumatische segmentale Hypermobilität (z. B. Kopfgelenke)
- Fortgeschrittene Osteoporose oder metabolische Osteopathie mit Neigung zu pathologischen Frakturen

Relative Kontraindikationen:

- Entzündliche Reaktion der Wirbelsäule bei rheumatoider Arthritis und Spondylitis ankylosans
- Tumoren oder Metastasen in der Beschwerderegion
- Knöcherne Entwicklungsstörungen und Fehlbildungen der Wirbelsäule und der Gelenke, Fehlbildungen des Rückenmarks in der jeweiligen Beschwerderegion
- Akut entzündliche Reaktionen an den Gelenken, akut entzündliche Schübe bei chronischen Entzündungen

1.5.5 Begleitende Therapiemaßnahmen

Die Manuelle Medizin kommt nur in Ausnahmefällen als symptomorientierte Monotherapie zur Anwendung. In der Regel stellt sie einen therapeutischen Baustein innerhalb eines auf das Grundleiden des Patienten abgestimmten Behandlungskonzepts dar. Die Kenntnis der Pathogenese einer Blockierung und der neurophysiologischen Zusammenhänge ist daher für den Manualmediziner von erheblicher Bedeutung.

Beispiel: Eine Blockierung der BWS kann aufgrund einer viszerovertebralen Störung entstehen, andererseits aber auch die Folge einer statischen Fehlbelastung oder einer Funktionsstörung im Verlauf eines Morbus Bechterew sein. Dies muss neben der Manuellen Medizin im Rahmen der begleitenden Therapiemaßnahmen berücksichtigt werden.

Die bei einer Blockierung und der damit verbundenen Störung des Gelenkspiels betroffenen Strukturen sind im Allgemeinen:

- Kapsel-Band-Apparat
- Muskulatur
- Gelenkknorpel

Diese Strukturen müssen daher über **physiotherapeutische Maßnahmen** in die Behandlung einbezogen werden.

Beispiel: Die manuelle Mobilisierung einer Schultersteife sollte ergänzt werden durch:

- Lokale Wärmebehandlung der oberen Schulterblattfixatoren, ggf. auch lokale Kälteanwendung
- Ultraschall, Diadynamik, Elektrotherapie
- Querfriktionen
- Physiotherapeutische Dekontraktionen
- Mobilisierung der HWS
- Schulung von Funktionsbewegungen
- Schulung physiologischer Bewegungsabläufe

Darüber hinaus muss insbesondere bei Blockierungen der Wirbelsäule versucht werden, die Bedingungen, unter denen das Gelenk arbeitet, zu verbessern. Hierzu gehören:

- Korrektur der **Statik**
- Wiederherstellung des **muskulären Gleichgewichts**
- Rückenschule bzw. ein entsprechendes Verhaltenstraining zur Verbesserung der **Körperwahrnehmung**
- Beachtung der **psychosozialen Situation** des Patienten (spielt v. a. bei Blockierungen der HWS eine große Rolle)

1.6 Anatomische und neurophysiologische Grundlagen der Manuellen Medizin

Hermann Locher

Bis in die jüngste Vergangenheit war die Manuelle Medizin/Chirotherapie darauf angewiesen, die therapeutische Wirksamkeit ihrer Techniken aus der Erfahrung der Anwender und durch Berichte von Patienten zu untermauern. Gegen Ende des vergangenen Jahrhunderts wurden tierexperimentelle Arbeiten publiziert, in denen anatomische und neurophysiologische Tatsachen beschrieben wurden, die als Erklärung für die beobachteten Effekte der manualmedizinischen Techniken herangezogen werden dürfen. Jüngste Publikationen von Untersuchungen an Patienten belegen eindrucksvoll, dass durch Mobilisation und Manipulation an der Lendenwirbelsäule eine Absenkung der Schmerzschwelle im Bereich der unteren Extremität experimentell beweisbar ist. Andererseits belegen funktionskernspintomografische Studien, dass im Fall chronischer Schmerzen neuroplastische Veränderungen in verschiedenen Gehirnstrukturen ablaufen und dass die schmerzinhibitorischen Systeme Modifikationen in ihrer Funktion erfahren. Man darf einen Einfluss manualtherapeutischer Maßnahmen auf die schmerzinhibitorischen Systeme unterstellen. Die Kondition dieser Systeme, also ihr Funktionszustand, ist ein wichtiger Parameter für die Therapieplanung.

1.6.1 Motorische Systemaktivierung

Schutzreflex und Wirbelgelenkblockierung

Eine mechanische oder thermische Noxe am Finger stellt einen adäquaten Reiz für nozizeptive Fasern (C-Fasern oder A-Delta-Fasern) dar. Dieser Reiz wird vom Neuron in eine Erregung umgewandelt und nach zentral fortgeleitet. Im Rückenmarkshinterhorn, vor allem in den Laminae 1 und 2 sowie der Lamina 5, erreichen die nozizeptiven Neurone die **Wide-Dynamic-Range-Neurone** (WDR-Neurone) oder auch multirezeptive Hinterhornneurone, ehemals spinothalamische Projektionsneurone genannt, von wo die Erregung über den Tractus spinothalamicus zum Gehirn fortgeleitet wird. Hier kommt es zu den bekannten Phänomenen der Schmerzwahrnehmung und der zentralnervösen Antwort auf den nozizeptiven Reiz.

Die aufsteigenden Fasern des Tractus spinothalamicus durchlaufen die Gehirnstrukturen und lösen im Wesentlichen folgende Reaktionen auf einen Schmerzreiz aus:

- Hirnstamm → vegetative Reaktion
- Hypophyse → endokrine Reaktion
- Thalamus → topische Abbildung
- Limbisches System → affektive Reaktion
- Kortex → kognitive Reaktion

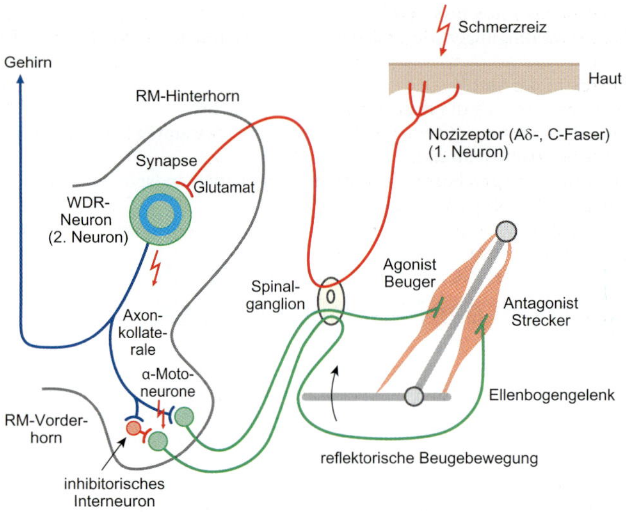

Abb. 1.1 Nozizeptiver Input und Schutzreflex [H005, L157]

Auf der segmentalen Ebene spaltet sich eine Axonkollaterale des WDR-Neurons ab und erreicht die zugehörigen Alpha-und Gamma-Motoneurone, vor allem für die Flexoren der Extremität, wodurch eine sofortige Beugung, z. B. im Ellenbogengelenk, erreicht und das betroffene Körperteil möglichst aus der Gefahrenzone gebracht wird. Gleichzeitig werden Halte- und Stellreflexe angeregt, um auch Abwehr- und Fluchtbereitschaft zu bahnen. Diese Verschaltungen sind die Grundlage des **Schutzreflexes** und dienen dazu, Schaden von einzelnen Körperteilen abzuwenden und das ganze Individuum ggf. aus der Gefahr zu bringen, d. h., bevor eine bewusste großhirngesteuerte Schutzreaktion abläuft, wird die Extremität bereits durch segmentale Reflexe geschützt (▶ Abb. 1.1).
Dieser Vorgang ist zeitgleich begleitet von einer entsprechenden Hemmung des antagonistisch wirkenden Muskels, im Falle des Ellenbogengelenks des M. triceps brachii, der mittels der Aktivierung eines **inhibitorischen motorischen Interneurons** auf der Segmentalebene gehemmt wird. Für das spätere pathogenetische Verständnis von hypotonen Tendomyosen ist hier schon die Bemerkung notwendig, dass mit der motorischen Hemmung durch das inhibitorische Interneuron sofort auch Axonkollateralen zum sympathischen Nervensystem bedient werden, die gleichzeitig die trophische Versorgung der gehemmten Extensoren vermindern.

Ein **nozizeptiver Reiz** bedingt gleichzeitig eine motorische und sympathische Reflexantwort, ausgelöst durch segmentale, neuronale Verschaltungen von Afferenzen und Umwandlung in entsprechende motorische und vegetative Efferenzen.

Im Fall der **Blockierung** (reversible segmentale Hypomobilität oder auch artikuläre reversible Dysfunktion) finden diese Vorgänge prinzipiell ähnlich für ein Wirbelgelenk statt.

Wie entsteht eine Blockierung?

Wird ein Wirbelgelenk überlastet oder durch eine andauernde muskuläre Dysbalance oder statische Überlastung in eine Zwangshaltung gebracht, sendet es nozizeptive Reize nach zentral, vergleichbar der Situation an der Extremität. Auf ähnlichen Wegen wird die Noziafferenz in den motorischen Schenkel des Reflexbogens umgeschaltet, und es kommt zu einer spastischen Schutzspannung der kurzen autochthonen Muskulatur, vor allem der Mm. rotatores und multifidi. Hierdurch wird oft eine Verstärkung des Gelenkdrucks ausgelöst oder auch eine tendenzielle Fehlhaltung betont, wodurch sich der vertebrale Schutzreflex im Sinne einer Kreisreaktion aufschaukeln kann und sich zum Vollbild einer höchst schmerzhaften vertebralen Dysfunktion entwickelt.

> Die Blockierung im manualmedizinischen Sinne ist eine Sonderform des Schutzreflexes und hat teleologisch ebenfalls den Erhalt des Systems zum Ziel.

Derartige Dysfunktionen sind räumlich gerichtet, wodurch sich bei Prüfung der Gelenkfunktion eine Richtung ergibt, in der die Nozizeption zunimmt (sog. **gesperrte Richtung**), und eine Richtung, in der die Nozizeption abnimmt (sog. **freie Richtung**).

Wie entstehen viszerogene oder psychogene Blockierungen?

Am WDR-Neuron konvergieren nicht nur Afferenzen aus den jeweiligen Gelenken, sondern auch Afferenzen aus verschiedensten anatomischen Systemen, die jeweils einem Segment zugeordnet sind, also Afferenzen aus Haut, Muskeln, Sehnen und auch aus zugehörigen inneren Organen. Demnach können auch Noziafferenzen aus nichtvertebralen Strukturen in der gemeinsamen Endstrecke der motorischen Systemaktivierung zu vertebralen Dysfunktionen führen, wofür wir zahlreiche klinische Beispiele kennen.

Diese Verschaltungen erklären, warum eine anhaltende Störung aus einem inneren Organ, z. B. eine chronische Nierenaffektion oder ein Bronchialkarzinom, zu immer wieder auftretenden Wirbelblockierungen führen können. Es kommt hierbei zu Summationen der Noziafferenzen aus allen Systemen, die dann auf der gemeinsamen motorischen Endstrecke Expressionen am Wirbelgelenk finden. Besser bekannt sind uns die Abwehrspannungen der Bauchdecken, die auch über Verschaltungen von Noziafferenzen auf die Motoneurone der Bauchwandmuskulatur zu erklären sind.

> **Merksätze & Definitionen**
> Die Summation verschiedener nozizeptiver Einflüsse aus verschiedensten Organsystemen auf das gemeinsame segmentale WDR-Neuron wird als **Konvergenz** bezeichnet (▶ Abb. 1.2).

Umweltfaktoren und intrapsychische Disposition regulieren die motorische Reaktionsbereitschaft („psychomotorischer Link")

Angst, Stress oder Fluchtbereitschaft steigern über zentrale absteigende Bahnen und das gamma-motorische System die muskuläre Reaktionsbereitschaft und disponieren so zu einem vermehrten Auftreten von Wirbelgelenkblockierungen. Das ganze System ist durch absteigende Fasern meist aus dem limbischen System und anderen subkortikalen Strukturen aktivitätsgetriggert und so von der psychischen Gesamtsituation mit gesteuert. Ein Patient, der sich in einer psychosozialen Stresssituation befindet, wie sie am Arbeitsplatz, in der Familie oder im persönlichen Umfeld anzutreffen ist, wird schneller und intensiver mit einer vertebralen

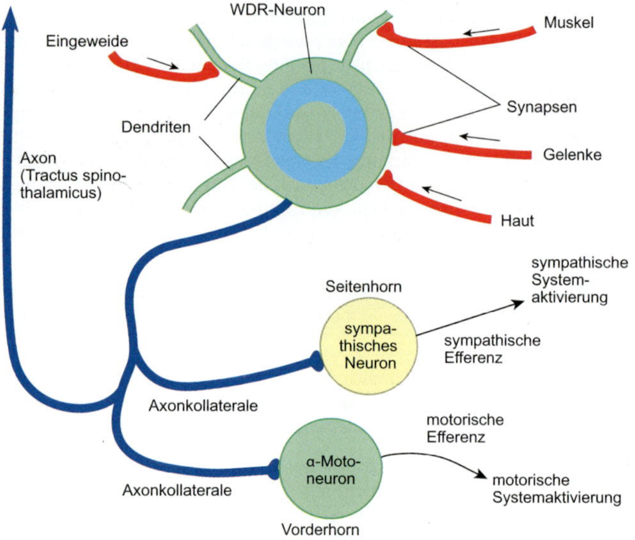

Abb. 1.2 Konvergenz: Am WDR-Neuron laufen Afferenzen aus allen Körpersystemen zusammen und werden im Sinne einer summarischen Aufrechnung oder auch Abschwächung moduliert, wenn gleichzeitig inhibitorische Potenziale einlaufen [H005, L157]

Dysfunktion auf weitere nozizeptive Einflüsse reagieren als ein Patient, der sich in einer ausgeglichenen entspannten Lebensphase befindet. In letzter Zeit mehren sich auch die von psychologischer Seite eingebrachten Erkenntnisse, dass biografische Faktoren, Lebensereignisse und auch z. B. weit zurückliegende traumatische Expositionen eine nachhaltige Veränderung der muskulären Grundtonisierung eines Bewegungssystems einschließlich der dann vermehrten Neigung zu Blockierungen verursachen können.

Es wird an dieser Stelle unschwer erkennbar, dass vertebrale Dysfunktionen, wie sie das Zielphänomen der Manuellen Medizin darstellen, ein **multikausales Geschehen** darstellen. Dieses muss in der entsprechenden Diagnostik aus allen Blickwinkeln beleuchtet werden, um die Ursache für eine Dysfunktion möglichst genau zu benennen und nicht Gefahr zu laufen, durch die alleinige Behandlung des Symptoms (die Deblockierung oder Mobilisierung des betroffenen Wirbelsäulenabschnitts) das Rezidiv heraufzubeschwören.

Es muss ausdrücklich davor gewarnt werden, kritik- und sorglos serielle Manipulationen bei rezidivierenden Dysfunktionen durchzuführen. Rezidive müssen die differenzialdiagnostische Exploration der „Grundstörung" (sog. *primary lesion*, Primärläsion) auslösen und fordern vom Manualdiagnostiker und Manualtherapeuten den Einsatz der gesamten ärztlichen differenzialdiagnostischen Palette. Oft lässt sich die Primärläsion nicht im Bewegungsorgan festmachen, und oft sind auch Nozigeneratoren in weit entfernt liegenden Systemen wie z. B. die Zähne im Trigeminusbereich oder die Kopfgelenke für den iliosakralen Bereich oder Bandscheibenvorfälle im HWS-Bereich für rezidivierende Thorakalblockierungen ver-

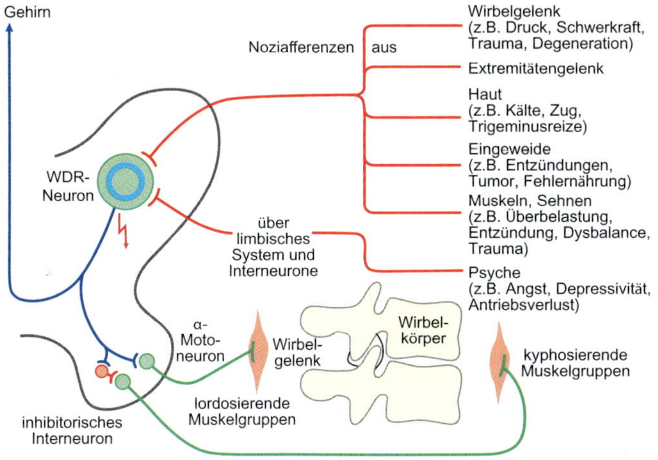

Abb. 1.3 Entstehungsmechanismus der Blockierung [H005, L157]

antwortlich zu machen. Ebenso sind Frühstadien von malignen Erkrankungen im bronchopulmonalen, gastroenteralen und Urogenitalbereich vor dem differenzialdiagnostischen Hintergrund zu bedenken, da auch solche potenziell lebensbedrohlichen Veränderungen sich früh als rezidivierende vertebrale Dysfunktionen zu erkennen geben können (▶ Abb. 1.3).

Muskuläre Dysbalance

Eine chronische nozizeptive Afferenz, die vom Betroffenen noch nicht einmal als Schmerz wahrgenommen werden muss (subklinische Noziafferenz), führt, wenn man den oben beschriebenen neurophysiologischen Pfaden folgt, zu einer **chronischen Aktivierung des Flexorsystems** und gleichzeitig über die Hemmung der Antagonisten zu einer ebenso anhaltenden **Inaktivierung der Extensoren.** Eine chronische Noziafferenz dieser Art kann aus einer lang dauernden Sitzhaltung mit muskulärer Insuffizienz oder der Entwicklung einer muskulären Dysbalance dort entstehen, wo aufgrund einseitigen Trainings oder einseitiger Belastung eine übermäßige chronische Aktivierung der Flexoren besteht.

Es kommt hierbei elektrophysiologisch zu einer Überinnervation der Flexoren und gleichzeitig zu einer übermäßigen unphysiologischen Hemmung der Extensoren, wobei nicht allein der elektrophysiologische Muskeltonus über die Alpha-Efferenz reduziert wird, sondern gleichzeitig – und das scheint schmerzpathogenetisch das noch bedeutendere Phänomen zu sein – eine durch das sympathische Nervensystem bedingte Down-Regulation der Durchblutung in den betroffenen Muskeln einsetzt und so eine chronische Hypoxie eintritt.

Dieser Vorgang scheint die Schmerzentstehung – klassischerweise bei der Epicondylopathia humeroradialis – zu erklären, der in der Brügger-Terminologie die sog. hypotone Tendomyose zugrunde liegt. Typischerweise treten hier hypoxische Schmerzen an den Ansatzbereichen der Extensoren auf, die sich im histologischen Bild allenfalls in Zeichen der Atrophie und der Dystrophie, nicht jedoch der Ent-

zündung äußern. Hier würden also pathogenetischer Mechanismus und histologisches Ausdrucksbild ebenfalls übereinstimmen.
Demselben pathogenetischen Mechanismus unterliegen alle Extensorenschmerzen wie z.B. Levator-scapulae-Syndrom, Rhomboideussyndrom, zervikale und sakrale Erector-trunci-Tendomyosen sowie auch Supraspinatussyndrom, Tensor-fasciae-latae-Syndrom, Chondropathia patellae u.v.m.
Bei vielen dieser chronischen Tendomyosen sind auch schon chronifizierte primäre und sekundäre Hyperalgesien zum ursprünglichen Hypoxieschmerz hinzugetreten, weshalb die Behandlung sich oft sehr problematisch gestaltet. Oft sind durch die alleinige Behandlung der muskulären Dysbalance in der Peripherie diese Schmerzbilder nicht mehr positiv zu beeinflussen.
Therapeutisch wird man hier nur unter Berücksichtigung der pathogenetischen Phänomene erfolgreich sein, nämlich indem man

- Hyperalgesien beseitigt (durch zentral wirksame Cyclooxygenase-[COX-] Hemmer wie Acetylsalicylsäure und peripher wirksame NSAR),
- Extensoren dehnt (durch Längs- und Querdehnung),
- die Durchblutung in den betroffenen Gebieten steigert (Querfriktion, hyperämisierende Maßnahmen),
- nach Auflösung der Hyperalgesie die Extensoren wieder kräftigt (isotonisches Funktionstraining, später Krafttraining) und
- als letzten Therapieschritt systematisches Koordinationstraining anfügt.

In besonders hartnäckigen Fällen ist die lokale Injektion von Depot-Steroiden zur Beseitigung der Sensibilisierung (primäre Hyperalgesie der betroffenen Nozizeptoren in dem Bereich) unumgänglich. Die Injektion darf aber nur im strategischen Gesamtkonzept erfolgen, weil sie allein, d.h. ohne Beseitigung der Primärläsion (s.o.), von einem sicheren Rezidiv gefolgt ist.
Die Indikationsspektren für alle Techniken der Manuellen Medizin ergeben sich hier zwanglos aus den neurophysiologischen Erfordernissen.

Das gamma-motorische System

Die Axone der kleineren Gamma-Motoneurone im Vorderhorn erreichen die intrafusale Muskulatur der Muskelspindeln und können auf diesem Weg den Grundtonus der quergestreiften Skelettmuskulatur regulieren. Die durch Alpha-Motoneurone vermittelte Willkürmotorik der Skelett- und Wirbelsäulenmuskulatur kann so unter vermehrte oder verminderte Vorspannung gebracht werden, um die jeweils notwendige Effizienz der Willkürmotorik oder auch der reflektorisch ausgelösten motorischen Vorgänge zu vermitteln.

> Das gamma-motorische System befähigt den Organismus, adäquat auf exogene und endogene Faktoren zu reagieren.

Das WDR-Neuron unterhält auch Axonkollateralen zu den Gamma-Motoneuronen und kann dadurch Noziafferenzen direkt in die Tonusregulation über das gamma-motorische System umsetzen. ▶ Abb. 1.4 gibt eine sehr vereinfachte Darstellung des Systems wieder, die aber für das Verständnis der Mechanismen ausreichend ist.
Zum Verständnis des gamma-motorischen Systems ist es entscheidend zu wissen, dass hier absteigende zentrale Fasern u.a. aus dem limbischen System tonusregulierend wirken. Diese neuroanatomische Besonderheit kann als „psychosomatisches Verbindungsglied" zwischen Befindlichkeiten, Stimmungen, Ängsten und Abwehrreaktionen einerseits und dem motorischen System im Sinne einer Regu-

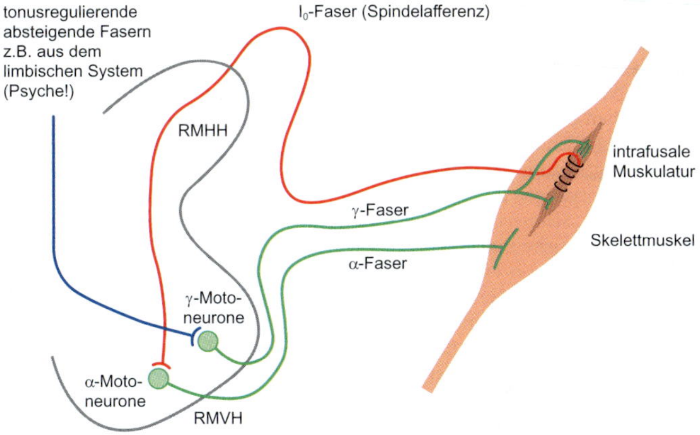

Abb. 1.4 Das gamma-motorische System [H005, L157]

lation des Muskeltonus andererseits gesehen werden. Wir sprechen auch vom sog. **psychomotorischen Link.**

> Das limbische System nimmt mit absteigenden Fasern, die direkt an Gamma-Motoneuronen enden, Einfluss auf die Muskelspannung und stellt so eine Verbindung zwischen psychischer Befindlichkeit und motorischer Aktivität her.

Insgesamt sollten wir uns jedoch von der Denkungsart der Trennung von Psyche und Soma lösen, da alle beschriebenen Vorgänge nur als integrales Ganzes zu betrachten sind und nur auf diese Art rationale therapeutische Ansätze zulassen.
Auch die subokzipitale Muskulatur und die Funktion der Kopfgelenke sind wesentlich in die gamma-motorische Regulation einbezogen: Hier werden bis zu 300 Muskelspindeln pro Gramm Muskulatur gefunden, was die besondere Rolle der subokzipitalen Muskulatur und der Kopfgelenke bei der gesamten statischen Regulation erklärt. Hier ist auch die Betrachtung des Nucleus cervicalis centralis (CCN) notwendig. Der CCN ist eine integrative motorische Halsmarkstruktur in Höhe C2, die für die Koordination des vierfüßigen Gangs eine entscheidende Rolle spielt und ebenfalls über tonusregulierende Efferenzen die Verbindung zwischen Kranium und Sakrum bzw. der Kopfgelenkregion und der Lenden-Becken-Hüft-Region herstellt. Aus dieser anatomischen Besonderheit erklären sich manche Wechselwirkungen zwischen Kopfgelenk- und Kreuzdarmbeingelenkdysfunktionen. Rezidivierende Kopfgelenkblockierungen sollten dazu veranlassen, die Sakroiliakal- und Lumbosakralgelenkfunktion im Hinblick auf Störungen unter die Lupe zu nehmen und umgekehrt.
Alle manuellen Techniken, die mit Muskeldehnung einhergehen, z. B. Längs- und Querdehnung, manche myofaszialen Techniken, sog. Muskelenergietechniken, und insbesondere die Counterstrain-Technik finden das anatomische Korrelat u. a. im gamma-motorischen System.

1

1.6.2 Sympathische Systemaktivierung

Vom WDR-Neuron bestehen auch Verbindungen zu den sympathischen Basalneuronen im Seitenhornkomplex des Brustmarks. Eine nozizeptive Aktivierung des WDR-Neurons verursacht über Axonkollateralen eine efferente Erregung der sympathischen Ursprungsneurone, die dann zu einer zweckdienlichen Umregulation im betroffenen Gebiet führen. Meist kommt es zu einer Gefäßerweiterung, zu einer Verlangsamung des Lymphabflusses und zu verschiedenen anderen sehr komplexen Vorgängen im Mikromilieu des Gewebes. In aller Regel resultiert eine Absenkung der Schmerzschwelle der nozizeptiven Fasern. In jüngster Zeit wird auch eine ursächliche Beteiligung von sympathischen Fasern in der Muskulatur bei der Entstehung von Triggerpunkten diskutiert.
Insgesamt entsteht eine Gewebsveränderung, die im Falle der Entgleisung und des Überschießens, d. h. für den Fall, dass diese Vorgänge eine Regulationsenthemmung und Eigendynamik erfahren, in die sog. **sympathische Reflexdystrophie** münden, wobei wir heute unter dem Begriff komplexes regionales Schmerzsyndrom 1 (Complex Regional Pain Syndrome *1, CRPS 1)* den bekannten Morbus Sudeck subsumieren, indem wir die ehemalige Begrifflichkeit der Kausalgie mit dem Terminus *CRPS 2* belegen.

Merksätze & Definitionen

- Komplexes regionales Schmerzsyndrom Typ 1 → Morbus Sudeck
- Komplexes regionales Schmerzsyndrom Typ 2 → Kausalgie

Die sog. sympathische Systemaktivierung scheint auch für die Reaktion des lymphatischen Systems von großer Bedeutung zu sein. Dieser messen wir bei der Schmerzentstehung eine wichtige Rolle zu, wo insbesondere die algogene bzw. nozizeptiv verursachte Stase im lymphatischen Abfluss für das Verständnis der Schmerzpathogenese eine zunehmende Bedeutung gewinnt. Auch hier finden wir wieder zahlreiche Indikationen für manuelle Therapiemaßnahmen, insbesondere Lymphdrainage

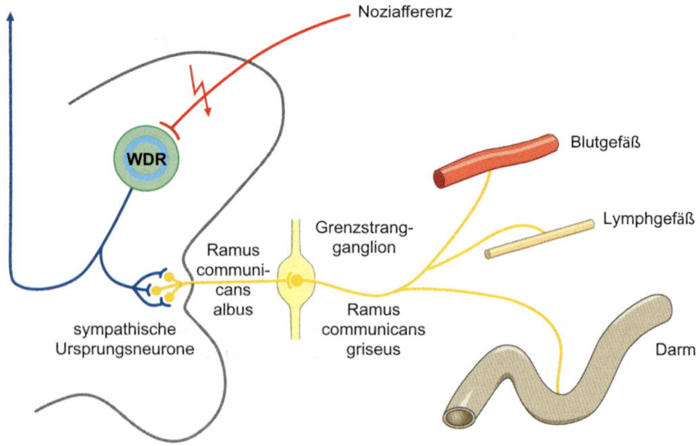

Abb. 1.5 Die sympathische Systemaktivierung [H005, L157]

und – im neueren Sprachgebrauch – *Lymphatic Manipulation*. Inwieweit die Mobilisierung der Kostotransversal- und Kostovertebralgelenke Einfluss auf sympathische Aktivität hat, ist bisher im Humanexperiment nicht beweisbar. Zahlreiche Beobachtungen wie z. B. die Erniedrigung der Herzfrequenz durch das sog. *Rib-Raising* im osteopathischen Sinne scheinen diese Hypothesen zu stützen. Die Theorien der Neuromobilisation, wie sie durch Butler formuliert werden, könnten als Erklärung für diese Effekte herangezogen werden. Auf diese Weise könnte sich auch erklären, warum die manipulative und mobilisierende Behandlung der Rippen oft mit einer positiven Beeinflussung von Kopfschmerzphänomenen verbunden ist, wo auch hier häufig vasomotorische Dysregulationen zugrunde liegen, die wieder direkt vom sympathischen Nervensystem abhängig sind.

Aus dem Gesagten ergibt sich die unmittelbare Notwendigkeit, Noziafferenzen so früh und so effizient wie möglich durch geeignete Therapiemaßnahmen abzuschwächen, um ein Entgleisen des Systems im Sinne der sympathischen Systemaktivierung (▶ Abb. 1.5) oder der Schmerzchronifizierung möglichst frühzeitig zu vermeiden.

1.6.3 Propriozeption und Schmerzinhibition

Das GABAerge Inhibitorensystem

Neben den ubiquitären Nozizeptoren besitzen insbesondere Wirbelbogengelenke, Bänder, Muskeln, Faszien, Unterhautgewebe und Haut auch zahlreiche Propriozeptoren, die überwiegend der Fasergruppe A-Beta zugeordnet werden und die mit verschiedenen spezifischen Rezeptorkorpuskeln wie z. B. Vater-Pacini-Körperchen (Vibrationsempfinden), Golgi-Organen (Spannungssensoren an Sehnen), Ruffini-Körperchen (subkutane Drucksensoren) und Muskelspindeln (Längen-/Spannungssensoren im Muskel) ausgestattet sind (▶ Abb. 1.6).

Diese Rezeptoren dienen dazu, die Spannung von Sehnen und Muskeln, die Position der Extremität im Raum, den Druck von Gelenkflächen und die Spannung von Gelenkkapseln aufzunehmen, um den jeweiligen Bewegungs- und Haltungszustand des Gesamtorganismus im Raum nach zentral zu vermelden. Dort werden dann die entsprechenden koordinierenden Vorgänge und die notwendige motorische und statische Reflexantwort erzeugt. Die Summe der Afferenzen wird über die Hinterstränge nach zentral geleitet und löst dort mithilfe des im Nebenschluss liegenden Kleinhirns die entsprechenden Reaktionen aus.

> Auf der segmentalen Ebene sind zahlreiche propriozeptive A-Beta-Afferenzen mit **inhibitorischen GABAergen Interneuronen** verschaltet, die am WDR-Neuron eine Hemmung der Aktivität verursachen.

Durch eine Reizung umliegender Propriozeptoren kann also ein nozizeptives Feld (z. B. das Kopfhautareal, das durch einen harten Knöchelschlag punktuell gereizt wurde) sofort beeinflusst werden, indem der Schmerz durch Berührung oder Reiben der umliegenden Haut gedämpft wird. Dies entsteht durch die Aktivierung inhibitorischer Interneurone aus Propriozeptoren der Haut.

Ähnlich kann durch Mobilisierung von Wirbelgelenken, durch Dehnung von Muskeln und Sehnen oder durch fasziale Mobilisierungen im betroffenen Areal eine schmerzinhibitorische Aktivität erzeugt werden, die wiederum zu einer Down-Regulation des segmentalen WDR-Neurons führt und damit zu einer Absenkung der Aktivität der motorischen Efferenz beiträgt, d. h., durch eine Mobilisierung des betroffenen Wirbelgelenks in die freie Richtung kann eine inhibitori-

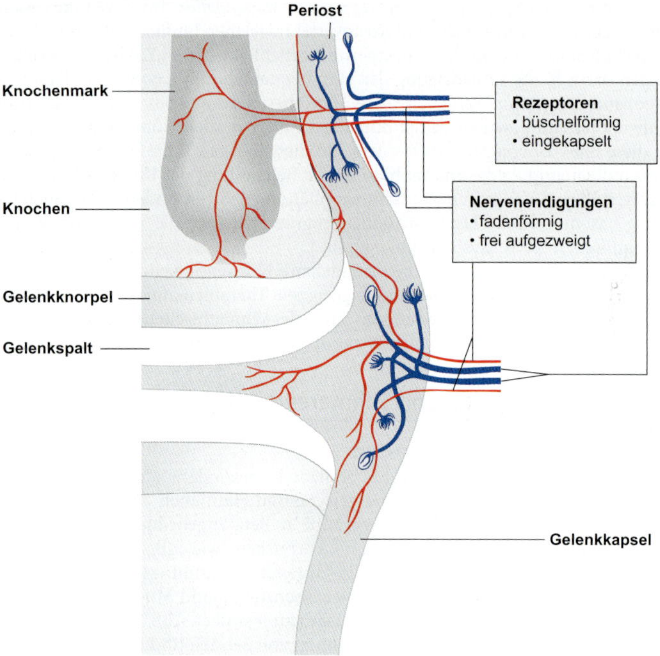

Abb. 1.6 Schematische Darstellung einer Gelenkinnervation [H005, L157]

sche Aktivität erzeugt werden, die zum Zusammenbruch des nozizeptiv/efferent motorischen Reflexbogens führt.
Muskel- und Hautafferenzen erzeugen hier verschiedene Empfindungen (▶ Tab. 1.1).

Schmerzafferenzen und Propriozeption aus Haut und Muskulatur verhalten sich im Hinblick auf Schmerzwahrnehmung und Chronifizierungspotenzial unterschiedlich!

Ähnliche Unterscheidungen können auch für propriozeptive Afferenzen aus der Haut und der Muskulatur getroffen werden. Propriozeptive Hautafferenzen können zwar auch auf Schmerzen aus tief liegenden Geweben lindernd wirken. Für die Inhibition von Schmerzen aus den sog. tiefen somatischen Afferenzen eignen sich aber besser propriozeptive Reize, die in den tiefen Geweben erzeugt werden, z. B. die Mobilisierung von Wirbelgelenken oder die Querdehnung tief liegender Muskelschichten oder die spannungslösenden Griffe für die tiefsten Muskelschichten, wie sie in Counterstrain- oder Druckpunkttechniken Anwendung finden. Trotzdem kann über eine großflächige Reizung von Hautpropriozeptoren wie z. B. bei einer Massage oder einer Bindegewebsmassage auch Einfluss auf die hemmenden Systeme für die tiefensomatischen Afferenzen genommen werden.

Tab. 1.1 Tabellarische Gegenüberstellung der verschiedenen Qualitäten von Haut- und Muskelschmerz nach Mense

Muskelschmerz	Hautschmerz
• Schlecht lokalisierbar • Reißender, krampfender, drückender Charakter • Starke Tendenz zur Schmerzübertragung • Affektiv schwer zu ertragen	• Gut lokalisierbar • Stechender, brennender, schneidender Charakter • Keine Schmerzübertragung • Affektiv besser erträglich

Eine mobilisierende Behandlung kann damit die segmentale Dysfunktion durch Lösung des schützenden Muskelspasmus aufheben.

Die Manipulation stellt eine Sonderform der Mobilisierung dar, bei der neben einer mechanischen Lösung des Gelenks in die sog. freie Richtung eine peakförmige, propriozeptiv inhibitorische Afferenz erzeugt wird, die auch kritische Aktivierungsgrade des nozizeptiv efferenten Reflexbogens überwinden kann. Hier erklärt sich das Phänomen, warum eine lege artis durchgeführte Manipulation eine sofortige Auflösung des Blockierungsgeschehens herbeiführen kann, auch wenn das berühmte Knackphänomen nicht ausgelöst wurde.

Diese Besonderheit des manipulativen Impulses rechtfertigt auch die Anwendung der manipulativen Techniken bei Funktionsstörungen und Schmerzen am Bewegungsorgan in allen Wirbelsäulenabschnitten und an den peripheren Gelenken.

Dass die Manipulationstherapie durch fehlerhafte Technik und falsch indizierte Anwendung gelegentlich in die Kritik geraten ist, schmälert nicht ihre hervorragende Wirksamkeit bei bestimmten Funktionsstörungen.

Große, weltweite Metaanalysen aus der jüngsten Vergangenheit belegen dies eindrucksvoll. Eine perfekt ausgeführte sanfte Manipulation ist oft die einzige verbleibende Möglichkeit, eine persistierende vertebrale oder artikuläre Dysfunktion zu beheben, die manchmal auch durch lokale Injektionen oder physikalische Maßnahmen nicht wirklich angreifbar ist.

Beim Knackphänomen handelt es sich übrigens um eine explosive Verdampfung von Synovialflüssigkeit bei mechanischer Separation der Gelenkflächen. Selten erzeugt auch die tatsächliche mechanische Verschiebung von multidirektional blockierten Gelenkflächen ein Geräusch, das sich jedoch von dem deutlichen Klick der synovialen Verdampfung unterscheiden lässt.

Alle Techniken der Manuellen Medizin können demnach als Aktivierung des insbesondere GABAergen inhibitorischen Systems betrachtet werden, das die Manifestation der segmentalen, schützenden motorischen Reaktionen modulieren kann. In manchen Fällen ist die gezielte Manipulation die einzig mögliche und zielführende Maßnahme, die ausreichend inhibitorische Afferenz erzeugen kann, um eine entsprechend ausgeprägte Blockierung zu überwinden. Aus der Hand des Erfahrenen und Geübten kann eine perfekte Manipulation verblüffende und für den Patienten oft spontan erleichternde Effekte zeitigen.

Gründe für seltene, aber manchmal schwerwiegende Komplikationen der Manipulation, besonders an der HWS, können unkritische Indikationsstellung, ungenügender Ausschluss von Kontraindikationen, falsche Technik, ungenügend subtile Dosierung des Impulses, dürftige anatomische Kenntnisse und unpräzise anatomische Palpation in Verbindung mit Selbstüberschätzung, Zeitmangel und Erfolgsdruck sein.

All diese schrecklichen Dinge kennt der seriös ausgebildete, sich regelmäßig weiterbildende und konzentriert arbeitende manualmedizinisch tätige Arzt nicht. Er erfährt im Gegenteil regelmäßig die glückhafte Bestätigung seiner (zugegeben mühsamen) Arbeit im Sinne der Beobachtung wirklicher Hilfe für schmerzgequälte Menschen, die er seinem persönlichen Einsatz und der gefühlvollen Anwendung seiner Hände zuschreiben darf.
Jedenfalls lohnt es sich immer, die sog. sanften Techniken wie Mobilisierung, Myofascial Release, Muskelenergietechnik und Querdehnung vorzuschalten, um ggf. die Manipulation optimal vorzubereiten (▶ Abb. 1.7).
Ebenfalls erwähnenswert sind an dieser Stelle das opioiderge und das serotoninerge Inhibitorensystem.

Das opioiderge inhibitorische System

Hier werden vor allem durch Reizung von A-Delta-Fasern opioiderge Interneurone auf der Segmentalebene erreicht, die sowohl das WDR-Neuron herunterregeln als auch an präsynaptischen Strukturen des ersten Neurons inhibierend wirken. Daneben erreichen Afferenzen aus A-Delta-Fasern vor allem durch Reizung mit Akupunkturnadeln das periaquäduktale Grau und die Raphe-Kerne, wo die Enkephalin-, insbesondere die Dynorphin-Sekretion, gesteuert und das zentrale opioiderge inhibitorische System angeregt wird.
Die meist geübte Stimulation dieses Systems stellt die Akupunktur dar. In guter Kenntnis der anatomischen Konvergenzen von Hautafferenzen zum betroffenen Segment lässt sich auch ohne Kenntnis der traditionellen chinesischen Inhalte (Meridianlehre) eine sehr gute Schmerzlinderung erzielen. Umfangreiche Studien belegen heute, dass eine anatomisch durchgeführte Akupunktur, die vor allem in Bezug auf A-Delta- und andere propriozeptive Afferenzen im Einzugsgebiet des

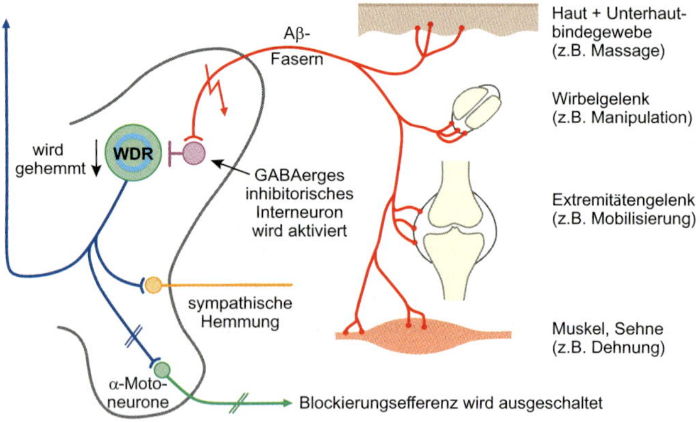

Abb. 1.7 Das GABAerge inhibitorische System [H005, L157]

segmentalen Nervs oder im Einzugsgebiet der nozizeptiven Innervation eines großen Gelenks (z. B. Hüftgelenk) keine Unterschiede in der Wirksamkeit zur Akupunktur nach der traditionellen chinesischen Lehre erkennen lassen. Auch als Vorbereitung für manuelle Lösungstechniken kann eine Akupunktur zur Dämpfung des WDR von großem Wert sein.
Bei vielen chronischen Kreuzschmerzformen, die auch durch Chronifizierungsfaktoren am ersten und zweiten Neuron und auf der zentralen Ebene fixiert sind, kann Akupunktur eine wertvolle Hilfe sein. Die Mechanismen, die in die hierarchisch höheren Schmerzverarbeitungssysteme eingreifen, sind letztlich nicht geklärt. Jedenfalls ist es immer lohnend, auch ohne präzise Definition des Schmerzbilds im Sinne der Schmerzanalyse eine Akupunktur anzuwenden, was sich besonders in Kombination mit mobilisierenden Maßnahmen und Stimulation der GABAergen Propriozeptoren zu einem sehr erfolgreichen Therapiemanagement verbinden lässt.

Das serotoninerge inhibitorische System

Dieses dritte Inhibitorensystem vermittelt zentral erzeugte inhibitorische Reize, die auf absteigenden Bahnen direkt das WDR-Neuron erreichen, das auch durch Serotonin auf der segmentalen Ebene gehemmt werden kann. Hier spielen Vorgänge wie persönliche Bestätigung, Erfolg, Geliebt-/Gebraucht-Werden als Phänomene der Lebensführung, der Berufsausübung und der psychosozialen Gesamtsituation eine erhebliche Rolle. Jeder von uns kennt die starke dynamisierende Wirkung einer erfolgreichen Aktion im Beruf oder im Privatleben, was meist auch mit einer Linderung oder nicht mehr so starken Wahrnehmung von Schmerzen, welcher Art auch immer, verbunden ist. Der große deutsche Philosoph Gadamer hat dies folgendermaßen formuliert: *„Das stärkste schmerzhemmende Agens und einer der wichtigsten Lebensmotoren ist die Freude am Gelingen."* Zurücksetzungen im Beruf und im Privatleben können das Gegenteil bewirken, nämlich dass Funktionsstörungen und Schmerzen deutlicher wahrgenommen werden, dass sie überwertig werden und bis in den Mittelpunkt des Interesses des gesamten Menschen gestellt werden können. Nicht hoch genug einzuschätzen sind hier auch biografische Momente wie Benachteiligungen und Gewalterfahrungen in der Kindheit und in der Adoleszenz, wo auch frühestkindliche Prägungen eine wesentliche Rolle spielen können. Die Nähe zu sog. psychiatrischen Diagnosen wie Antriebsstörung oder Depression liegt hier nur zu deutlich auf der Hand.
Ein wesentliches Problem im Zusammenhang mit all diesen Fragen ist das Gefühl eines Menschen, von seinem Gegenüber oder von der Gesellschaft angenommen und ernst genommen zu werden. Wir dürfen immer wieder beobachten, dass die Hand des Therapeuten, die dem Patienten eine physische Erfahrung des Angenommen- und Ernstgenommen-Seins vermittelt, hier im Sinne einer Aktivierung inhibitorischer Systeme betrachtet werden kann. Ein weiterer Aspekt des fühlbaren Anlegens der Untersucher- oder Therapeutenhand für den Patienten besteht darin, dass er in seiner Vorstellung darüber, wie der Arzt diagnostische Erkenntnisse gewinnen kann, der palpierenden Hand größte Bedeutung beimisst. Viele Patienten haben schon gesagt: „Wie will der Arzt wissen, was ich habe, wenn er mich gar nicht angefasst hat." Es entsteht durch das Fühlen der palpierenden Hand ein Vertrauen des Patienten, das wiederum stärksten Einfluss auf die Aktivierung inhibitorischer Systeme hat. Ein Patient mit Rückenschmerzen wird der ermunternden Aufforderung des Arztes, doch aktiv zu bleiben und keine Angst mit dem Schmerz zu verbinden, sehr viel lieber folgen, wenn er den Eindruck haben darf, dass der Arzt in seiner Diagnose sicher ist. Kaum ein anderes Agens kann so viel vertrauensvolle Arzt-Patient-Beziehung vermitteln wie die palpierende und – im wahrsten Sinne des Wortes – behandelnde Hand.

1

1.6.4 Rezeptive Felder

Nozizeptive und inhibitorische rezeptive Felder

Man kann nozizeptive rezeptive Felder und inhibitorische rezeptive Felder unterscheiden. Ein **nozizeptives rezeptives Feld** an der Haut kann z. B. die räumliche Ausbreitung sein, in der der Ramus dorsalis eines Spinalnervs Afferenzen einsammelt. Ein **inhibitorisches rezeptives Feld** kann nahezu deckungsgleich oder auch anatomisch anders ausgebreitet sein und enthält die propriozeptiven Fasern, die gleichzeitig inhibitorische Wirkung haben. Lange Zeit galten diese Felder als anatomisch präformiert. Heute wissen wir, dass eine Ausdehnung der inhibitorischen rezeptiven Felder gleichzeitig zu einer Verkleinerung und Inaktivierung der nozizeptiven aktivierenden rezeptiven Felder führt. Im Detail werden diese Phänomene dadurch erklärt, dass eine biochemische Veränderung, wie sie in den Nozizeptoren durch länger dauernde adäquate Reizung auftritt (neurogene Entzündung), zu einer Vergrößerung der nozizeptiven Felder führt, weil durch sympathische Verschaltungen und Schwellensenkungen der Nozizeptoren einerseits die Empfindlichkeit des Systems gesteigert und andererseits die räumliche Ausdehnung des Systems vergrößert wird. Die Aktivierung der zentralen COX-2 ist an diesen Vorgängen maßgeblich beteiligt (Neuroplastizität). Man spricht heute bei der Beschreibung der räumlichen Veränderung der Ausdehnung und auch der Veränderung der Qualität der rezeptiven Felder von **Neuroplastizität des perzeptiven Systems.**
Durch eine lange dauernde Irritation im Bereich von Wirbelgelenknozizeptoren können sämtliche inhibitorischen Potenziale verloren gehen und Therapiemaßnahmen wie Manipulation oder Mobilisierung nicht mehr als inhibitorische Maßnahmen wirken, sondern zu einer Steigerung der Nozizeption führen. So erklärt sich das klinische Phänomen, dass durch minimale therapeutisch beabsichtigte Einflussnahme am System Symptomverschlimmerungen herbeigeführt werden. Gleichzeitig kommt es zu einem Verlust und zu einer Verkleinerung der inhibitorischen Felder, was letztlich den gleichen Effekt hat. Es muss nicht immer eine Verschlimmerung durch die Behandlung eintreten, allein das Phänomen einer unwirksamen therapeutischen Einflussnahme zwingt schon zum Überdenken der Diagnose und ihrer Einordnung in den neurophysiologischen Kontext.
Die beschriebenen Phänomene lassen die Wichtigkeit einer korrekten Diagnosestellung im Sinne der Präzisierung des Schmerzbilds unter Berücksichtigung auch des Fortschreitens der Chronifizierungsmechanismen oder der Kondition der inhibitorischen Systeme immens wichtig werden. Für eine Halswirbelsäule, deren inhibitorisches Potenzial gänzlich verloren gegangen ist, weil zentrale Vorgänge zu einer Ausbreitung der nozizeptiven rezeptiven Felder geführt haben, sind mobilisierende oder manipulative Maßnahmen kontraindiziert, weil sie zu einer manchmal dramatischen Schmerzverschlimmerung führen. Hier ist nicht der Therapeut schuld, dessen mobilisierende Technik auf Verordnung des Arztes zu einer Schmerzverschlimmerung geführt hat, sondern der Arzt, der in Verkennung dieser Vorgänge eine mobilisierende Therapie verordnet hat.

> Die neurogene Entzündung und verschiedene andere komplizierte Chronifizierungsfaktoren tragen dazu bei, dass inhibitorische Felder verkleinert und nozizeptive Felder vergrößert werden.
> Die Diagnose oder, besser gesagt, die Schmerzanalyse muss diese Phänomene erkennen und berücksichtigen, um die Indikation zur manuellen Therapie richtig zu stellen.

Aus diesen Erkenntnissen leiten sich flankierende therapeutische Maßnahmen ab wie z. B. die Gabe von NSAR oder Steroiden zur Reduktion der COX-Aktivität am ersten oder zweiten Neuron, wodurch neurogene Entzündung und zentrale Sensibilisierung abgedämpft werden können. Hierdurch lassen sich inhibitorische Potenziale freilegen, was z. B. eine kurz dauernde vorausgehende NSAR-Behandlung vor manuellen Maßnahmen rechtfertigt. Auch eine Steroidtherapie oder eine Akupunktur kann ebenso wie Kühlung oder TENS-Behandlung (A-Beta-Rezeptoren-Stimulation) vor einer manuellen Behandlung notwendig sein, um die entsprechenden inhibitorischen Potenziale freizulegen und die nozizeptiven Rezeptorfelder zu verkleinern.

Es wird verständlich, dass die serielle Hintereinanderschaltung verschiedener Monotherapien wie z. B. Massage, Akupunktur, Analgetika, NSAR, Elektrotherapie oder lokale Injektionen nicht geeignet ist, einen Schmerzzustand zu durchbrechen, weil oft nur eine Seite des komplexen Gesamtbilds angegriffen wird. **Die sensible und aufmerksame, an der Schmerzanalyse orientierte Kombination bestimmter Maßnahmen in der richtigen zeitlichen Abfolge ist das Geheimnis einer erfolgreichen Schmerztherapie.** Grundsätzlich gilt folgende therapeutische Hierarchie:

- Wirksame symptomatische Schmerzbekämpfung
- Benennen, Aufsuchen und nach Möglichkeit Ausschalten des schmerzerzeugenden Agens
- Wiederherstellung der inhibitorischen Potenziale und Rückbau schmerzchronifizierender Mechanismen
- Remobilisierung reaktiv dysfunktionaler Strukturen und Funktionssysteme
- Muskuläre Rebalancierung und Beseitigung der reaktiven Veränderungen in der Muskulatur
- Wiederherstellung der Koordination innerhalb bestimmter komplexer Bewegungsabläufe
- Training und Wiederherstellung der Leistungsfähigkeit der komplexen Systeme

Diese Hierarchie verdeutlicht, warum die pauschale Empfehlung, aktiv zu bleiben und das System möglichst zu belasten, genauso unsinnig ist wie die Empfehlung, sich völlig passiv zu verhalten und das Heil in der Bettruhe zu suchen. Das Geheimnis besteht darin, das jeweilige Verhaltensmuster des Systems in seinen verschiedenen Abhängigkeiten zu erkennen und mit der richtigen therapeutischen Maßnahme oder Kombination therapeutischer Maßnahmen an der richtigen Stelle mit dem richtigen Ziel in das System einzuwirken. Die Kenntnis der neurophysiologischen Grundlagen und Zusammenhänge komplexer Schmerzbilder erlaubt im kriminalistischen Sinne erfolgreichen Zugriff auf Schmerzzustände, die häufig und vielerorts als „therapieresistent" gelten und in der Folge zu therapeutischen Maßnahmen verleiten, die inadäquat unwirksam oder gar gefährlich sind. Ohne den invasiven Maßnahmen oder den operativen schmerztherapeutischen Verfahren Unrecht zu tun, ist es doch so, dass die Indikationsstellung zu solchen Verfahren nur unter Detailkenntnis der oben genannten Zusammenhänge und nach systematischer Anwendung der möglichen konservativen Therapiekombinationen zu rechtfertigen ist.

Andernfalls ist es wenig verwunderlich, wenn Schmerzen auch über die operative oder invasive Intervention hinaus bestehen bleiben.

1.6.5 Chronifizierungsmechanismen

Ganz im Vordergrund steht die sog. **neurogene Entzündung,** die eine Eigenleistung der noziafferenten C-Faser und des umgebenden Bindegewebes darstellt.

Durch Sekretion von Substanz P aus den freien Nervenendigungen wird eine Gewebsveränderung verursacht, bei der über die verschiedensten Gewebsmediatoren eine Vasodilatation, eine Extravasation von Plasma und in der Folge eine Sensibilisierung von Nozizeptoren erzeugt wird. Die wesentliche „biochemische Endstrecke“ wird durch Prostaglandin E_2 vermittelt, das bei der Sensibilisierung von peripheren und zentralen Nozizeptoren (C-Fasern, A-Delta-Fasern) eine wichtige Rolle spielt. Es entsteht die sog. **primäre Hyperalgesie.** Als Beispiel mag eine durch UV-Strahlen vermittelte Hautreizung stehen (Sonnenbrand), bei der durch Senkung der Reizschwelle der Nozizeptoren eine Berührung schmerzhaft wird. Begleitend tritt die bekannte Hautrötung auf.

> **!** **Primäre Hyperalgesie**
> Vermehrte Schmerzhaftigkeit eines Gewebes bei gleichzeitiger entzündlicher Veränderung wie Schwellung, Rötung, Druck- oder Bewegungsschmerz, Überwärmung und Einschränkung der Funktion = neurogene Entzündung.

Dieser Vorgang kann sowohl in der Haut ablaufen als auch in tiefen somatischen Geweben (primäre Hyperalgesie der tiefen somatischen Afferenzen) und erzeugt an der Haut den Berührungsschmerz, an den tiefen Geweben analog den Bewegungs- und Druckschmerz.
Auf der Ebene des WDR-Neurons (zweites zentrales Neuron) führt die Sekretion von Substanz P an der Synapse der C-Faser ebenfalls zu einer Aktivierung zentraler COX-2, welche die Prostaglandin-E_2-Konzentration zentral erhöht und die Schwelle des WDR-Neurons ganz erheblich absenken kann. Auf diese Weise tritt die **sekundäre Hyperalgesie** ein, die z. B. die Allodynie erklärt, bei der eine Hautberührung schmerzhaft wird, ohne dass an der Haut irgendwelche Veränderungen eingetreten sind. Diese Mechanismen spielen bei der gesamten Schmerzperzeption und Schmerzfortleitung eine wesentliche Rolle und sollten immer in der Anamnese und der klinischen Exploration Berücksichtigung finden.

> **!** **Sekundäre Hyperalgesie**
> Vermehrte Schmerzhaftigkeit der Haut ohne irgendwelche sichtbaren Gewebsveränderungen (Allodynie), Vergrößerung der nozizeptiven rezeptiven Felder (pseudoradikuläre Ausstrahlungen) und Zunahme der Kopplung zwischen nozizeptiven und sympathischen Fasern, d. h. Veränderung der Schmerzqualität im Sinne einer Zunahme der neuropathischen Schmerzqualitäten „brennend“, „schneidend“, „stechend“.

Weitere Chronifizierungsmechanismen sind:
- Das sog. **Wind-up** (Persistieren der WDR-Aktivität auch nach Wegfall der Noxe).
- Die **Synapsenbildung** und **Synapsenöffnung** zwischen nozizeptiven Fasern und propriozeptiven Afferenzen (Bewegung und Berührung werden schmerzhaft, inhibitorische Potenziale und Felder schwinden).
- Die Aktivierung der **Genexpression** aus dem Genom des WDR-Neurons durch den Proteinsynthesapparat der Nervenzelle (Produkte: Neurokinine, Membranrezeptoren und Neurotransmitter) verändert das Gesamtverhalten des Systems. Diese Vorgänge werden zusammen mit anderen Mechanismen auch als **Neuroplastizität** bezeichnet.

Die Eigenleistung des WDR-Neurons, nach länger dauerndem nozizeptivem Beschuss autoaktiv zu werden (Wind-up), oder auch die Verbindung zwischen nozizeptiven und noradrenergen Phasen (Ephapsenbildung) sind Verhaltensweisen des nozizeptiven Systems, um eine Selbstschädigung des Organismus zu verhindern.
Häufig beobachten wir sog. therapieresistente chronifizierte Schmerzen bei Menschen, die sich im Sinne einer übermäßigen und dauernden Überlastung sowohl psychischer wie physischer Natur Schaden zufügen, indem sie artikuläre, muskuläre, fasziale und neurale Strukturen so chronisch überlasten, dass irreversible Schäden auftreten. In diesem Fall zwingt eine fortschreitende Chronifizierung mit Intensivierung und auch eine zeitliche Ausdehnung des Schmerzerlebens das Individuum, davon abzulassen, sich in Gefahr zu bringen.
Eine Sonderform der chronifizierenden Noziafferenz stellt der **Nervenschmerz** dar, der dadurch entsteht, dass ein peripherer Nerv, der primär nicht nozizeptiv aktiv ist, durch Kompression eine Verminderung seiner Durchblutung durch die Vasa nervorum erfährt. Diese Ischämie am peripheren oder am Spinalnerv führt zu heftigsten Schmerzen, die in gewisser Weise eine Eigenständigkeit aufweisen, da sie nicht wirklich den Gesetzen der neurogenen Entzündung und auch nicht den Gesetzmäßigkeiten des neuropathischen Schmerzes folgen. Dieser Nervenschmerz hat ein sehr starkes Chronifizierungspotenzial und wird im fortgeschrittenen Stadium auch in der gesamten anatomischen Ausdehnung des Nervs wahrgenommen. Der Ischämieschmerz des Spinalnervs ist das klassische anatomische Korrelat des sog. **radikulären Schmerzes.**
Durch Kontakt von Nucleus-pulposus-Gewebe mit dem Spinalnerv (wie beim Bandscheibenvorfall) entsteht auf biochemisch entzündlichem Wege ein heftiger Nervenschmerz, der nicht durch Druck bedingt sein muss. Hier liegt eine Erklärung dafür, dass manche radikulären Schmerzen sehr gut auf lokale Steroidapplikation ansprechen, andere gar nicht oder schlecht. Hier darf nicht viel Zeit verstreichen, um nicht eine irreversible Schädigung des Nervs „abzuwarten".
Durchtrennung, Verletzung oder lang dauernde Kompression des Nervs sowie toxische und metabolische Störungen können das Membran- und das Erregungsverhalten eines peripheren Nervs oder eines Spinalnervs dahin gehend verändern, dass sich selbstständige nozizeptive Aktivität entwickelt. Es kommt in diesem Zusammenhang zu Demyelinisierungen von Nerven und zu strukturellen Schädigungen, die zu einem aberranten Entladungsmuster führen, das extreme Schmerzen bereiten und durch das Muster der Aktionspotenzialsequenzen auch ein erhebliches Chronifizierungspotenzial entwickeln kann. Untergang inhibitorischer Interneurone, Sprossung von A-Beta-Fasern, die Anschluss an nozizeptive Neurone bekommen, und komplexe sympathische Miterregungen sind das physische Korrelat des **neuropathischen Schmerzes,** der eine besondere Herausforderung an den Behandler stellt. Unter der Transformation zum neuropathischen Schmerzgeschehen können inhibitorische Potenziale gänzlich verloren gehen und eine manuelle Einwirkung in der betroffenen Region regelmäßig zur Verstärkung der Schmerzen führen. Manuelle Therapie beim neuropathischen Schmerz sollte auf peripherer liegende Körperareale abzielen oder über nichtbetroffene anatomische Strukturen, die in das gleiche Segment einmünden, angewendet werden.
Der Verlust inhibitorischer opioiderger und GABAerger Interneurone (Apoptose von Interneuronen) ist eine tatsächliche strukturelle Umwandlung im Sinne der **Schmerzchronifizierung.** Interneurone können durch sehr starke Schmerzreize, aber auch durch metabolische Vergiftung (Abusus) und durch virale Infekte (Zoster etc.) zerstört werden, was zu meist sehr schwer zu behandelnden, quälenden Schmerzbildern führt.

1

1.6.6 Therapeutische Konsequenzen

Alle manualmedizinischen und manualtherapeutischen Techniken haben das Ziel, schmerzinhibitorische Potenziale zu aktivieren, um schmerzreflektorische Funktionsstörungen abzubauen und darüber hinaus funktionelle, auch am Übergang zur strukturellen Fixierung stehende Veränderungen und Dysbalancen zu regulieren.
Die Indikationsstellung zur Manuellen Medizin lebt in erster Linie von einer korrekten Schmerzanalyse und einer dazugehörigen Funktionsanalyse einschließlich der palpatorischen und funktionspalpatorischen Aussagen. Die **„Drei-Schritt-Diagnostik" nach Bischoff** erlaubt hier eine meist sehr genaue Zuordnung der Symptome. Darüber hinaus ist eine umfassende Exploration des psychosozialen Ist-Zustands des Patienten einschließlich seiner biografischen und sozialen Anamnese notwendig. Im Übrigen gelten für die Anwendung der Manuellen Medizin die umfassend formulierten Regeln der schmerztherapeutischen Anamnese und Therapie. Nur so kann heute die Manuelle Medizin im diagnostischen und therapeutischen Gesamtkonzept verantwortlich zur Anwendung gebracht werden.

Die Primärdiagnostik und Erstellung des Therapieplans bei Schmerzen am Bewegungsorgan und Schmerzen, die sich für den Patienten subjektiv mit Bewegungsorganen in Verbindung bringen lassen, sind eine *ausschließlich* ärztliche Aufgaben, die sich rationalerweise in keinem Fall delegieren lassen.

1.6.7 Die Drei-Schritt-Diagnostik unter neurophysiologischer Betrachtungsweise

Schritt 1: Segmentale Mobilität

Die segmentale Beweglichkeit kann durch artikuläre, ossäre, muskuläre und sehnige Strukturen begrenzt werden. Im Durchschnitt führt eine nozizeptiv bedingte muskuläre Schutzspannung zu einer Reduktion der Freiheitsgrade eines Gelenks. Alle anderen Bewegungseinschränkungen sind nicht zwingend mit erhöhter noziafferenter Aktivität verbunden. Es gilt also, diagnostisch durch den palpierenden Finger eine Aussage über Umfang und Qualität der segmentalen oder artikulären Bewegung zu treffen. Insbesondere interessiert die Einschränkung der Bewegung, die dann in Bezug auf ihre Qualität näher klassifiziert werden muss.

Schritt 2: Identifikation des Irritationspunkts

Der Irritationspunkt an der Wirbelsäule wird in aller Regel von der segmentalen tiefen autochthonen Muskelschicht, meist durch die Mm. multifidi und rotatores, gebildet, die durch eine Noziafferenz über die Axonkollateralen des WDR und entsprechende Motoefferenz (in Abhängigkeit von der Intensität der Noziafferenz) zur Kontraktion gebracht werden. Hier spielen auch Axonkollateralen zu den betreffenden segmentalen Gamma-Motoneuronen eine Rolle.
Der Irritationspunkt am Kreuzdarmbeingelenk für S1 wird vor allem vom M. piriformis gebildet, da dies der einzige Muskel ist, der fast allein von der S1-Wurzel innerviert wird und tatsächlich das SIG funktionell übergreift. Auch der dorsale Anteil des M. gluteus medius ist hier u. U. involviert. Ebenso kann der M. gluteus maximus (S1, SIG übergreifend) bei längerem Bestehen einer SIG-Hypomobilität vermehrt tonisiert sein.

Der Irritationspunkt ist demnach als muskuläre Reflexantwort auf eine Noziafferenz aus dem betreffenden Segment zu betrachten (motorische Systemaktivierung), wo natürlich nicht allein die artikulären Noziafferenzen einfließen, sondern alle Noziafferenzen auf das WDR-Neuron des betreffenden Segments zu berücksichtigen sind (muskuläre, tendinöse, artikuläre, viszerale und vaskuläre Noziafferenzen).

Dieses Phänomen wird **Konvergenz** genannt und ist z. B. das neurophysiologische Korrelat für eine Abwehrspannung der Bauchdecke bei einer Entzündung oder Ischämie der Abdominalorgane, Ursache einer rezidivierenden HWS-Blockierung im Fall eines Schilddrüsenkarzinoms, Ursache rezidivierender Dysfunktionen der Dorsolumbalregion bei pathologischen Prozessen im Pankreas oder Ursache rezidivierender Lumbalgien und lumbosakraler Dysfunktionen im Fall chronischer Inflammationen urogenitaler Strukturen oder entzündlicher Enddarmprozesse.

Auch Noziafferenzen, die aus einem im Sinne der Neuropathie veränderten Nerv stammen, können so erklären, warum auch radikuläre Irritationen zu Begleitblockierungen im Segment führen. Insbesondere S1- und L5-Irritationen führen zu SIG-Blockierungen, die oft fälschlicherweise dazu verleiten, die Deblockierung für die kausale Maßnahme im Schmerzgeschehen zu betrachten, und damit Rezidiv und Chronifizierung programmieren.

Am Irritationspunkt sind naturgemäß auch biochemische Vorgänge innerhalb der Gelenkkapsel, der Sehnen und der Muskulatur im Sinne der neurogenen Entzündung abgelaufen, was erklärt, dass der Irritationspunkt selbst nach erfolgreicher Deblockierung nicht sofort verschwindet.

Schritt 3: Segmentale funktionelle Irritationspunktdiagnostik

Solange durch eine artikuläre Provokation in eine bestimmte Richtung eine Steigerung des Noziafferenzenstroms erzeugt werden kann, die ihrerseits eine Zunahme der motorischen Efferenz bedingt, können wir das Phänomen der **„gesperrten Richtung"** auslösen, d. h., durch Bewegungen in die Richtung, in die die Nozizeption zunimmt, wird auch die motorische Reflexantwort intensiviert, und die „blockierende" Muskelspannung und die Schmerzen nehmen zu.

Im Gegensatz dazu nimmt bei Bewegung in die **„freie Richtung"** die Noziafferenz ab, und der Muskeltonus sinkt. Wenn das untersuchte Segment diese Beobachtungen zulässt, dürfen wir zwei Schlussfolgerungen ziehen:

1. Der Nozigenerator wird sehr wahrscheinlich im Gelenk oder in periartikulären Strukturen zu suchen sein.
2. Das System ist noch nicht oder nur geringfügig den Einflüssen der Chronifizierung unterworfen.

Wollte man diese beiden Aussagen mit dem Phänomen der **reversiblen Funktionsstörung** konsequent verbinden und allein darin die Indikation zur Manipulationstherapie sehen, wird offenkundig, wie eng der Fächer der Indikationen zur Manipulation tatsächlich ist.

Die Regeln der „sanften Manipulation", wie sie durch die DGMM exklusiv vertreten und gelehrt wird, sind zwingend mit der korrekten Indikationsstellung verbunden.

1

Conditiones sine quibus non der sanften Manipulation

- Blitzsaubere **Diagnose- und Indikationsstellung.**
- Anatomisch perfekte **Orientierung.**
- Bequeme, problemlose **Lagerung** (keine Endstellungen von Gelenken oder Wirbelsäulenabschnitten).
- **Tiefenkontakt:** Zwischen der Hand des Therapeuten und dem Knochen des Patienten findet keine Bewegung mehr statt.
- **Vorspannung** Die propriozeptiv-inhibitorischen Qualitäten sind gebündelt und aktiviert, umliegende Strukturen durch Anspannung passiver Elemente wie Bänder und Kapseln stabilisiert.
- **Diagnostische Probemobilisation:** Das System wird unter Nachlassen einer Kraftrichtung (z. B. der Traktion) über das in der Manipulation zu erwartende Wegmaß hinaus vorsichtig gedehnt und beobachtet.
- **Manipulation:** Ein blitzschneller, kurzer und sanfter Impuls wird in der beabsichtigten Richtung im gestörten Segment eingeleitet. Dass dabei die anatomischen Grenzen kurzzeitig überschritten werden oder werden sollen, ist gefährlicher Unsinn, der aber noch mancherorts gelehrt und verbreitet wird.

Resümee

Eine Manipulation, die unter Einhaltung aller dieser Regeln durchgeführt wird, ist gefahrlos.

Die Rezeptoraktivität bildet mehr oder weniger unverändert proportional die Noziafferenz in der motorischen Systemantwort ab. Das Phänomen der sog. freien Richtung, d. h. die Abnahme der Nozizeption und damit die Abnahme der motorischen Reflexantwort, darf angenommen werden, wenn unter bestimmter Provokationsrichtung im Gelenk eine tatsächliche Reduktion der Nozizeption eintritt. Dies ist die einzige Indikation, die eine manipulative Therapie rechtfertigt, da nur in diesem Fall von einer erfolgreichen Aktivierung entsprechender inhibitorischer Systeme ausgegangen werden kann.

Wenn sich bei klinischer Prüfung keine freie Richtung nachweisen lässt (▶ 1.5.2), müssen wir unterstellen, dass die rezeptiven Felder so verändert sind, dass inhibitorische Aktivitäten abgebaut und nozizeptive Potenziale erweitert sind. In diesen Fällen werden wir mit einem manipulativen Impuls wahrscheinlich eine Zunahme der Nozizeption erzeugen, selbst wenn der manipulative Reiz exakt und nach den Regeln korrekt gesetzt wird. Eine sorgfältige manuelle und funktionspalpatorische Diagnostik wird demnach Phänomene der primären Hyperalgesie am Wirbelgelenk (neurogene Entzündung der tiefen somatischen Afferenzen) und auch Phänomene der sekundären Hyperalgesie, z. B. Hautschmerz bei Berührung (Allodynie), zutage fördern und damit eine korrekte Einordnung des Schmerzbilds und der Funktionsstörung im Sinne der Schmerzanalyse gestatten.

Bei der Prüfung der klinischen Untersuchungsmethoden im Sinne einer Objektivierung der globalen Mobilitätsstörungen von Wirbelsäulenabschnitten, einer Feststellung der segmentalen Mobilitätsstörung im Vergleich mit der Schmerzprovokation hat allein die Schmerzprovokation im Sinne einer nachvollziehbaren Interrater-Reliabilität die Evidenzkriterien erreicht, d. h., der dritte Schritt der Drei-Schritt-Diagnostik ist auch unter Evidenzkriterien die wertvollste diagnostische Maßnahme im Hinblick auf eine palpatorische Evaluation des Funktionszustands eines Wirbelsäulenabschnitts oder -segments.

2 Handgelenke

Kirsten Felsberg, Ulla Haeger und Jürgen Lawall

2.1 Manualmedizinischer Befund

2.1.1 Anamnese

▶ 1.4.1

- Schmerzen
  - Funktionell: bei Handgelenksbewegungen, Stützaktivitäten, beim Halten und Greifen (Wringen) von Gegenständen, z. B. bei Rhizarthrose
  - Lokalisation
- Schwellung, z. B. bei Entzündungen, Frakturen, Tumoren, Arthrose, Lunatummalazie oder Skaphoidpseudarthrose, Schwellung der gesamten Hand mit diffuser Druckempfindlichkeit beim komplexen regionalen Schmerzsyndrom (CRPS 1 → Morbus Sudeck)
- Verfärbung: verursacht durch funktionelle Rückflussstörungen, z. B. bei CRPS
- Dysästhesien: nächtliche schmerzhafte Missempfindungen in der Hand (Brachialgia paraesthetica nocturna), z. B. bei Karpaltunnelsyndrom

2.1.2 Orthopädische Untersuchung

▶ 1.4.2

- **Inspektion**
  - Gelenkstellung
  - Schwellung
  - Daumenballen- und Kleinfingerballenmuskulatur im Seitenvergleich
- **Palpation**
  - Karpaltunnel: knöcherne Begrenzung radial durch das Os trapezium, ulnar durch das Os pisiforme und das Os hamatum
  - Daumensattelgelenk
  - Tabatiere: Druckschmerz und Schwellung, z. B. bei Skaphoidfraktur oder Pseudarthrose
  - Proc. styloideus radii: Druckschmerz, z. B. bei Tendovaginitis de Quervain
  - Os lunatum: Druckschmerz und Schwellung, z. B. bei Lunatummalazie
  - Ansatzpunkte der Sehnen bzw. Sehnenscheiden
- **Bewegungsprüfung:** aktive und passive Beweglichkeit (+ Endgefühl) der einzelnen Hand- und Fingergelenke
- **Untersuchung der Muskelfunktion und Bandführung**

2.1.3 Manualmedizinische Untersuchung

Prüfung des Gelenkspiels

- **Interphalangealgelenke**
  - Traktion in den Stufen Lösen → Straffen → Dehnen
  - Dorsovolares Gleiten (Extension/Flexion)
  - Radioulnares Gleiten
  - Rotationsgleiten
- **Metakarpophalangealgelenke**
  - Traktion in den Stufen Lösen → Straffen → Dehnen
  - Dorsovolares Gleiten (Extension/Flexion)
  - Radioulnares Gleiten (Abduktion/Adduktion)
  - Rotationsgleiten

- **Intermetakarpale Verbindungen:** dorsovolares Gleiten
- **Daumensattelgelenk**
  - Traktion
  - Dorsovolares Gleiten (Extension/Flexion)
  - Radioulnares Gleiten (Adduktion/Abduktion)
- **Distales Handgelenk** (Mediokarpalgelenk)
  - Traktion
  - Dorsovolares Gleiten (Volarflexion/Dorsalextension)
  - Ulnares Gleiten (Radialduktion)
- **Proximales Handgelenk** (Radiokarpalgelenk)
  - Traktion
  - Dorsovolares Gleiten (Volarflexion/Dorsalextension)
  - Radioulnares Gleiten (Ulnarduktion/Radialduktion)
- **Distales Radioulnargelenk:** dorsoventrales Gleiten (Pronation/Supination)

2.1.4 Differenzialdiagnostik

Erkrankungen, die sich hinter rezidivierenden Blockierungen im Bereich der Handgelenke verbergen können:

- Tendovaginitis de Quervain, Karpaltunnelsyndrom, Styloiditis radii, Arthrose (z. B. Rhizarthrose), aseptische Knochennekrosen (Frühsymptom bei Lunatummalazie), CRPS.
- Überlastung, Immobilisierung nach Verletzung oder Operation.
- Beschwerden der Hand bestehen häufig auch bei funktionellen und anatomischen Störungen an proximaler gelegenen Gelenken, Nerven und Gefäßen. Bei unklaren Befunden grundsätzlich auch die zentraler gelegenen Gelenke, die HWS, den neurologischen Status und den Gefäßstatus untersuchen. Zervikothorakaler Übergang, 1. Rippe, Schulter- und Ellenbogengelenkerkrankungen stehen oft in funktionellem Zusammenhang.

2.2 Manuelle Therapie

▸ 1.5

2.2.1 Fingergelenke (DIP, PIP, MCP)

Anatomie

DIP (distales Interphalangealgelenk), PIP (proximales Interphalangealgelenk)

- **Gelenktyp:** Scharniergelenk.
- **Gelenkpartner:** Köpfchen der proximalen Phalanx, konvex → Basis der distalen Phalanx, konkav.
- **Gelenkspaltverlauf:** senkrecht zur Längsachse der Phalangen.
- **Bewegungsfreiheitsgrade:** 1 Freiheitsgrad, Extension/Flexion 0/0/90°.
- **Besonderheiten:** Stabilisierung durch Ligg. collateralia, Bänder sind in leichter Beugestellung entspannt.
- **Ruhestellung:** 10–15° Flexion.
- **Mobilisationsrichtungen:** Traktion, dorsovolare und radioulnare Gleitmobilisation sowie Rotation in leichter Beugestellung (Kollateralbänder entspannt).
- **Verriegelte Stellung:** maximale Extension.

2

MCP (Metakarpophalangealgelenk)

- **Gelenktyp:** Kugelgelenk.
- **Gelenkpartner:** Köpfchen des Metakarpalknochens, konvex → Basis der Grundphalanx, konkav.
- **Gelenkspaltverlauf:** senkrecht zur Längsachse der Mittelhandknochen.
- **Bewegungsfreiheitsgrade:** 3 Freiheitsgrade.
  - Extension/Flexion 10/0/90°.
  - Radiale/ulnare Abduktion 5/0/10°.
  - Rotation (nur passiv).
- **Besonderheiten:** Stabilisierung der Gelenke durch Ligg. collateralia und transversal verlaufende Ligg. metacarpea interossea. Der besondere Verlauf der Kollateralbänder bewirkt, dass diese in Beugung gespannt und in Streckung entspannt sind. In stärkerer Beugung sind Abduktions- und Rotationsbewegungen daher kaum möglich. In *leichter* Flexionsstellung hingegen sind Kapsel und Kollateralbänder entspannt.
- **Ruhestellung:** 10–15° Flexion.
- **Mobilisationsrichtungen:** Traktion, dorsovolare und radioulnare Gleitmobilisation, Rotation.
- **Verriegelte Stellung:**
  - MCP I: maximale Extension.
  - MCP II–V: maximale Flexion.

Traktion

Indikation Die Traktion steht bei Hypomobilität als Therapiegriff in der Regel an erster Stelle. Sie dient der allgemeinen Mobilisation, Kapseldehnung und Schmerzlinderung.

Lagerung Der Patient sitzt oder steht. Der entsprechende Arm sollte im Schulter- und Ellenbogengelenk entspannt sein. Die Patientenhand wird am Körper des Therapeuten abgestützt oder entsprechend gelagert, das zu behandelnde Fingergelenk ist in ca. 15° Flexion eingestellt.

Tiefenkontakt Daumen und Zeigefinger der proximalen Fixationshand und der distalen Mobilisationshand flächig von dorsal und volar an das entsprechende Fingergelenk anlegen. Darauf achten, dass die Anlage möglichst gelenknah erfolgt.

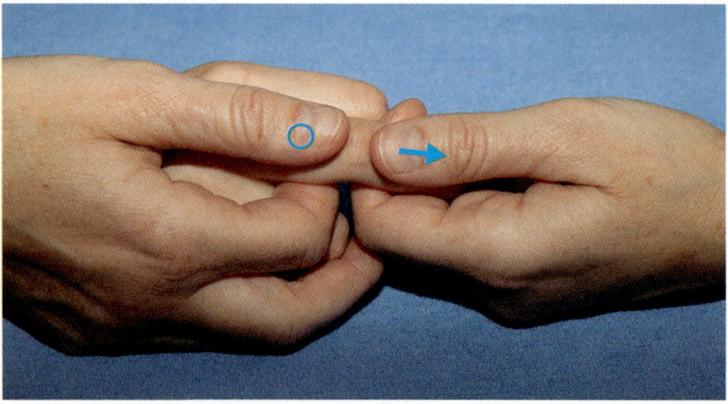

Abb. 2.1 Traktionsmobilisation der Phalanx

Mobilisation Aus der leichten Flexionsstellung eine Traktion in Verlängerung des distalen Gelenkpartners durchführen (▶ Abb. 2.1).

Tipps & Fallstricke
- Im Bereich der Fingergrundgelenke auf eine gute Fixation der Metakarpalia achten.
- Die Traktion in der Regel bis zur Straffung der Gelenkstrukturen durchführen. Ausnahme: Fingerpolyarthrose. Hier ist ausschließlich eine lösende bis straffende Traktion (▶ 1.3.1) indiziert.

Dorsalgleiten

Indikation Einschränkung der Fingerextension.
Lagerung ▶ Traktion.
Tiefenkontakt ▶ Traktion.
Mobilisation Zunächst eine lösende Traktion durchführen (Lösen, ▶ 1.3.1). Dann über den distalen Zeigefinger des Therapeuten senkrecht zum distalen Gelenkpartner intermittierend nach dorsal mobilisieren. Zulässig ist nur eine parallele translatorische Gleitbewegung. Funktionsbewegungen im entsprechenden Gelenk und ständiges Wechseln zwischen dorsaler und volarer Richtung sind zu vermeiden.

Volargleiten

Indikation Einschränkung der Fingerflexion.
Lagerung ▶ Traktion.
Tiefenkontakt ▶ Traktion.
Mobilisation Zunächst eine lösende Traktion durchführen (Lösen, ▶ 1.3.1). Dann über den distalen Daumen des Therapeuten senkrecht zum distalen Gelenkpartner nach volar mobilisieren. Dabei Funktionsbewegungen im Gelenk vermeiden (▶ Abb. 2.2).

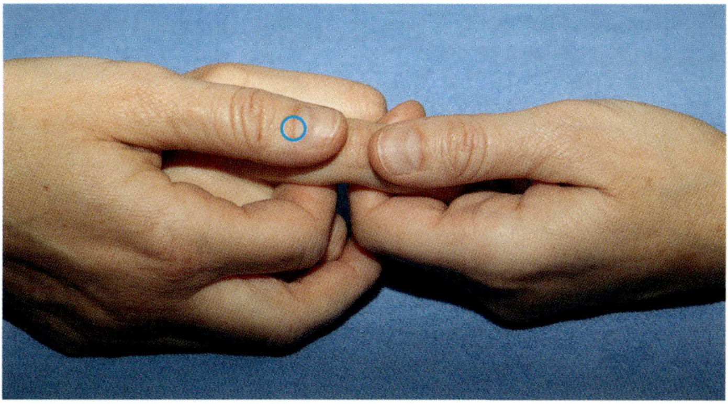

Abb. 2.2 Mobilisation der Fingerphalanx nach dorsal bzw. volar

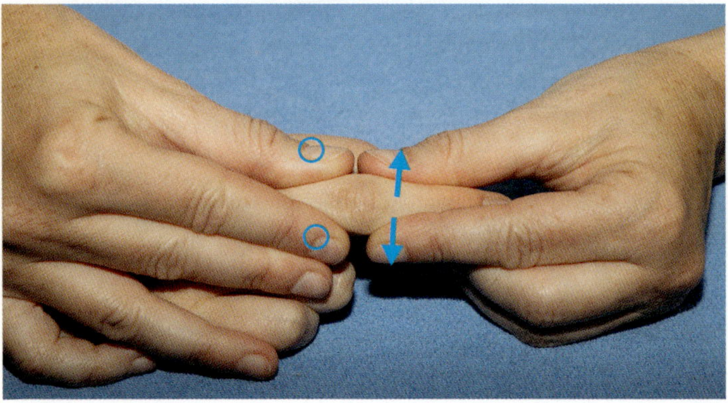

Abb. 2.3 Mobilisation der Phalanx nach radial bzw. ulnar

Radioulnares Gleiten

Indikation Einschränkung der Abduktion bzw. Adduktion des Fingergrundgelenks, Hypomobilität der Mittel- und Endgelenke.
Lagerung ▶ Traktion.
Tiefenkontakt Die proximale Fixationshand und die distale Mobilisationshand jeweils mit Daumen und Zeigefinger möglichst gelenknah von radial und ulnar anlegen.
Ausnahme: Bei Mobilisation im MCP-Gelenk III und IV den Zeigefinger der Fixationshand volar am entsprechenden Metakarpale anlegen und mit dem Daumen auf der Dorsalseite die Fixation der entsprechenden Richtung übernehmen.

Mobilisation Zunächst eine lösende Traktion durchführen. Dann über den distalen Daumen oder Zeigefinger senkrecht zum distalen Gelenkpartner in die entsprechende Richtung mobilisieren (▶ Abb. 2.3).

Rotationsgleiten

Indikation Hypomobilität der Fingergelenke.
Lagerung ▶ Traktion.
Tiefenkontakt Daumen und Zeigefinger der Fixationshand von dorsal und volar an den proximalen Gelenkpartner legen.
Ausnahme: Im Bereich der Fingergrundgelenke übernimmt der proximale Daumen die Fixation. Mit Daumen und Zeigefinger der Mobilisationshand den distalen Gelenkpartner von radial und ulnar umfassen.

Mobilisation Das zu behandelnde Fingergelenk in Ruhestellung bei ca. 15° Flexion einstellen. Nach einer leichten Traktion eine Rotation um die Längsachse durchführen (▶ Abb. 2.4).

Tipps & Fallstricke

- Darauf achten, dass keine Biegebelastung entsteht
- Ständiges Wechseln zwischen den Rotationsrichtungen vermeiden

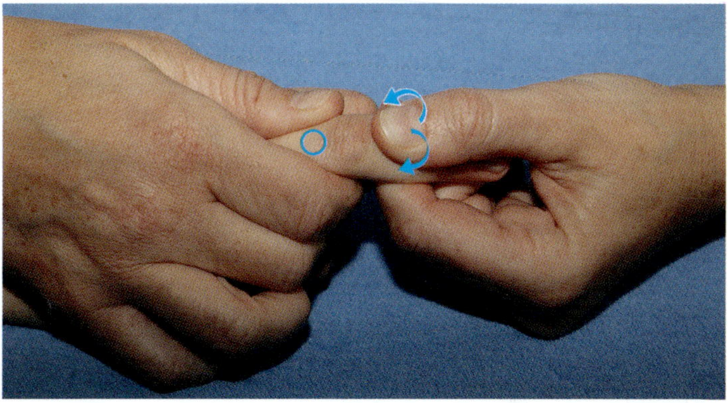

Abb. 2.4 Rotationsgleiten der Phalanx

2.2.2 Intermetakarpale Verbindungen

Anatomie

- **Proximal:** Verbindung der Ossa metacarpalia durch Membranae synoviales, die durch interosseale, dorsale und palmare Bänder verstärkt werden
- **Distal:** Verbindung der Ossa metacarpalia II–V durch das Lig. metacarpeum transversum profundum

Zeltstocktechnik (Funktionsmobilisation)

Indikation Hypomobilität im Bereich der intermetakarpalen Verbindungen, z. B. nach Ruhigstellung oder Verletzung.
Lagerung Die Patientenhand liegt auf dem Tisch. Der Therapeut steht vor der Hand.

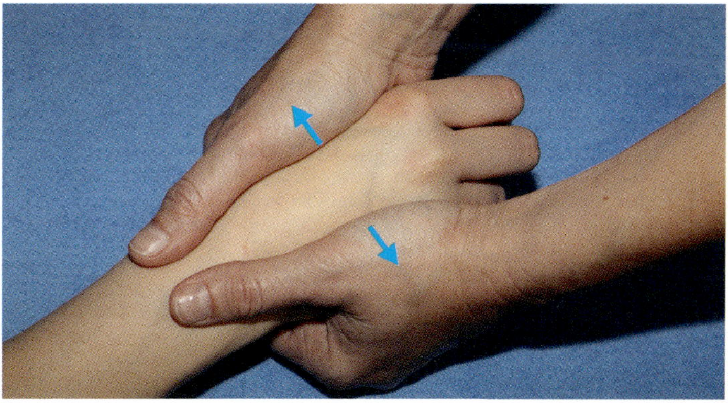

Abb. 2.5 Funktionsmobilisation der Metakarpalköpfchenreihe (Zeltstocktechnik)

Tiefenkontakt Die Kuppen der Finger III und IV beider Hände volar zwischen den Metakarpalia III und IV der Patientenhand anmodellieren, die Daumenballen dorsal auf dem Handrücken des Patienten anlegen.
Mobilisation Daumenballen nach lateral ausstreichen. Die Fingerkuppen bleiben auf der Volarseite stehen und halten gegen (Zeltdach über Zeltstock; ▶ Abb. 2.5).

2

Tipps & Fallstricke
- Die Hand wird durch die Mobilisation in die Konkavität gedehnt.
- Aufdehnen der Hand über die Fingergrundgelenke vermeiden.
- Daumensattelgelenk bei der Dehnung aussparen.

2.2.3 Handwurzel-Mittelhandgelenke (Artt. carpometacarpeae)

Anatomie

Daumensattelgelenk (Art. carpometacarpea pollicis)
- **Gelenktyp:** Sattelgelenk
- **Gelenkpartner:** Os trapezium → Basis des Os metacarpale I, konkav in dorsovolarer, konvex in radioulnarer Richtung
- **Gelenkspaltverlauf:** annähernd senkrecht zum Verlauf des Os metacarpale I
- **Bewegungsfreiheitsgrade:** 2 Freiheitsgrade
  - Abduktion/Adduktion 60/0/0°
  - Flexion/Extension 20/0/40°
- **Besonderheiten:** mechanisch sehr stark beanspruchtes Gelenk mit häufigen Funktionsstörungen im Sinne einer Blockierung und Neigung zu arthrotischen Veränderungen (Rhizarthrose)
- **Ruhestellung:** Mittelstellung
- **Mobilisationsrichtungen:** Traktion, dorsovolare und radioulnare Gleitmobilisation
- **Verriegelte Stellung:** maximale Opposition

Handwurzel-Mittelhandgelenke II–V
- **Gelenktyp:** Amphiarthrose.
- **Gelenkpartner:** distale Handwurzelknochen → Basen der Ossa metacarpalia II–V.
- **Besonderheiten:** Gelenke zwischen Handwurzelknochen und Mittelhandknochen sind mit Ausnahme des Daumensattelgelenks plane Gelenke mit straffer Bandführung (Amphiarthrosen). Die Amphiarthrosen lassen nur eine minimale Beweglichkeit zu und werden nicht weiter mobilisiert.
- **Bewegungsfreiheitsgrade:** 1 Freiheitsgrad, Flexion/Extension 0–10/0/0–10°.

Traktion im Daumensattelgelenk

Indikation Hypomobilität des Daumensattelgelenks, z. B. nach Ruhigstellung, Verletzung oder Überlastung, Rhizarthrose.
Lagerung Der Patient sitzt/steht. Der Arm hängt locker im Schulter- und Ellenbogengelenk, die Hand befindet sich in Neutral-Null-Stellung und wird am Therapeutenkörper oder auf der Bank gelagert. Der Therapeut sitzt/steht seitlich zum Patienten.

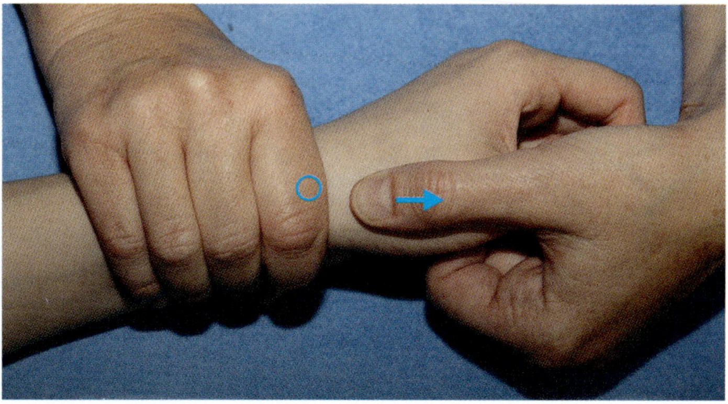

Abb. 2.6 Traktion im Daumensattelgelenk

Tiefenkontakt Mit der Volarseite des Zeigefingers der Fixationshand das Os trapezium von dorsal, radial und volar umgreifen und halten. Den Daumen dabei locker auf der Dorsalseite der Patientenhand ablegen. Mit Daumen und Zeigefingerradialkante der Mobilisationshand das Metakarpale I von dorsal und volar umfassen.

Mobilisation Aus Vorspannung eine rhythmische Traktion in Richtung der Daumenlängsachse durchführen (▶ Abb. 2.6).

Tipps & Fallstricke

- Bei Rhizarthrose auf eine gelenkspaltnahe Anlage der Mobilisationshand wegen der damit verbundenen Schmerzhaftigkeit verzichten
- Die vorgegebene leichte Flexions- und Abduktionsstellung des Daumens während des Tiefenkontakts und der Mobilisation nicht verändern

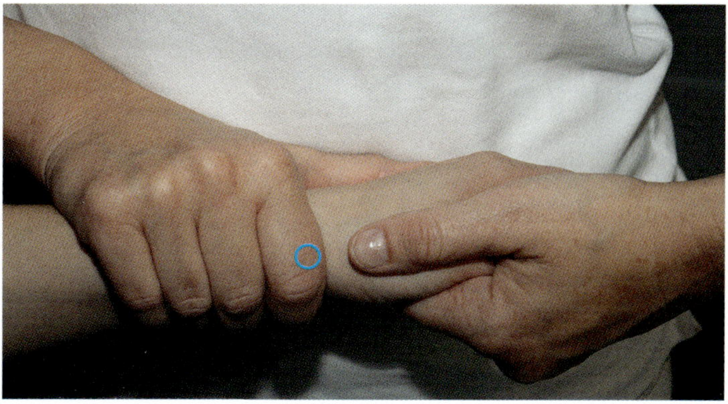

Abb. 2.7 Mobilisation im Daumensattelgelenk nach volar und dorsal (Flexion und Extension) bzw. radial und ulnar (Adduktion und Abduktion)

Mobilisation im Daumensattelgelenk nach volar und dorsal

Indikation Einschränkungen der Daumenflexion und -extension.
Lagerung ▶ Traktion.
Tiefenkontakt ▶ Traktion.
Mobilisation Zunächst eine leichte Traktion durchführen. Dann über den distalen Daumen nach volar bzw. über die Zeigefingerradialkante nach dorsal senkrecht zum distalen Gelenkpartner mobilisieren (▶ Abb. 2.7). Die Mobilisation nach **volar** erfolgt bei eingeschränkter **Flexion,** die Mobilisation nach **dorsal** bei eingeschränkter **Extension.**

Tipps & Fallstricke

- Funktionsbewegungen während der Mobilisation vermeiden
- Bei Rhizarthrose auf eine gelenknahe Anlage wegen der damit verbundenen Schmerzhaftigkeit verzichten
- Anlage ▶ Abb. 2.8

Mobilisation im Daumensattelgelenk nach ulnar und radial

Indikation Einschränkungen der Daumenabduktion und -adduktion.
Lagerung ▶ Traktion.
Tiefenkontakt Die Mobilisationshand mit dem Daumen und der Zeigefingerradialkante von ulnar und radial an das Metakarpale I legen.
Mobilisation Zunächst eine leichte Traktion durchführen. Dann über den Daumen nach radial bzw. über die Zeigefingerradialkante nach ulnar senkrecht zum distalen Gelenkpartner mobilisieren (▶ Abb. 2.8). Die Mobilisation nach **ulnar** erfolgt bei eingeschränkter **Abduktion,** die Mobilisation nach **radial** bei eingeschränkter **Adduktion.**

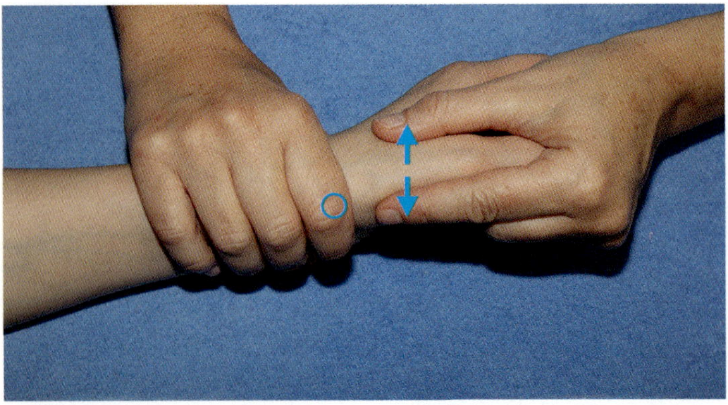

Abb. 2.8 Mobilisation im Daumensattelgelenk nach radial und ulnar (Adduktion und Abduktion)

Tipps & Fallstricke
- Auf eine zu gelenknahe Anlage verzichten (schmerzhaft)
- Funktionsbewegungen im Gelenk vermeiden
- Auf Anlagewechsel der Mobilisationshand achten

Mobilisation des Gelenkspalts zwischen Trapezium und Skaphoid

Indikation Hypomobilität im Daumensattelgelenk, z. B. bei Rhizarthrose.
Lagerung Der Therapeut sitzt oder steht seitlich zum Patientenarm. Die Patientenhand wird mit der Ulnarkante am Körper des Therapeuten oder auf der Behandlungsbank gelagert. Die Hand ist in leichter Ulnarduktion eingestellt.
Tiefenkontakt Mit dem Daumen und Zeigefinger der Fixationshand das Os scaphoideum fassen. Daumen und Zeigefinger der Mobilisationshand an das Os trapezium legen.
Mobilisation Aus gehaltener Ulnarduktion das Os trapezium nach dorsal und volar bewegen. Die gehaltene Ulnarduktion der Hand ersetzt die Traktion (▶ Abb. 2.9).

Tipps & Fallstricke
- Finger flächig auflegen
- Auf eine anatomisch korrekte Anlage beim Tiefenkontakt achten
- Bei Gleitbewegung nicht von dorsovolarer Richtung abweichen

Mobilisation des Gelenkspalts zwischen Skaphoid und Radius

Indikation Rhizarthrose, Hypomobilität des Os scaphoideum.
Lagerung ▶ Mobilisation des Gelenkspalts zwischen Trapezium und Skaphoid.
Tiefenkontakt Mit Daumen und Zeigefingerradialkante einer Hand den Radius fixieren. Daumen und Zeigefinger der Mobilisationshand dorsal bzw. volar an das Os scaphoideum legen.
Mobilisation Das Os scaphoideum in dorsovolarer Richtung verschieben (▶ Abb. 2.10).

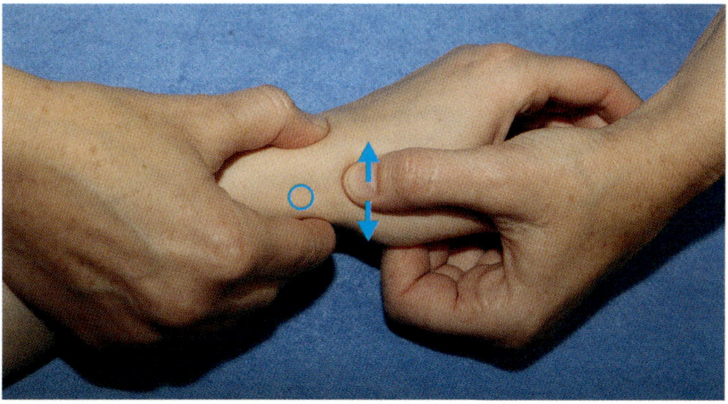

Abb. 2.9 Dorsovolare Mobilisation zwischen Os trapezium und Os scaphoideum

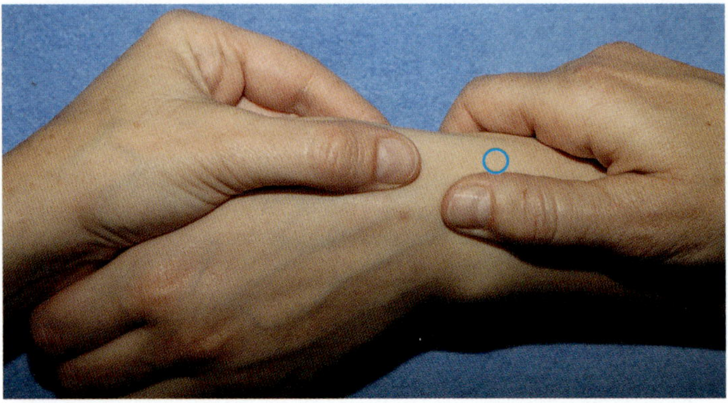

Abb. 2.10 Dorsovolare Mobilisation zwischen Os scaphoideum und Radius

Tipps & Fallstricke

- Finger flächig auflegen
- Ständiges Wechseln zwischen dorsaler und volarer Richtung vermeiden

Manipulation im Daumensattelgelenk

Indikation Blockierung im Daumensattelgelenk.
Lagerung Der Patient steht. Die betroffene Hand wird mit der Dorsalseite am Körper des Therapeuten abgestützt.
Tiefenkontakt Den Daumen der distalen Therapeutenhand dorsoulnar an die Basis des Metacarpale I anlegen und mit den Langfingern den Daumen des Patienten umfassen. Mit dem Daumen der proximalen Therapeutenhand doppeln und die Langfinger um das Handgelenk legen. Den Patientendaumen in Extension und Abduktion einstellen.

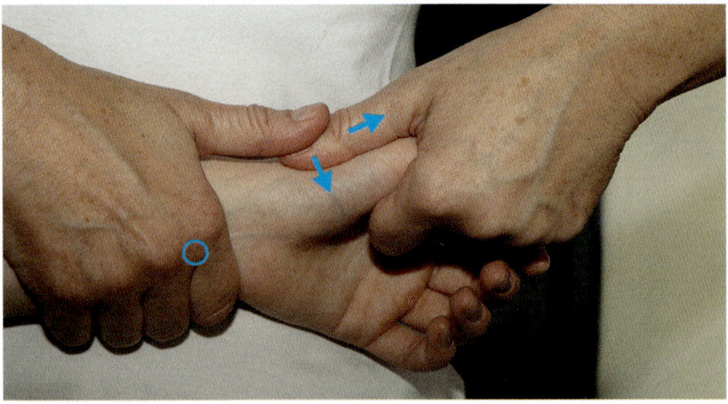

Abb. 2.11 Manipulation im Daumensattelgelenk

Mobilisation Mit der distalen Hand eine Traktion am Daumen ausführen. Gleichzeitig über die gedoppelten Daumenkuppen an der Metakarpalbasis nach medial, distal und ventral vorspannen. Aus gehaltener Traktion und Vorspannung einen manipulativen Impuls über die Daumenkuppen nach distal, volar und radial geben (▶ Abb. 2.11).

Die Manipulation nur nach entsprechender Traktion und Vorspannung durchführen (Schmerz!): 90 % Vorspannung und 10 % Impuls.

Tipps & Fallstricke

- Bei Rhizarthrose ist eine Manipulation im Daumensattelgelenk absolut kontraindiziert!
- Auf ausreichende Daumenextension achten.
- Anlage- und Mobilisationsrichtung beziehen sich auf den Daumen, nicht auf die Hand.

2.2.4 Distales Handgelenk (Art. mediocarpea)

Anatomie

- **Gelenktyp:**
  - Kondylengelenk: Verbindung Os capitatum und Os hamatum zur proximalen Handwurzelreihe.
  - Planes Gelenk: Verbindung Os trapezium/Os trapezoideum zum Os scaphoideum.
- **Gelenkpartner:** proximale Handwurzelreihe (Os scaphoideum, Os lunatum, Os triquetrum) → distale Handwurzelreihe (Os trapezium, Os trapezoideum, Os capitatum, Os hamatum).

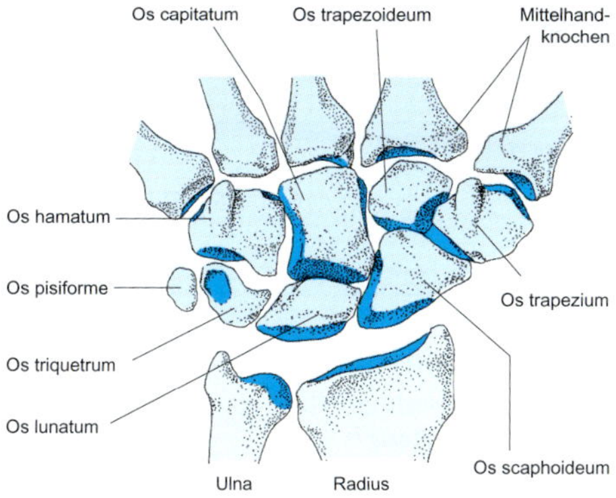

Abb. 2.12 Handwurzelskelett [L157]

- **Gelenkspaltverlauf:** S-förmig.
- **Bewegungsfreiheitsgrade:** 2 Freiheitsgrade. Distales und proximales Handgelenk bilden eine funktionelle Einheit mit einer Gesamtbeweglichkeit von:
  - Extension/Flexion: 70/0/80°,
  - Abduktion (Radialduktion)/Adduktion (Ulnarduktion): 20/0/40°.
- **Besonderheiten:** Hauptbewegungen im Mediokarpalgelenk sind Dorsalextension und Radialduktion. Hauptbewegungen im Radiokarpalgelenk sind Volnarflexion und Ulnarduktion.
- **Ruhestellung:** Nullstellung.
- **Mobilisationsrichtungen:** Traktion, Gleitmobilisationen nach dorsal, volar und ulnar.
- **Verriegelte Stellung:** Hand in maximaler Extension.

Translatorischer Gelenktest („Reise um das Kapitatum")
Um die Beweglichkeit der einzelnen Handwurzelknochen zu prüfen, werden diese translatorisch (dorsal/volar) gegeneinander bewegt.

Hierzu bietet sich das Schema in ▶ Tab. 2.1 an:

Tab. 2.1 Translatorischer Gelenktest (▶ Abb. 2.12)

Os capitatum	↔	Os trapezium/Os trapezoideum
Os capitatum	↔	Os scaphoideum
Os capitatum	↔	Os lunatum
Os capitatum	↔	Os hamatum
Os trapezium	↔	Os scaphoideum
Os scaphoideum	←	Radius
Os scaphoideum	↔	Os lunatum
Os lunatum	←	Radius
Os lunatum	↔	Os triquetrum
Os triquetrum	←	Ulna
Os triquetrum	↔	Os hamatum

↔ gegeneinander bewegen
← „Pfeilbasis" fixieren, „Pfeilspitze" bewegen

Mobilisation der einzelnen Handwurzelknochen

Indikation Hypomobilität im Bereich der Handwurzelknochen, z. B. nach Ruhigstellung, Verletzung oder Überlastung.

Lagerung Die Patientenhand liegt in Neutral-Null-Stellung auf dem Tisch. Je nach Handwurzelknochen sitzt oder steht der Therapeut vor der Hand oder seitlich dazu.

Tiefenkontakt Daumen und Zeigefinger beider Hände jeweils dorsal und volar an zwei benachbarte Handwurzelknochen legen.

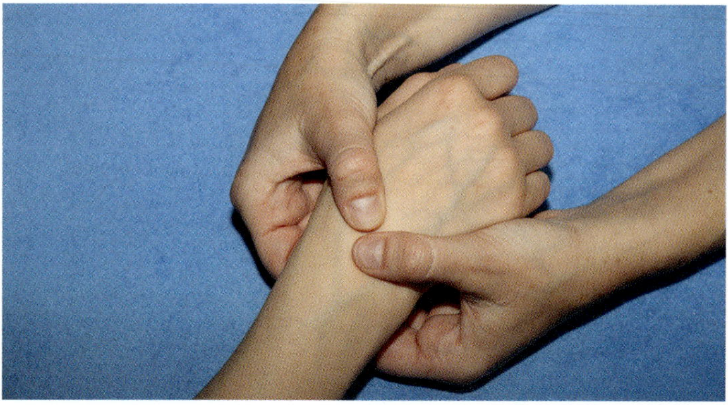

Abb. 2.13 Mobilisation der einzelnen Handwurzelknochen

Mobilisation Jeweils zwei benachbarte Handwurzelknochen gegenläufig dorsovolar verschieben, dabei die gestörte Gleitrichtung betonen (▶ Abb. 2.13). Der Mobilisationsschwerpunkt liegt im Bereich des Os lunatum und des Os scaphoideum.

Tipps & Fallstricke

- Neutral-Null-Stellung der Hand bei Gleitbewegungen nicht verändern.
- Auf eine flächige Anlage von Daumen und Zeigefinger achten.
- Ständiges Wechseln zwischen dorsaler und volarer Richtung vermeiden.
- Eine zusätzliche Traktion während der Gleitbewegung ist nicht möglich.

Dorsalmobilisation des Skaphoids

Indikation Hypomobilität des Os scaphoideum.
Lagerung Patient und Therapeut stehen sich gegenüber. Der Therapeut umfasst mit beiden Händen die Patientenhand. Der Patientenoberarm hängt locker unter dem Schultergelenk, der Ellenbogen ist leicht flektiert.
Tiefenkontakt Die von radial fassende Hand mit der Radialkante des Zeigefingers an der Volarseite des Skaphoids anmodellieren. Auf der Dorsalseite der Hand mit beiden Daumen die benachbarten Knochen fixieren: radialseitig Fixation von Trapezoideum und Kapitatum, ulnarseitig Fixation von Radius, Lunatum und Kapitatum.
Mobilisation Zunächst eine Kreisbewegung durchführen. Dabei die Patientenhand auf der Radialseite kopfwärts und auf der Ulnarseite fußwärts führen. Innerhalb der Kreisbewegung wird die Hand bei der Aufwärtsbewegung in Ulnarduktion und leichte Volarflexion eingestellt. Hier erfolgt die Mobilisation des Os scaphoideum durch einen Impuls mit der Zeigefingerradialkante nach dorsal (dorsal/distal) (▶ Abb. 2.14).

Tipps & Fallstricke

- Die Fixation des Radius ist besonders wichtig, um bei der Durchführung des Dorsalimpulses eine weiterlaufende Volarflexion in der Hand zu vermeiden.
- Der Mobilisationsimpuls wird immer in der Aufwärtsbewegung durchgeführt.

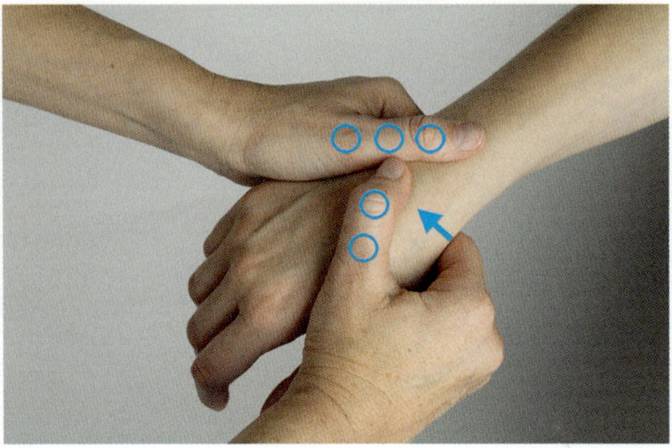

Abb. 2.14 Dorsalmobilisation des Os scaphoideum

Lunatumschaukel (Funktionsmobilisation)

Indikation Hypomobilität des Os lunatum.
Lagerung Patient und Therapeut stehen sich gegenüber. Der Therapeut nimmt die zu mobilisierende Hand des Patienten.
Tiefenkontakt Die Zeigefingerkuppen beider Therapeutenhände volar und die Daumen dorsal an das Os lunatum legen.
Mobilisation Die Patientenhand mit dem Patientenarm intermittierend nach kranial und kaudal bewegen. Während der Kranialbewegung mit Volarflexion der Patientenhand die Daumen zur Seite auf das Os triquetrum und das Os scaphoideum gleiten lassen, um diese zu fixieren. Dann mit den von volar angelegten Zeigefingerkuppen das Os lunatum nach dorsal mobilisieren (▶ Abb. 2.15). Bei der Kaudalbewegung mit Dorsalextension der Patientenhand umgekehrt vorgehen: Hier erfolgt die Lunatummobilisation über die Therapeutendaumen nach volar, während die Zeigefinger-

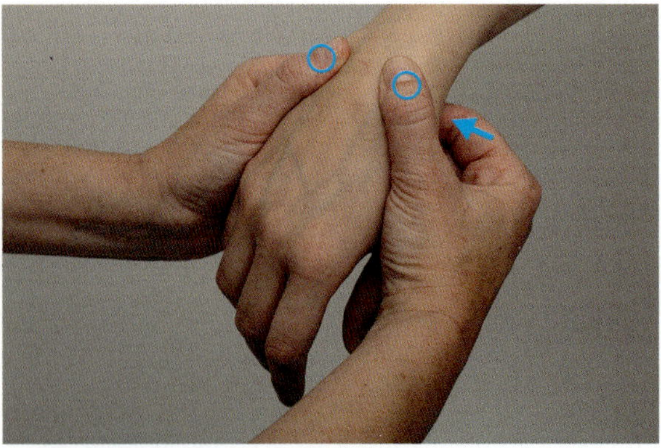

Abb. 2.15 Mobilisation des Os lunatum nach dorsal

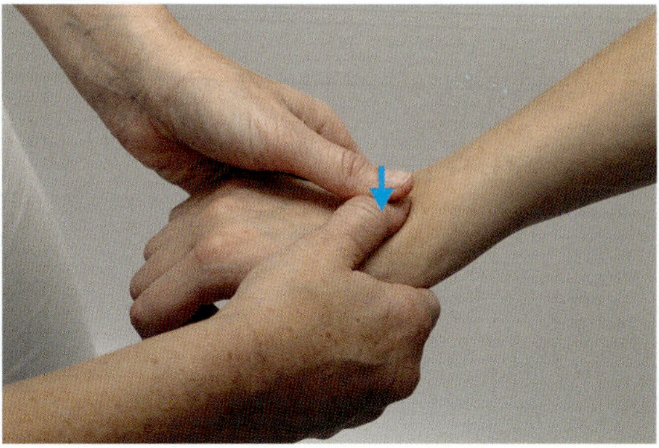

Abb. 2.16 Mobilisation des Os lunatum nach volar

kuppen auf dem Os triquetrum und dem Os scaphoideum liegen (▶ Abb. 2.16). Die Handbewegungen und die Mobilisation weich und rhythmisch ausführen.

Traktion im gesamten Handwurzelbereich

Indikation Hypomobilität im Bereich der Handgelenke, z. B. nach Ruhigstellung, Verletzung oder Überlastung.
Lagerung Der Patientenarm liegt mit der Volarseite auf dem Tisch. Die Hand ragt über die Kante hinaus und befindet sich in Neutral-Null-Stellung. Der Therapeut steht auf der Ulnarseite der Patientenhand.
Tiefenkontakt Den Radius durch Umfassen des distalen Unterarms fixieren. Mit der Mobilisationshand die Mittelhand im Bereich der Metakarpalbasen umgreifen.
Mobilisation Eine rhythmische Traktion in Verlängerung der Unterarmlängsachse durchführen (▶ Abb. 2.17).

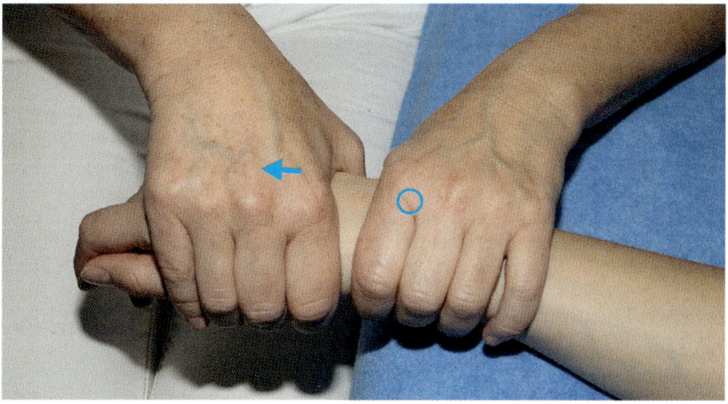

Abb. 2.17 Traktion über alle Handwurzelreihen

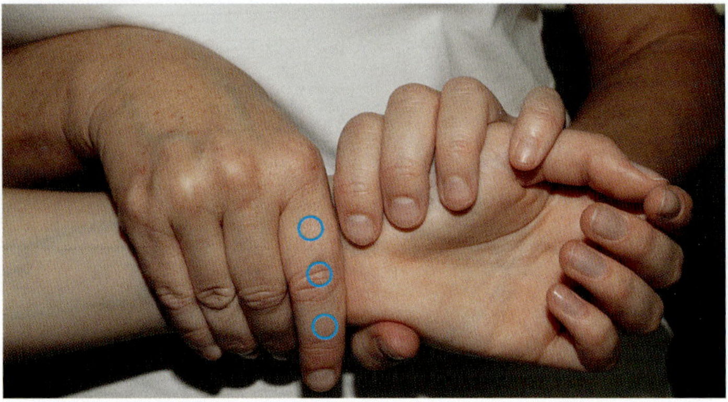

Abb. 2.18 Gleitmobilisation der distalen Handwurzelreihe nach volar

Gleitmobilisation der distalen Handwurzelreihe nach volar

Indikation Einschränkung der Dorsalextension im Mediokarpalgelenk.

Lagerung Der Patient sitzt seitlich zum Tisch. Die Volarseite des Patientenunterarms liegt auf dem Tisch. Die Hand ragt über die Tischkante hinaus und steht in Neutral-Null-Stellung. Der Therapeut befindet sich an der Ulnarseite der Hand.

Tiefenkontakt Den gestreckten Zeigefinger der proximalen Therapeutenhand von volar längs auf die proximale Handwurzelreihe legen und diese *aktiv* fixieren. Mit der Schwimmhaut der distalen Hand von dorsal senkrecht die distale Handwurzelreihe umfassen.

Mobilisation Zunächst eine leichte lösende Traktion durchführen. Dann aus der Neutral-Null-Stellung der Hand senkrecht zur distalen Handwurzelreihe nach volar mobilisieren. Der Mobilisationsschub erfolgt aus dem gesamten Therapeutenarm: Schwimmhaut, Ellenbogen und Schulter stehen in einer Achse (▶ Abb. 2.18).

Gleitmobilisation der distalen Handwurzelreihe nach dorsal

Indikation Einschränkung der Volarflexion im Mediokarpalgelenk.

Lagerung Der Patient sitzt. Die Volarseite des Patientenunterarms liegt auf dem Tisch. Die Hand ragt über die Tischkante hinaus und steht in Neutral-Null-Stellung. Der Therapeut steht ulnarseitig zur Hand.

Tiefenkontakt Die proximale Hand fixiert mit der Schwimmhaut aktiv die proximale Handwurzelreihe von dorsal. Der Zeigefinger der distalen Therapeutenhand liegt gestreckt von volar unter der distalen Handwurzelreihe. Die restlichen Finger umfassen die Hand. Die Patientenhand ist in Neutral-Null-Stellung eingestellt.

Mobilisation Zunächst eine leichte lösende Traktion durchführen. Dann die Hand über den Zeigefinger senkrecht zur distalen Handwurzelreihe nach dorsal mobilisieren. Der Mobilisationszug erfolgt aus dem gesamten Therapeutenarm (▶ Abb. 2.19).

Gleitmobilisation der distalen Handwurzelreihe nach ulnar(-distal)

Indikation Einschränkung der Radialduktion im Mediokarpalgelenk.

Lagerung Die Patientenhand liegt mit der Ulnarkante auf dem Tisch. Die Hand ragt über die Tischkante hinaus.

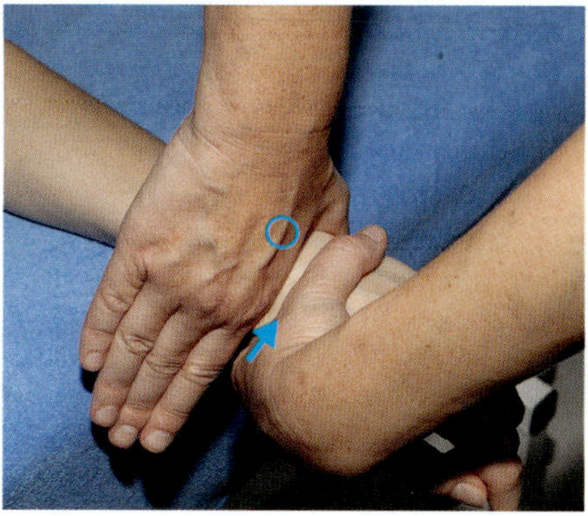

Abb. 2.19 Gleitmobilisation der distalen Handwurzelreihe nach dorsal

Tiefenkontakt Der Zeigefinger der proximalen Therapeutenhand fixiert von ulnar das Os triquetrum. Die Mobilisationshand wird mit der Schwimmhaut von radial an das Os trapezium angelegt. Die Patientenhand ist in Nullstellung.
Mobilisation Nach einer lösenden Traktion über die Schwimmhaut nach ulnar(-distal) mobilisieren. Der Mobilisationsschub erfolgt aus dem gesamten Therapeutenarm (▶ Abb. 2.20). Große Funktionsbewegungen während der Mobilisation vermeiden.

Manipulation/Mobilisation im Mediokarpalgelenk

Indikation Blockierungen im Bereich der distalen Handwurzelreihe.
Lagerung Patient und Therapeut stehen sich gegenüber. Der Therapeut umfasst mit beiden Händen die Patientenhand. Der Patientenoberarm hängt locker unter dem Schultergelenk, der Ellenbogen ist leicht flektiert.

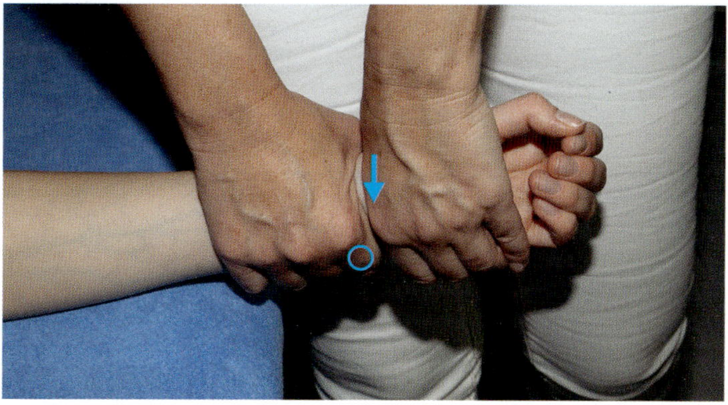

Abb. 2.20 Gleitmobilisation der distalen Handwurzelreihe nach ulnar

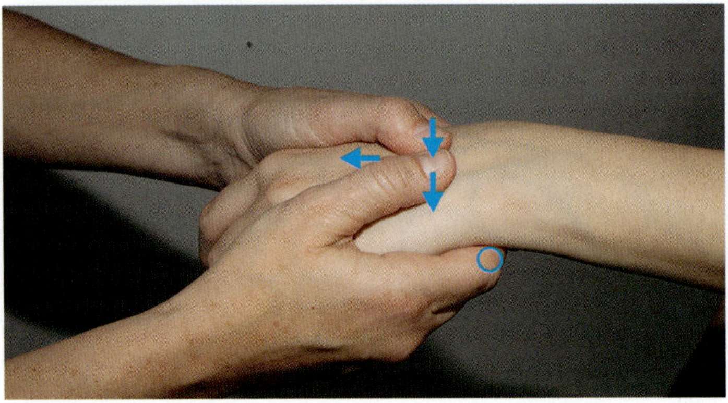

Abb. 2.21 Manipulation im Mediokarpalgelenk

Tiefenkontakt Die Zeigefinger von volar unter die proximale Handwurzelreihe legen. Beide Daumenkuppen dorsal am Os capitatum und Os hamatum anmodellieren.

Manipulation Zunächst eine Kreisbewegung durchführen. Hierbei jeweils beim Überkreisen der Mittelstellung vormobilisieren, d. h., die Daumen arbeiten gegen die Zeigefinger nach volar. Dann durch eine sehr schnelle Traktionsbewegung mit gleichzeitiger impulsartiger Verstärkung des Volarschubs über die Daumenkuppen die Manipulation ausführen. Die Traktionsbewegung erfolgt dabei aus der Neutral-Null-Stellung der Hand durch Verlängerung des Patientenunterarms in Richtung des Therapeuten (▶ Abb. 2.21).

Mobilisation Der Griff wird ohne Traktionsbewegung nur zur Mobilisation wiederholt durchgeführt.

Tipps & Fallstricke

- Während der Vormobilisation auf guten Tiefenkontakt mit entsprechender Vorspannung achten.
- Der Zug darf nicht das Schultergelenk des Patienten belasten.
- Bei der Manipulation aus der Neutral-Null-Stellung Funktionsbewegungen der Patientenhand unbedingt vermeiden.

2.2.5 Proximales Handgelenk (Art. radiocarpea)

Anatomie

- **Gelenktyp:** Eigelenk.
- **Gelenkpartner:** distale Gelenkfläche des Radius, ulnarer Gelenkdiskus, konkav → proximale Handwurzelreihe (Os scaphoideum, Os lunatum, Os triquetrum), konvex.
- **Gelenkspaltverlauf:** bikonkav.
- **Bewegungsfreiheitsgrade:** 2 Freiheitsgrade (▶ 2.2.4).
- **Besonderheiten:** distales Handgelenk: Die Gelenkflächenebene des Radius ist leicht nach palmar und ulnar geneigt.

- **Ruhestellung:** Nullstellung mit leichter Ulnarduktion.
- **Mobilisationsrichtungen:** Traktion, dorsovolare und radioulnare Gleitmobilisation.
- **Verriegelte Stellung:** Hand in maximaler Extension.

Gleitmobilisation der proximalen Handwurzelreihe nach volar

Indikation Einschränkung der Dorsalextension im Radiokarpalgelenk.
Lagerung Der Patient sitzt. Der Unterarm des Patienten liegt mit der Volarseite auf dem Tisch. Die Hand ragt über die Tischkante hinaus. Der Therapeut steht auf der Ulnarseite der Hand.
Tiefenkontakt Mit der proximalen Hand von volar den distalen Patientenunterarm fixieren. Die Mobilisationshand von dorsal mit der Schwimmhaut senkrecht an die proximale Handwurzelreihe legen.
Mobilisation Aus der Neutral-Null-Stellung nach einer leichten lösenden Traktion senkrecht zur proximalen Handwurzelreihe nach volar mobilisieren. Der Mobilisationsschub erfolgt aus dem Arm des Therapeuten, d. h., Schwimmhaut, Ellenbogen und Schulter stehen in einer Achse. Den Mobilisationsschub keinesfalls übermäßig forcieren (▸ Abb. 2.22). Funktionsbewegungen während der Mobilisation vermeiden.

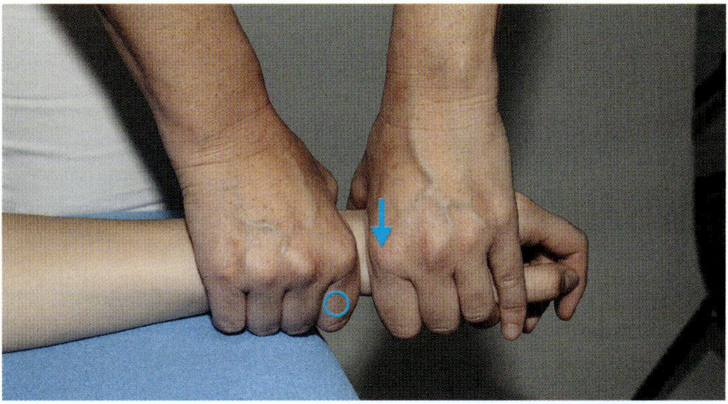

Abb. 2.22 Gleitmobilisation der proximalen Handwurzelreihe nach volar

Gleitmobilisation der proximalen Handwurzelreihe nach dorsal(-distal)

Indikation Einschränkung der Volarflexion im Radiokarpalgelenk.
Lagerung Der Patient sitzt. Der Unterarm des Patienten liegt mit der Volarseite auf dem Tisch. Die Hand ragt über die Tischkante hinaus. Der Therapeut steht auf der Ulnarseite der Hand.
Tiefenkontakt Mit der proximalen Hand den distalen Patientenunterarm von dorsal fixieren. Der Zeigefinger der Mobilisationshand wird gestreckt von volar unter die proximale Handwurzelreihe angelegt. Die restlichen Finger umfassen die Patientenhand. Anschließend die Patientenhand in leichter Volarflexion einstellen, entsprechend der Gelenkebene der Radiuspfanne.

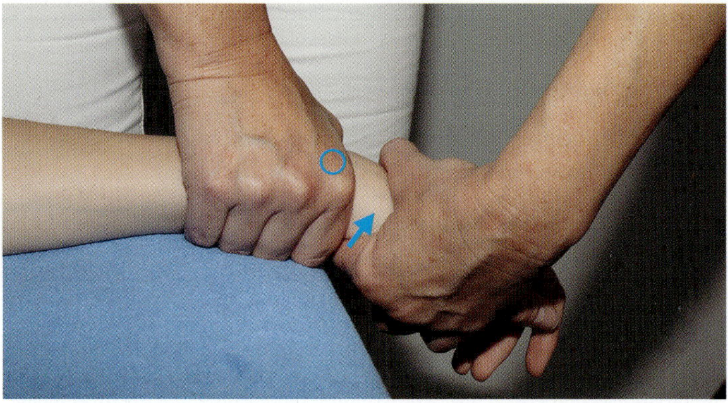

Abb. 2.23 Gleitmobilisation der proximalen Handwurzelreihe nach dorsal

Mobilisation Aus leichter Volarflexion nach einer lösenden Traktion senkrecht zur proximalen Handwurzelreihe nach dorsal-distal mobilisieren. Der Mobilisationszug erfolgt über den Arm zur Verstärkung des Zeigefingers (▶Abb. 2.23). Den Mobilisationszug nicht übermäßig forcieren, Funktionsbewegungen unter der Mobilisation vermeiden.

Gleitmobilisation der proximalen Handwurzelreihe nach ulnar(-distal)

Indikation Einschränkung der Radialduktion im Radiokarpalgelenk.
Lagerung Die Patientenhand liegt mit der Ulnarkante auf dem Tisch. Die Hand ragt über die Tischkante hinaus.
Tiefenkontakt Mit der proximalen Therapeutenhand von ulnar den distalen Patientenunterarm fixieren. Die Mobilisationshand mit der Schwimmhaut von radi-

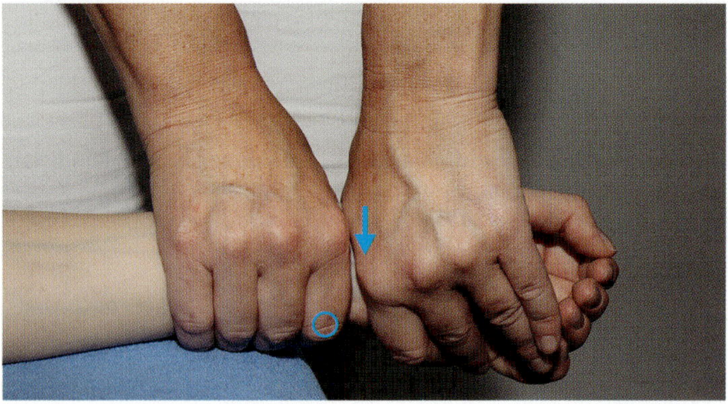

Abb. 2.24 Gleitmobilisation der proximalen Handwurzelreihe nach ulnar

al an das Skaphoid legen und die Patientenhand in leichter Radialduktion einstellen.

Mobilisation Aus der Nullstellung oder aus leichter Radialduktion (variabel) nach einer lösenden Traktion senkrecht zur proximalen Handwurzelreihe nach ulnar bzw. ulnar-distal mobilisieren (▶ Abb. 2.24). Funktionsbewegungen während der Mobilisation vermeiden.

Gleitmobilisation der proximalen Handwurzelreihe nach radial(-distal)

Indikation Einschränkung der Ulnarduktion im Radiokarpalgelenk.

Lagerung ▶ Gleitmobilisation nach ulnar.

Tiefenkontakt Mit der proximalen Therapeutenhand den distalen Patientenunterarm von radial fixieren. Den Zeigefinger der Mobilisationshand von ulnar um das Os triquetrum legen. Anschließend die Patientenhand in leichter Ulnarduktion einstellen, um die Prominenz des Proc. styloideus radii zu vermindern.

Mobilisation Zunächst eine lösende Traktion durchführen. Dann aus leichter Ulnarduktionsstellung senkrecht zur proximalen Handwurzelreihe nach radial und distal mobilisieren (▶ Abb. 2.25).

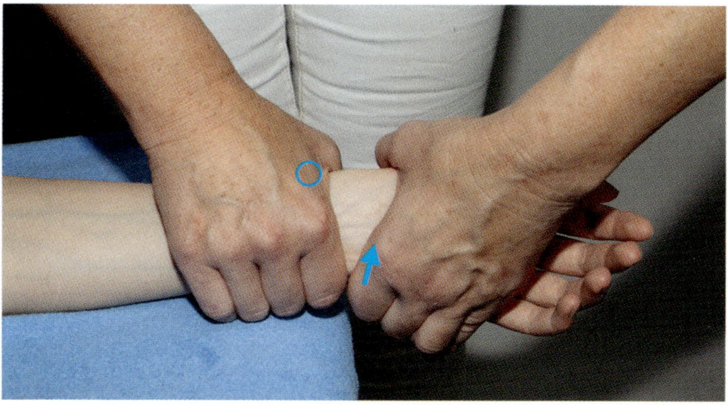

Abb. 2.25 Gleitmobilisation der proximalen Handwurzelreihe nach radial

Manipulation/Mobilisation im Radiokarpalgelenk

Indikation Blockierungen im Bereich der proximalen Handwurzelreihe.

Lagerung Patient und Therapeut stehen sich gegenüber. Der Therapeut umfasst mit beiden Händen die Patientenhand. Der Oberarm des Patienten hängt locker unter dem Schultergelenk, der Ellenbogen ist leicht flektiert.

Tiefenkontakt Die Zeigefinger von volar unter die proximale Handwurzelreihe legen. Beide Daumenkuppen nebeneinander von dorsal auf dem distalen Unterarm anmodellieren.

Manipulation Zunächst eine Kreisbewegung durchführen. Hierbei jeweils beim Überkreisen der Mittelstellung vormobilisieren, d. h., die Zeigefinger arbeiten nach dorsal. Dann durch eine schnelle Traktionsbewegung mit gleichzeitiger impulsartiger Verstärkung des Dorsalschubs über die Zeigefinger die Manipulation ausführen. Die Traktionsbewegung erfolgt aus der Neutral-Null-Stellung der

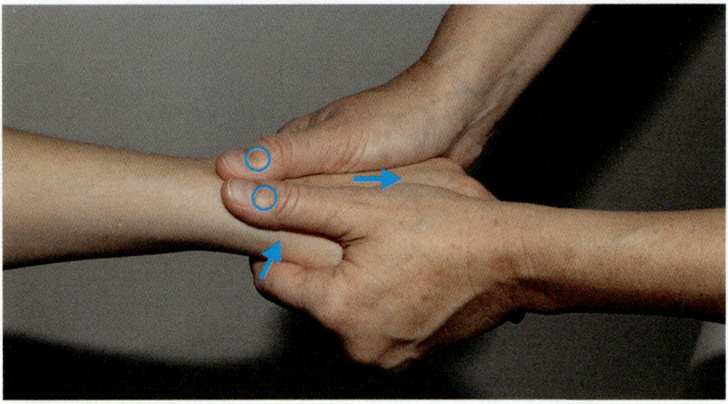

Abb. 2.26 Manipulation im Radiokarpalgelenk

Hand durch Verlängerung des Patientenunterarms in Richtung des Therapeuten (▶ Abb. 2.26).

Mobilisation Der Griff wird ohne Traktionsbewegung nur zur Mobilisation wiederholt durchgeführt.

Tipps & Fallstricke

- Während der Vormobilisation auf guten Tiefenkontakt und auf die Vorspannung achten.
- Der Zug darf nicht das Schultergelenk des Patienten belasten.
- Bei der Manipulation aus der Neutral-Null-Stellung Funktionsbewegungen der Patientenhand unbedingt vermeiden.

3 Ellenbogengelenke

Kirsten Felsberg, Ulla Haeger und Jürgen Lawall

3.1 Befunderhebung

3.1.1 Anamnese

▶ 1.4.1

- Bewegungseinschränkung, z. B. nach akuten Fehlbelastungen oder nach Ruhigstellung bei Traumen und Frakturen
- Schmerzen
  - Funktionell: beim Händedruck, Greifen und Bewegen des Handgelenks gegen Widerstand, bei Ellenbogenbewegungen und Stützaktivitäten
  - Lokalisation

3

3.1.2 Orthopädische Untersuchung

▶ 1.4.2

- **Inspektion**
  - Epicondylus humeri medialis und lateralis
  - Olekranonspitze
  - Symmetrie des Hüter-Dreiecks bei Armbeugung (gleichschenkeliges Dreieck zwischen den Epikondylen und Olekranon)
- **Palpation**
  - Epicondylus humeri medialis mit Ursprung der Unterarmflexoren
  - Sulcus nervi ulnaris
  - Epicondylus humeri lateralis mit Ursprung der Unterarmextensoren
  - Gelenkspalt des Humeroradialgelenks
  - Radiusköpfchen mit Lig. anulare radii
  - Olekranonspitze mit Ansatz des M. triceps brachii
  - Fossa olecrani
- **Bewegungsprüfung:** aktive und passive Beweglichkeit (+ Endgefühl) der Ellenbogengelenke
- **Untersuchung der Muskelfunktion und Bandführung**

3.1.3 Manualmedizinische Untersuchung

Prüfung des Gelenkspiels

- **Humeroradialgelenk:** Traktion und dorsoventrales Gleiten (Extension/Flexion).
- **Humeroulnargelenk:** Am Humeroulnargelenk ist eine Prüfung des Gelenkspiels aufgrund der anatomischen Verhältnisse nur im Sinne der Traktion möglich.
- **Proximales Radioulnargelenk:** dorsoventrales Gleiten (Pronation/Supination).

3.1.4 Differenzialdiagnostik

Erkrankungen, die sich hinter rezidivierenden Blockierungen im Bereich der Ellenbogengelenke verbergen können:

- Epicondylitis humeri radialis und ulnaris, Arthrose, freie Gelenkkörper, Styloiditis radii, Erkrankungen der Schulter- und Schultergürtelgelenke und der HWS, Irritationen neuraler Strukturen
- Postoperative und posttraumatische Zustände

Tipps & Fallstricke

Die Therapie der Epicondylitis humeri radialis bzw. ulnaris umfasst mehrere Behandlungsansätze:

- Wiederherstellung des Gelenkspiels
- Dehnung der Handgelenkextensoren bzw. -flexoren
- Behandlung der HWS

Bei therapieresistenten Beschwerden an eine Blockierung des proximalen Radioulnargelenks denken.

3.2 Manuelle Therapie

▶ 1.5

Anatomie

Das Ellenbogengelenk (Art. cubiti) setzt sich aus drei Teilgelenken zusammen, die gemeinsam von einer Gelenkkapsel umschlossen werden.

Art. humeroradialis

- **Gelenktyp:** anatomisch ein Kugelgelenk, funktionell sind jedoch nur Bewegungen um 2 Achsen möglich.
- **Gelenkpartner:** Capitulum humeri, konvex → Fovea articularis capitis radii (Radiusköpfchen), konkav.
- **Gelenkspaltverlauf:** nahezu senkrecht zur Längsachse des Radius.
- **Bewegungsfreiheitsgrade:** 2 Freiheitsgrade:
  - Extension/Flexion 150/0/10°.
  - Pronation/Supination 90/0/90°.
- **Ruhestellung:** 70° Flexion und 35° Supination.
- **Mobilisationsrichtungen:** Traktion in Längsrichtung des Radius, dorsoventrale Gleitmobilisation.
- **Verriegelte Stellung:** 90° Flexion und 5° Supination.

Art. humeroulnaris

- **Gelenktyp:** Scharniergelenk
- **Gelenkpartner:** Trochlea humeri, konvex → Incisura trochlearis ulnae, konkav
- **Gelenkspaltverlauf:** nahezu senkrecht zur Ulnalängsachse
- **Bewegungsfreiheitsgrade:** 1 Freiheitsgrad, Flexion/Extension 140/0/10°
- **Besonderheiten:** knöcherne Führung durch eine rinnenförmige Vertiefung in der Trochlea humeri und eine entsprechende Führungsleiste in der Incisura trochlearis ulnae
- **Ruhestellung:** 70° Flexion und 10° Supination
- **Mobilisationsrichtung:** Traktion bei flektiertem Ellenbogengelenk, radioulnares Gleiten
- **Verriegelte Stellung:** maximale Extension und Supination

Art. radioulnaris proximalis

- **Gelenktyp:** Zapfengelenk (Drehgelenk).
- **Gelenkpartner:** Circumferentia articularis radii (äußerer Umfang des Radiusköpfchens) → Incisura radialis ulnae → Lig. anulare radii.
- **Gelenkspaltverlauf:** ringförmig.
- **Bewegungsfreiheitsgrade:** 1 Freiheitsgrad, Pronation/Supination 90/0/90° (im Zusammenspiel mit Humeroradialgelenk und distalem Radioulnargelenk).

- **Besonderheiten:** Die Circumferentia articularis des Radius dreht sich in der Incisura der Ulna und im Lig. anulare radii. In Supinationsstellung ist das Lig. anulare entspannt.
- **Ruhestellung:** 70° Flexion und 35° Supination.
- **Mobilisationsrichtungen:** Traktion, dorsoventrales Gleiten.
- **Verriegelte Stellung:** maximale Pronation und Supination.

3.2.1 Ellenbogentest

Indikation Überprüfung des Gelenkspiels der einzelnen Teilgelenke.
Lagerung Patient und Therapeut stehen sich gegenüber. Der Therapeut steht in Schrittstellung. Die Oberarme des Patienten hängen locker neben seinem Körper. Die Patientenhände liegen an der Taille oder auf den Unterarmen des Therapeuten. Arme und Schultern sind entspannt.

Humeroulnargelenk

Tiefenkontakt Ellenbogen von dorsal umfassen und Zeige- sowie Mittelfinger flächig an die proximale Ulna bzw. an das Olekranon legen.
Test Beide Arme in der Endstreckung federn und das Endgefühl im Seitenvergleich prüfen.

Humeroradialgelenk

Tiefenkontakt Die Zeigefinger auf Höhe des Gelenkspalts zwischen Humerus und Radius anlegen (▶ Abb. 3.1).
Test Beide Ellenbogen beugen und strecken. Hierbei auf das Gelenkspiel/Bewegungsverhalten zwischen Radiusköpfchen und Humerus achten.

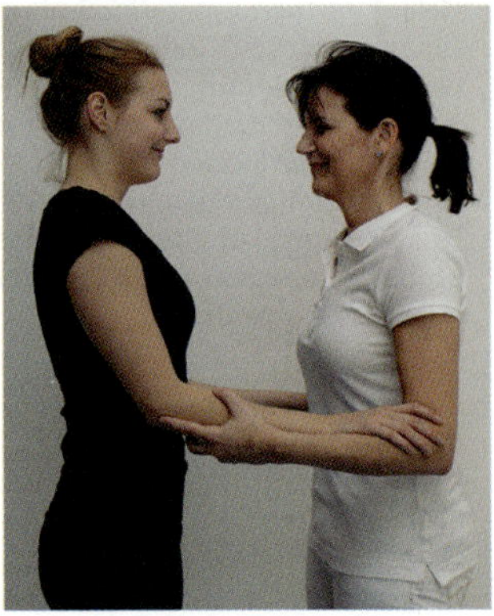

Abb. 3.1 Untersuchung der Ellenbogenteilgelenke, hier Humeroradialgelenk

Proximales Radioulnargelenk

Tiefenkontakt Die Unterarme des Patienten auf die Therapeutenunterarme legen und die Zeigefinger am Radiusköpfchen anmodellieren.
Test Patient führt über die Unterarme aktiv eine langsame endgradige Pronation und Supination durch. Bei der Pronation das Dorsalgleiten und bei der Supination das Ventralgleiten des Radiusköpfchens im Seitenvergleich beurteilen.

3.2.2 Traktion im Humeroulnargelenk

Indikation Einschränkung des Gelenkspiels bzw. der Kapselelastizität im Humeroulnargelenk.
Lagerung Der Patient liegt auf dem Rücken. Der Therapeut sitzt seitlich neben der Behandlungsliege mit Blickrichtung zum Kopf. Der Patientenarm ist in variabler Ellenbogenflexion (max. 90°) eingestellt. Der Unterarm des Patienten liegt in Supination an der Therapeutenschulter.

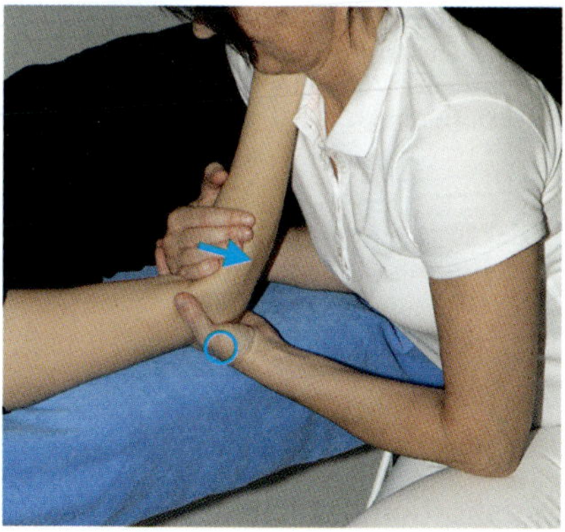

Abb. 3.2 Traktion im Humeroulnargelenk

Tiefenkontakt Von dorsal den Oberarm über die Schwimmhaut der patientenfernen Hand durch Anlegen an den M. triceps brachii nach kranial fixieren. Die patientennahe Hand von ventral an den proximalen Patientenunterarm (Ulna!) anlegen.
Mobilisation Aus gehaltener Vorspannung senkrecht zum Unterarm weich und rhythmisch federnd mobilisieren (▶ Abb. 3.2).

3.2.3 Traktion am distalen Radius

Indikation Einschränkung des Gelenkspiels im Humeroradial- und Radioulnargelenk, Einschränkung der Pronation und Supination.
Lagerung Der Patient befindet sich in Rückenlage. Der Therapeut steht seitlich neben der Behandlungsliege. Der Arm des Patienten ist in variabler Ellenbogenflexion (max. 90°) eingestellt.

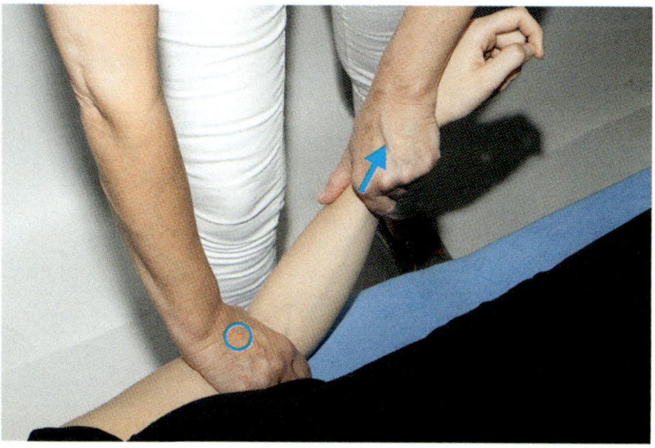

Abb. 3.3 Traktion am distalen Radius

Tiefenkontakt Mit der einen Hand von ventral den distalen Patientenoberarm fixieren. Die andere Hand umfasst den distalen Radius.
Mobilisation Aus gehaltener Vorspannung eine Traktion in Verlängerung des Unterarms durchführen (▶ Abb. 3.3). Hierbei weich und rhythmisch federnd arbeiten.

Tipps & Fallstricke

- Mit der distalen Therapeutenhand *nicht* den gesamten Unterarm, sondern nur den Radius umfassen (Lumbrikalgriff).
- Neben der Traktion im Humeroradialgelenk erfolgt beim Therapiegriff auch eine Translation zwischen Radius und Ulna.
- Starke/maximale Supination ist zu vermeiden (Verriegelungsstellung).

3.2.4 Dorsalmobilisation des Radiusköpfchens

Indikation Einschränkung der Pronation und Ellenbogenextension.
Lagerung Der Patient sitzt. Der Therapeut sitzt/steht seitlich neben ihm. Der Unterarm des Patienten liegt in leichter Supination und 80–90° Flexion auf der Behandlungsliege.
Tiefenkontakt Mit der Haltehand von dorsal die Ulna fixieren. Die Arbeitshand mit dem Daumenballen von ventral am proximalen Radiusende anmodellieren.
Mobilisation Einen Dorsalschub senkrecht zur Unterarmlängsachse durchführen (▶ Abb. 3.4).

3.2.5 Ventralmobilisation des Radiusköpfchens

Indikation Einschränkungen der Supination und Ellenbogenflexion.
Lagerung Der Patient sitzt, der Unterarm ist in leichter Supination und 80–90° Ellenbogenflexion eingestellt und auf der Bank gelagert. Der Therapeut sitzt/steht von der Ventralseite kommend vor dem Arm.

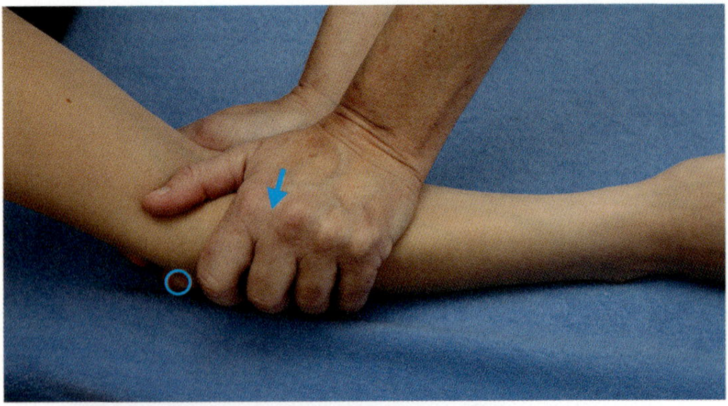

Abb. 3.4 Dorsalmobilisation des Radiusköpfchens

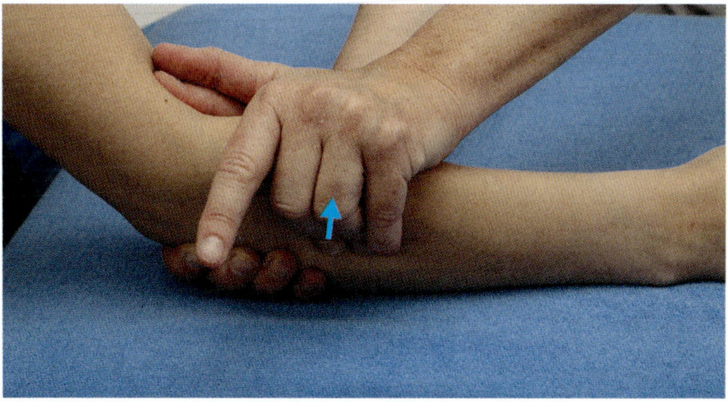

Abb. 3.5 Ventralmobilisation des Radiusköpfchens

Tiefenkontakt Mit der Haltehand von ventral die Ulna fixieren. Die Arbeitshand von dorsal mit den Fingern III und IV quer an das proximale Radiusende anlegen.
Mobilisation Senkrecht zur Unterarmlängsachse einen Zug nach ventral geben (▶ Abb. 3.5). Dabei direkten Druck auf das Radiusköpfchen vermeiden.

3.2.6 Ventralmobilisation des Radiusköpfchens (Schwengeltechnik)

Indikation Einschränkungen der Supination und Ellenbogenflexion, Blockierung des Radiusköpfchens.
Lagerung Patient und Therapeut stehen sich gegenüber. Der Arm des Patienten hängt locker neben seinem Körper.
Tiefenkontakt Mit der patientennahen Hand die Ulna und den distalen Oberarm so umfassen, dass die Langfinger dorsal und der Daumen ventral liegen (= Durchschlagbremse).
Distal des Radiusköpfchens über den III. und IV. Finger der patientenfernen Hand von dorsal Kontakt mit dem Radius aufnehmen. Den Daumen auf der Ventralseite ablegen.

Mobilisation Über die Finger am Radius wiederholt einen ventralisierenden Impuls geben (= Schwengeln). Die entstehende Schwengelbewegung am Patientenarm zulassen und fortführen. Dabei Tiefenkontakt und Vorspannung am Radius aufrechterhalten, um Periostschmerzen während des Impulses zu vermeiden (▶ Abb. 3.6).

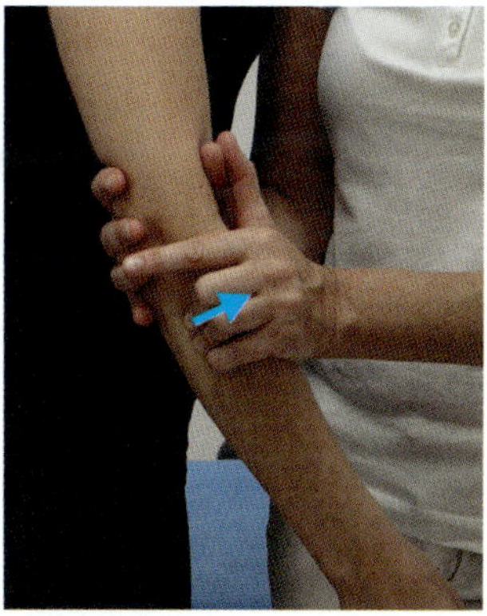

Abb. 3.6 Ventralmobilisation (Schwengeltechnik) des Radiusköpfchens

3.2.7 Radioulnares Gleiten

Indikation Einschränkung des Gelenkspiels im Ellenbogengelenk, Epicondylitis humeri radialis bzw. ulnaris.
Lagerung Der Patient befindet sich in Rückenlage, der Therapeut steht oder sitzt seitlich neben ihm mit Blickrichtung zum Kopf des Patienten. Der Arm des Patienten ist in leichter Ellenbogenflexion (ca. 15°) und Supination auf der Behandlungsliege abgelegt. Den Unterarm ggf. unterlagern.
Tiefenkontakt Den Kleinfingerballen der patientenfernen Hand von lateral an den distalen Oberarm legen. Die patientennahe Hand mit der Schwimmhaut oder dem Daumenballen von medial am proximalen Unterarm anmodellieren. Beide Unterarme in Schubrichtung einstellen.
Mobilisation Senkrecht zu beiden Gelenkpartnern einen weichen gegenläufigen Schub in Verlängerung des Gelenkspalts durchführen (▶ Abb. 3.7).
Mobilisation in die *entgegengesetzte Richtung:* Die patientennahe Hand mit dem Kleinfingerballen von medial am distalen Oberarm und die patientenferne Hand mit der Schwimmhaut oder dem Daumenballen von lateral am proximalen Unterarm anmodellieren.

Tipps & Fallstricke
Auf eine flächige Anlage der Therapeutenhände achten, um Periostschmerzen an den Epikondylen zu vermeiden.

3.2.8 Seitneigungsfedern

Indikation Epicondylitis humeri radialis bzw. ulnaris, Weichteildehnung.
Lagerung Der Therapeut steht vor dem Patienten. Der Arm des Patienten ist in leichter Anteversion, Außenrotation und Supination eingestellt. Der Ellenbogen ist leicht flektiert. Der Therapeut umfasst den distalen Unterarm und fixiert diesen am eigenen Becken.

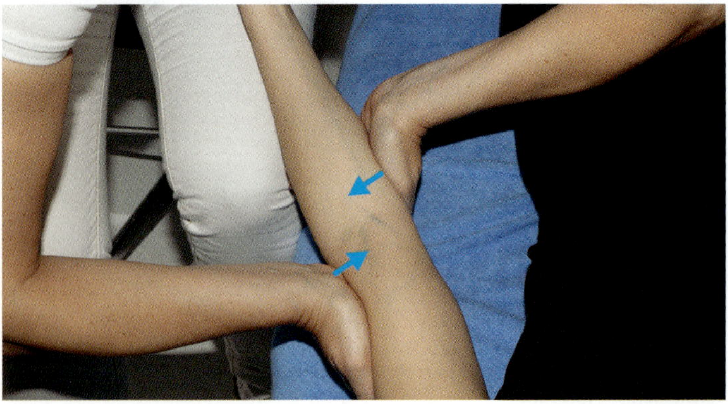

Abb. 3.7 Radioulnares Gleiten am Ellenbogengelenk

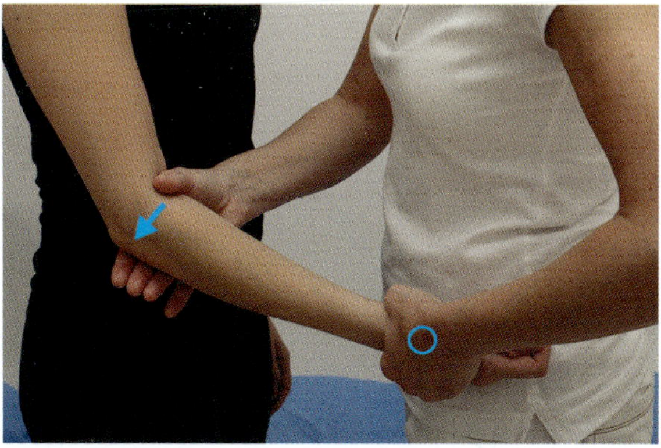

Abb. 3.8 Seitneigungsfedern am Ellenbogengelenk nach radial

Tiefenkontakt Die andere Therapeutenhand wird mit der Schwimmhaut medial bzw. lateral am Gelenkspalt angelegt. Den Unterarm in Verlängerung der Gelenklinie einstellen.

Mobilisation ▶ Abb. 3.8.

- **Dehnung der lateralen Seite:** Über die Schwimmhaut einen Schub von medial nach lateral in Verlängerung des Gelenkspalts geben. Aus der Vorspannung heraus dann schnell weich und rhythmisch federn.
- **Dehnung der medialen Seite:** Die Therapeutenhände wechseln und den Schub von lateral nach medial geben. Hierbei den Unterarm auf der anderen Beckenseite fixieren.

4 Schulter- und Schultergürtelgelenke

Kirsten Felsberg, Ulla Haeger und Jürgen Lawall

4.1 Befunderhebung

4.1.1 Anamnese

▶ 1.4.1

- Bewegungseinschränkung, z. B. nach akuten und chronischen Fehlbelastungen, Traumen und Frakturen mit Ruhigstellung sowie bei Arthrose und muskulären Dysbalancen
- Schmerzen bei Überkopfarbeiten oder beim Liegen auf der betroffenen Seite
- Periphere Parästhesien, z. B. bei Irritationen des Plexus brachialis
- Kraftlosigkeit im Arm
- Schweregefühl im Arm
- Schwellungen des Arms und der Hand
- Livide Verfärbung der Hand

4.1.2 Orthopädische Untersuchung

▶ 1.4.2

- **Inspektion:**
  - *Ventral:*
    - Symmetrie der Akromia.
    - Symmetrie der Fossae jugulares.
    - Akromioklavikulargelenk (ACG).
    - Verlauf der Klavikula.
    - Supraklavikuläre und infraklavikuläre Grube.
    - Symmetrie der Trapeziusränder.
    - Muskelrelief der Mm. deltoidei, Symmetrie der vorderen Achselfalten.
    - Schulterhochstand.
  - *Lateral:*
    - Einstellung der Schulterblätter zur Sagittal- bzw. Frontalebene.
    - Kontur des M. deltoideus.
  - *Dorsal:*
    - Wirbelsäule lotrecht?
    - Schulterblätter auf gleicher Höhe?
    - Symmetrischer Verlauf der Spinae scapulae?
    - Symmetrie der hinteren Achselfalte?
- **Palpation:**
  - *Ventral:*
    - Sternoklavikulargelenk (SCG).
    - Klavikula.
    - ACG.
    - Akromion.
    - Subakromialer Raum.
    - Fossa jugularis.
    - Tonus von Trapeziusmuskulatur, Brustmuskulatur, Bizeps und Trizeps.
  - *Dorsal:*
    - Angulus superior scapulae.
    - Angulus inferior scapulae.
    - Margo medialis scapulae.
    - Spina scapulae.

- Verlauf der Dornfortsatzreihe der BWS.
- Tonus der schulterrelevanten Muskulatur (Scapulafixatoren, Rotatorenmanschette u. s. w.).

- **Bewegungsprüfung:** aktive und passive Beweglichkeit (+ Endgefühl) der Schultergelenke. Bei Blockierungen im ACG und SCG können häufig Irritationspunkte (Maximalpunkt) über dem Gelenk palpiert werden, die sich beim Bewegungsversuch in die blockierte Richtung verstärken.
- **Untersuchung der Muskelfunktion und Bandführung.**

Tipps & Fallstricke

Bei einer Untersuchung der Schulter müssen auch die sog. Nebengelenke und die funktionell zugehörigen Bereiche (Akromioklavikulargelenk = ACG, Sternoklavikulargelenk = SCG, subakromialer Gleitweg, skapulothorakale Gleitebene, HWS, obere BWS und Kostalgelenke 1–3) geprüft werden, da diese bei einer Störung die Funktion des Schultergürtels beeinträchtigen können.

4.1.3 Manualmedizinische Untersuchung

Prüfung des Gelenkspiels

- **Glenohumeralgelenk:**
  - Lateraltraktion
  - Dorsoventrales Gleiten (Innenrotation/Außenrotation, Anteversion/Retroversion)
  - Kaudalgleiten (Abduktion und Anteversion)
- **Akromioklavikulargelenk:**
  - Lateraltraktion
  - Rotationsgleiten (Außenrotation/Innenrotation des Glenohumeralgelenks)
- **Sternoklavikulargelenk:** kraniokaudales Gleiten

4.1.4 Differenzialdiagnostik

Erkrankungen, die sich hinter rezidivierenden Blockierungen im Bereich der Schultergelenke verbergen können:

- Degenerative Veränderungen der Rotatorenmanschette, Periarthritis humeroscapularis (PHS) simplex, PHS calcarea, PHS pseudoparalytica, PHS ankylosans, Impingementsyndrom, Omarthrose, muskuläre Dysbalance mit Störung der skapulothorakalen Gleitebene, Verkürzung des M. triceps brachii und Blockierungen des zervikothorakalen Übergangs sowie der oberen Rippengelenke, Irritation neuraler Strukturen
- Posttraumatische und postoperative Zustände

Die genannten pathologischen Veränderungen führen häufig zu Zentrierungsstörungen des Humeruskopfs mit der Folge einer Blockierung.

Tipps & Fallstricke

- Grundsätzlich auch den zervikothorakalen Übergang, die oberen Kostalgelenke und die Muskulatur untersuchen.
- Blockierungen im Bereich der mittleren HWS sind häufig Ursache einer muskulären Dysbalance.

4.2 Manuelle Therapie

▶ 1.5

4.2.1 Glenohumeralgelenk (Art. humeri)

Anatomie

- **Gelenktyp:** Kugelgelenk
- **Gelenkpartner:** Cavitas glenoidalis, konkav → Caput humeri, konvex
- **Gelenkspaltverlauf:** von dorsolateral nach ventromedial
- **Bewegungsfreiheitsgrade:** 3 Freiheitsgrade
  - Anteversion/Retroversion 170/0/140°
  - Abduktion/Adduktion 180/0/40°
  - Außenrotation/Innenrotation (bei anliegendem Oberarm) 60/0/95°
- **Besonderheiten:** muskulär geführtes Gelenk mit Luxationsgefährdung
- **Ruhestellung:** 30° Flexion, 30° Abduktion, 10° Innenrotation
- **Mobilisationsrichtungen:** Lateraltraktion, Gleitmobilisationen nach ventral, dorsal und kaudal
- **Verriegelte Stellung:** maximale Abduktion und Außenrotation

4

Lateraltraktion (laterale Kapseldehnung)

Indikation Hypomobilität des Schultergelenks, Verklebungen im Bereich der Gelenkkapsel.

Lagerung Der Patient befindet sich in Rückenlage. Der Therapeut sitzt/steht seitlich neben ihm mit Blickrichtung zum Kopf des Patienten. Der zu mobilisierende Arm liegt locker neben dem Körper des Patienten.

Tiefenkontakt Die körpernahe Mobilisationshand in die Achselhöhle legen, die Hohlhand zeigt dabei zum Oberarm des Patienten. Über die Radialkante des Zeigefingers und die Volarseite des Daumens Kontakt zum Oberarm aufnehmen. Den Unterarm flächig am Patiententhorax abstützen. Mit der körperfernen Fixationshand den distalen Oberarm des Patienten umfassen und zur Entlastung des subakromialen Nebengelenks leicht nach kaudal ziehen.

Mobilisation Bei adduziertem Patientenarm und unter Beachtung der Gelenkachse repetitive Traktionen nach ventrolateral durchführen (▶ Abb. 4.1). Der Schub erfolgt durch Verstärkung der Volarflexion der Achselhand und Abstützen des Unterarms am Thorax.

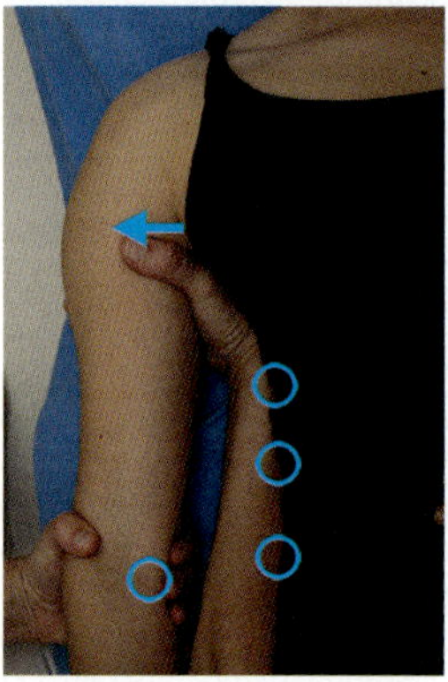

Abb. 4.1 Lateraltraktion im Glenohumeralgelenk

Tipps & Fallstricke

- Eine flächige Auflage der Mobilisationshand vermeiden, da hierdurch Irritationen der Gefäß-Nerven-Bündel an der Innenseite des Oberarms auftreten können.
- Den Patienten auffordern, Missempfindungen oder Schmerzen sofort mitzuteilen.
- Durch Umkehr der Handaktivitäten kann der Griff in ein Kaudalgleiten unter Fixation der Achsel variiert werden.

Gleitmobilisation des Humeruskopfs nach ventral

Indikation Einschränkungen der Außenrotation und Retroversion.

Lagerung Der Patient sitzt an der Kante der Behandlungsliege, sein Arm hängt seitlich herunter (Entlastung subakromialer Raum). Der Therapeut steht hinter dem zu mobilisierenden Gelenk.

Tiefenkontakt Mit der patientennahen Hand von ventral das Akromion fixieren. Den Daumenballen der patientenfernen Mobilisationshand auf der Dorsalseite flächig am Humeruskopf anmodellieren.

Mobilisation Parallel zur Schultergelenkachse rhythmische Gleitbewegungen nach medioventral durchführen (▶ Abb. 4.2).

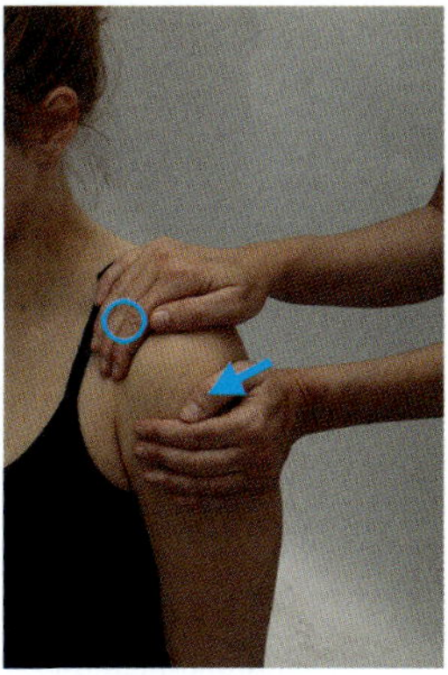

Abb. 4.2 Gleitmobilisation des Humeruskopfs nach ventral

Tipps & Fallstricke

- Die Mobilisationshand nicht zu weit lateral am Humeruskopf anlegen, da sonst Ausweichbewegungen in die Rotation möglich sind.
- Gleiten nach ventral ist auch aus abduzierter Armstellung möglich. Dabei die Handanlage entsprechend verändern. Das Gleiten aus abduzierter Armstellung mobilisiert besonders die horizontale Abduktion.
- Eine eingeschränkte Außenrotation im Glenohumeralgelenk ist häufig durch einen zu weit ventral stehenden Humeruskopf bedingt und **nicht** durch ein eingeschränktes Ventralgleiten

Gleitmobilisation des Humeruskopfs nach dorsal

Indikation Einschränkungen der Innenrotation und Anteversion.

Lagerung ▶ Gleitmobilisation des Humeruskopfs nach ventral.

Tiefenkontakt Von dorsal das Schulterblatt mit der patientennahen Hand möglichst dicht am Akromion fixieren. Die Langfinger der patientenfernen Mobilisationshand flächig von ventral am Humeruskopf anmodellieren. Dabei die Mittel- und Endgelenke der Langfinger strecken und die Grundgelenke beugen.

Mobilisation Parallel zur Gelenkachse rhythmische Gleitbewegungen nach dorsolateral durchführen (▶ Abb. 4.3).

Tipps & Fallstricke

- Die Mobilisationshand nicht zu weit lateral anlegen, da sonst Ausweichbewegungen in die Rotation möglich sind.
- Eine *punktuelle* Anlage der Langfinger vermeiden, da hierdurch Irritationen im Bereich der langen Bizepssehne auftreten können.
- Gleiten nach dorsal ist unter modifizierter Anlage auch aus abduzierter Armstellung möglich. Hierbei wird besonders die horizontale Adduktion mobilisiert.

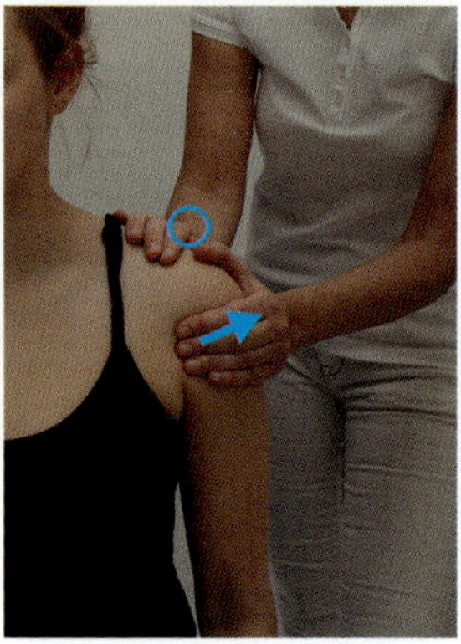

Abb. 4.3 Gleitmobilisation des Humeruskopfs nach dorsal

Mobilisation des subakromialen Gleitwegs

Indikation Gleitstörungen nach kaudal, Einschränkungen der Anteversion und Abduktion, Verklebungen im Bereich des Recessus axillaris.

Lagerung Der Patient sitzt an der Kante der Behandlungsliege, der Therapeut steht seitlich zu ihm. Der zu mobilisierende Arm ist in der noch schmerzfrei möglichen Abduktion eingestellt (max. 85°) und auf dem angestellten Therapeutenbein abgelegt.

Tiefenkontakt Die gestreckten Daumen senkrecht zur Oberarmlängsachse möglichst direkt lateral des Akromions anlegen. Dabei zwischen den Daumen eine Fingerbreite aussparen, um Irritationen im Bereich des Supraspinatusansatzes zu vermeiden. Die Langfinger locker in die Achselhöhle legen, ohne Druck auszuüben.

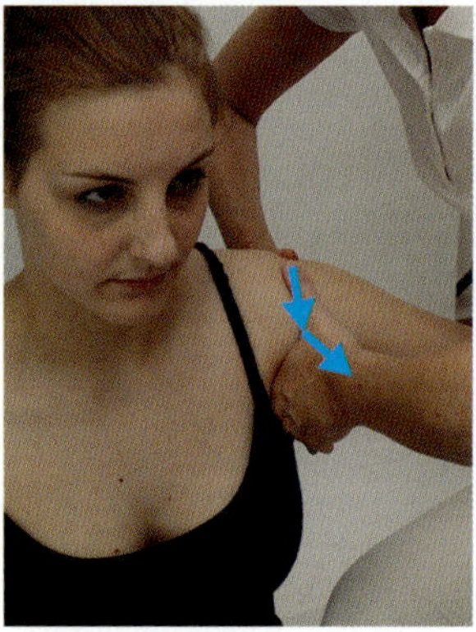

Abb. 4.4 Mobilisation des subakromialen Gleitwegs

Mobilisation Mit beiden Daumen wiederholt rhythmische Pleuelbewegungen nach kaudolateral ausführen (▶ Abb. 4.4).

Tipps & Fallstricke

- Oberkörpereinsatz (Gewichtsverlagerung) des Therapeuten erleichtert die Mobilisation über die Daumen.
- Gegendruck durch die Langfinger vermeiden, da sonst Tiefenkontakt und Vorspannung verloren gehen.
- Hauptmobilisationsrichtung ist der Kaudalschub.

- Durch die zusätzliche laterale Komponente wird eine Pleuelbewegung ermöglicht und die Kapselspannung im kaudalen Bereich erhöht.
- Gelenkebene beachten!
- Kaudale Mobilisationen sind in verschiedenen Ausgangsstellungen (Sitz, Rückenlage, Seitlage) mit variabler Abduktionsstellung möglich!

Dorsokaudale Gleitmobilisation des Humeruskopfs

Indikation Allgemeine Mobilisierung des Schultergelenks mit Betonung der Anteversions- und Abduktionsbewegung.

Lagerung Der Patient liegt auf dem Rücken, dicht an der Kante der Behandlungsliege. Der Therapeut sitzt seitlich neben ihm mit Blickrichtung zum Kopf des Patienten. Der zu mobilisierende Arm ist z. B. in 45° Anteversion eingestellt und liegt an der Therapeutenschulter.

Tiefenkontakt Mit beiden Händen den proximalen Oberarm von ventral möglichst nahe am Schultergelenk umfassen. Die Schultergürtelbewegung wird nach kaudal geführt.

Mobilisation Senkrecht zur Oberarmlängsachse pleuelartig nach dorsokaudal mobilisieren (▸ Abb. 4.5).

Tipps & Fallstricke

- Während der Mobilisation Tiefenkontakt und Vorspannung aufrechterhalten, da sonst Mitbewegungen im Schultergürtel möglich sind.
- Die Mobilisation ist aus verschiedenen Armstellungen möglich:
  - Bei 45° Anteversion sind Kaudalisierung und Dorsalisierung gleich stark ausgeprägt.
  - Eine Anteversion des Arms um mehr als 45° erhöht die kaudalisierende Komponente (bis max. 90°).
  - Wird der Arm weniger als 45° angehoben, überwiegt die dorsalisierende Komponente.

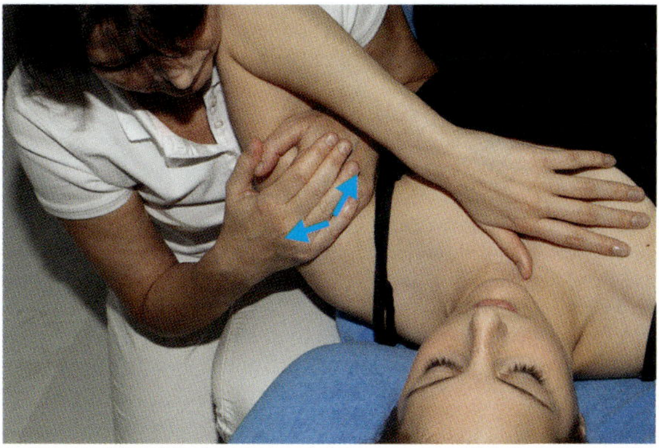

Abb. 4.5 Dorsokaudale/-laterale Mobilisation des Humeruskopfs

- Die Mobilisation kann zusätzlich auch mit der lateralen Einstellung kombiniert werden.

Dorsolaterale Gleitmobilisation des Humeruskopfs

Indikation Allgemeine Mobilisation des Schultergelenks, Einschränkung der horizontalen Adduktion.

Lagerung Der Patient liegt auf dem Rücken, dicht an der Kante der Behandlungsliege. Der Therapeut sitzt seitlich zu ihm. Der Arm des Patienten ist z. B. in 80° Abduktion und 45° Anteversion eingestellt und wird mit dem Ellenbogen an der Schulter des Therapeuten abgestützt.

Tiefenkontakt Mit beiden Händen den proximalen Oberarm von medial möglichst nahe am Schultergelenk umfassen. Die Schultergürtelbewegung wird nach lateral(-kaudal) geführt.

Mobilisation Senkrecht zur Oberarmlängsachse nach dorsolateral mobilisieren.

Tipps & Fallstricke

Die Betonung einer bestimmten Mobilisationsrichtung kann durch unterschiedliche Armeinstellungen variiert werden:

- Bei einer horizontalen Adduktion unter 45° wird die dorsale Komponente verstärkt.
- Eine horizontale Adduktion um mehr als 45° erhöht die laterale Komponente (bis max. 90°).
- Wird die Schulter weniger als 90° abduziert, tritt bei der Mobilisation eine kaudalisierende Komponente hinzu.
- Die Mobilisation kann zusätzlich auch mit der kaudalen Einstellung kombiniert werden.

4.2.2 Akromioklavikulargelenk (ACG)

Anatomie

- **Gelenktyp:** anatomisch planes Gelenk, funktionell Kugelgelenk.
- **Gelenkpartner:** laterales Ende der Klavikula → Facies articularis des Akromions.
- **Gelenkspaltverlauf:** von dorsolateral nach ventromedial.
- **Bewegungsfreiheitsgrade:** 3 Freiheitsgrade:
  - Translatorische Bewegungen nach ventral und dorsal.
  - Translatorische Bewegungen nach kranial und kaudal.
  - Rotationsbewegungen zusammen mit dem SCG.
- **Besonderheiten:** Aufgrund der straffen Bandführung des Gelenks sind nur geringe Bewegungsausschläge möglich. Ausschluss von Hypermobilität durch Test auf Klaviertastenphänomen.
- **Ruhestellung:** leichte Flexion und Abduktion im Glenohumeralgelenk.
- **Mobilisationsrichtungen:** Lateraltraktion, Innen- und Außenrotation.
- **Verriegelte Stellung:** Arm in 90° Abduktion.

Traktion

Indikation Irritation im ACG im Sinne einer Hypomobilität.

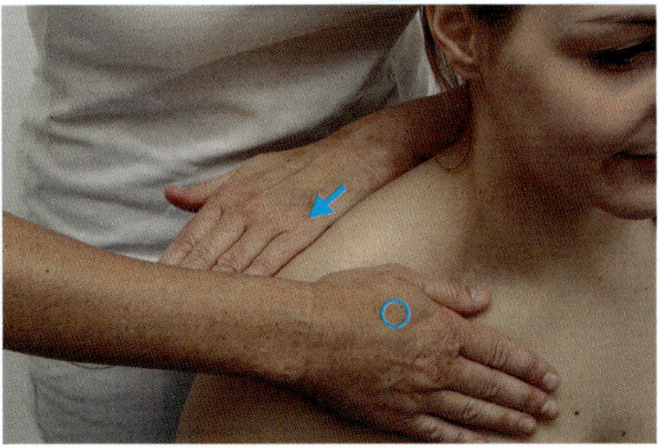

Abb. 4.6 Traktion im Akromioklavikulargelenk

Lagerung Der Patient nimmt eine aufrechte Sitzhaltung ein. Der Therapeut steht auf derselben Seite hinter ihm.
Tiefenkontakt Von ventral mit dem Daumenballen der äußeren Hand die Klavikula nach medial fixieren. Die Kleinfingerkante der inneren Mobilisationshand von kranial am lateralen Ende der Spina scapulae anmodellieren.
Mobilisation Bei fixierter Klavikula das ACG durch einen Lateralschub an der Spina scapulae mobilisieren (▶ Abb. 4.6). Dabei auf guten Tiefenkontakt achten.

Innenrotatorische Mobilisation im ACG

Indikation Hypomobilität mit Schmerzverstärkung bei endgradiger Außenrotation im Schultergelenk.
Lagerung Der Patient sitzt aufrecht, der Therapeut steht seitlich hinter ihm. Der Patientenarm hängt locker herunter.

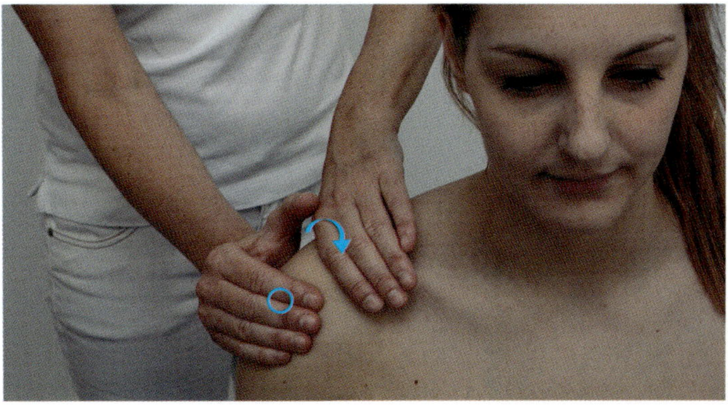

Abb. 4.7 Innenrotatorische Mobilisation im Akromioklavikulargelenk

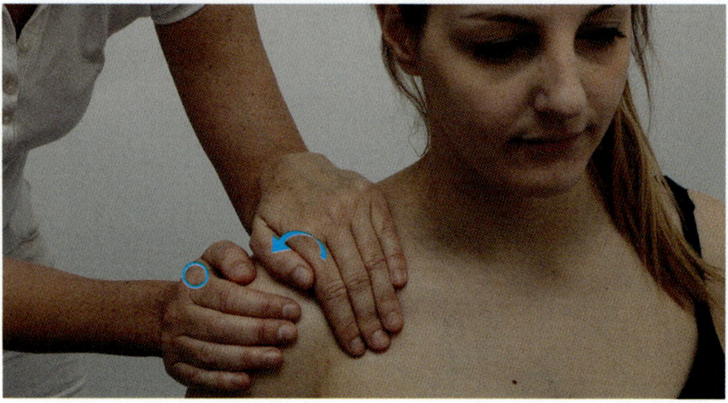

Abb. 4.8 Außenrotatorische Mobilisation im Akromioklavikulargelenk

Tiefenkontakt Mit der patientenfernen Hand das Akromion von ventral fixieren. Die Mobilisationshand mit der Radialkante der Zeigefingergrundphalanx von dorsal möglichst gelenknah am lateralen Ende der Klavikula anmodellieren.
Mobilisation Unter leichter Vorspannung eine Nickbewegung durchführen (Bewegung nach ventral und kaudal im Sinne einer Innenrotation; ▶ Abb. 4.7).

Tipps & Fallstricke

- Guter Tiefenkontakt verhindert Periostschmerzen.
- Nickbewegung mit sehr kleiner Amplitude durchführen.
- Gelenkspaltverlauf beachten.
- Eine reine Kaudalmobilisation vermeiden.

Außenrotatorische Mobilisation im ACG

Indikation Hypomobilität mit Schmerzverstärkung bei endgradiger Innenrotation im Schultergelenk.
Lagerung ▶ Innenrotatorische Mobilisation im ACG.
Tiefenkontakt Mit dem Daumenballen der patientenfernen Hand das Akromion von dorsal fixieren. Die Mobilisationshand mit den Grundphalangen der Langfinger flächig von ventral möglichst gelenknah an das laterale Ende der Klavikula legen. Hierbei die Weichteile einbeziehen.
Mobilisation Eine weiche Nickbewegung durch Absenken des Ellenbogens ausführen (Bewegung nach dorsal und kranial im Sinne einer Außenrotation; ▶ Abb. 4.8).

Tipps & Fallstricke

- Mit kleiner Amplitude mobilisieren
- Gelenkspaltverlauf beachten

4.2.3 Sternoklavikulargelenk (SCG)

Anatomie

- **Gelenktyp:** anatomisch Sattelgelenk, funktionell Kugelgelenk (Diskus)
- **Gelenkpartner:** mediales Ende der Klavikula → Incisura clavicularis des Sternums
- **Gelenkspaltverlauf:** von kaudal und lateral nach kranial und medial
- **Bewegungsfreiheitsgrade:** 3 Freiheitsgrade
  - Elevation und Depression des Schultergürtels
  - Protraktion und Retraktion des Schultergürtels
  - Rotationsbewegungen zusammen mit dem ACG über Armbewegungen
- **Besonderheiten:** faserknorpeliger Discus articularis, straffe Bandführung des Gelenks
- **Ruhestellung:** leichte Flexion und Abduktion im Glenohumeralgelenk
- **Mobilisationsrichtungen:** Gleitmobilisationen nach kaudal und kranial
- **Verriegelte Stellung:** Arm in maximaler Anteversion

Kaudalisierende Mobilisation im SCG

4

Indikation Schmerzverstärkung am Maximalpunkt bei endgradiger Innenrotation im Schultergelenk, Anteversionseinschränkungen im Schultergelenk.
Lagerung Der Patient sitzt aufrecht, der Therapeut steht hinter ihm. Der Patientenkopf ist zur Entspannung der Halsweichteile leicht nach lateral geneigt.
Tiefenkontakt Die gleichseitige Hand mit dem Daumenballen von kranial am medialen Klavikulaende anmodellieren. Der Daumen der gegenseitigen Hand doppelt.
Mobilisation Am medialen Klavikulaende vorsichtig einen Schub nach kaudolateral geben. Bei gutem Tiefenkontakt kann der Kaudalschub mit einer Nickbewegung kombiniert werden (Bewegung nach ventral und kaudal im Sinne einer Innenrotation; ▶ Abb. 4.9).

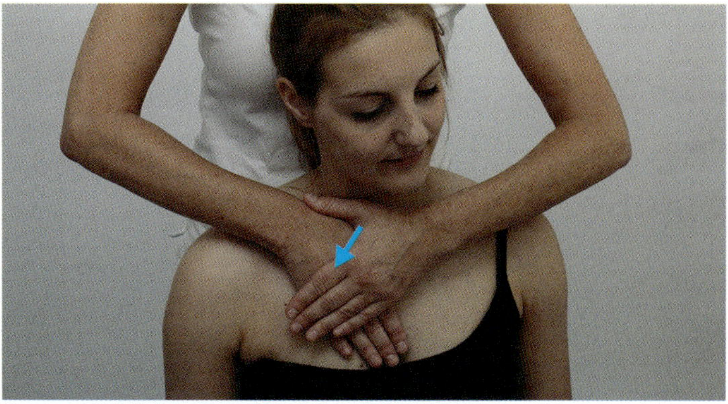

Abb. 4.9 Kaudalisierende Mobilisation im Sternoklavikulargelenk

Tipps & Fallstricke

- Behandlungstechnik ist auch aus der Rückenlage möglich. Dann Translation nach kaudal-ventral.
- Gelenkebene beachten!

Kranialisierende Mobilisation im SCG

Indikation Schmerzverstärkung des Maximalpunkts bei endgradiger Außenrotation im Schultergelenk.
Lagerung ▶ Kaudalisierende Mobilisation im SCG.
Tiefenkontakt Die gleichseitige Hand mit der Kleinfingerkante von kaudal am medialen Klavikulaende anmodellieren. Hierbei die Weichteile einbeziehen. Die andere Hand doppelt.
Mobilisation Am medialen Klavikulaende vorsichtig einen Schub nach kranial/medial geben. Bei gutem Tiefenkontakt kann der Kranialschub mit einer Nickbewegung kombiniert werden (Bewegung nach kranial und dorsal im Sinne einer Außenrotation; ▶ Abb. 4.10).

Tipps & Fallstricke

- Behandlungstechnik ist auch aus der Rückenlage möglich. Dann Translation nach kranial-dorsal.
- Beachte Gelenkebene!

Dorsokaudale Mobilisation/Manipulation im SCG

Indikation Blockierung des SCG.
Lagerung Der Patient befindet sich in Rückenlage. Der Therapeut steht am Kopfende des Patienten auf der zu behandelnden Seite. Der Patientenarm ist in Verlängerung des Klavikulaverlaufs in Abduktion eingestellt.
Tiefenkontakt Mit der patientenfernen Hand den distalen Oberarm umgreifen. Den Unterarm des Patienten seitlich an der Taille des Therapeuten fixieren. Einen

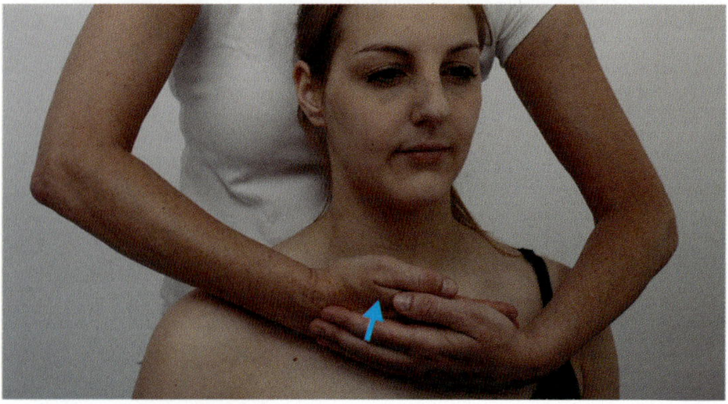

Abb. 4.10 Kranialisierende Mobilisation im Sternoklavikulargelenk

Ausfallschritt einnehmen, sodass das äußere Bein nach vorn zeigt. Den Daumenballen der patientennahen Hand von der Gegenseite her am sternalen Ende der Klavikula anmodellieren und die Langfinger nach lateral richten. Den Ellenbogen möglichst tief halten.

Mobilisation Zunächst über den Daumenballen am sternalen Klavikulaende Vorspannung in kaudaler und lateraler Richtung aufnehmen. Gleichzeitig einen Zug am Oberarm in Verlängerung des Klavikulaverlaufs ausüben. Aus dem Ausfallschritt und der Körperverblockung heraus eine leichte Beckendrehung vornehmen. Dabei die kaudolaterale Vorspannung am Klavikulaende und die Armtraktion gleichzeitig impulsartig verstärken (▶ Abb. 4.11).

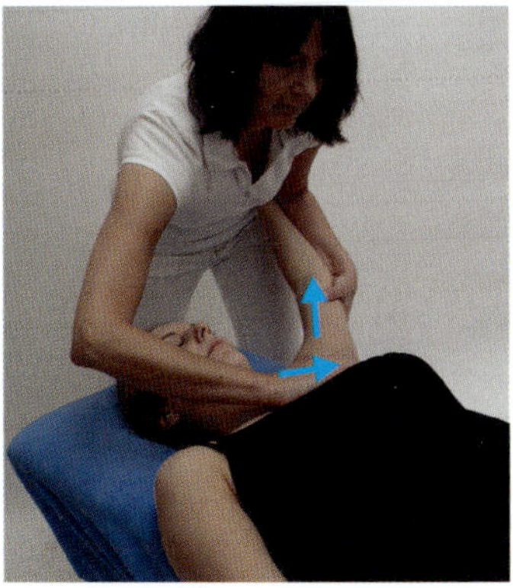

Abb. 4.11 Dorsokaudale Manipulation im Sternoklavikulargelenk

Tipps & Fallstricke

- Den Ellenbogen der patientennahen Hand möglichst tief halten, um den Druck in die dorsale Richtung zu vermindern.
- Die Vorspannung während der Manipulation aufrechterhalten.
- Darauf achten, dass die Armtraktion in Verlängerung des Klavikulaverlaufs erfolgt.
- Die Traktion am Arm und den dorsokaudalen Impuls *gleichzeitig* durchführen.
- Die Manipulation kann auch als weiche Mobilisation durchgeführt werden.

4.2.4 Skapulothorakale Gleitebene

Anatomie

- **Gelenktyp:** kein echtes Gelenk. Die skapulothorakale Gleitebene besteht aus zwei Verschiebeschichten:
  - Die Ventralseite des Schulterblatts gleitet mit dem M. subscapularis auf dem M. serratus anterior.
  - Der M. serratus anterior gleitet auf den Rippen und der Interkostalmuskulatur der Thoraxwand.
- **Besonderheiten:** Das skapulothorakale Gleiten ist Voraussetzung für eine regelrechte Beweglichkeit des Schultergürtels.
- **Mobilisationsrichtungen:** Gleitmobilisationen nach kraniokaudal, mediolateral und in diagonale Richtung, Rotation.

Mobilisation der skapulothorakalen Gleitebene

Indikation Hypertonus und Verspannungen im Bereich der Schulterblattmuskulatur.

Lagerung Der Patient liegt auf der Seite. Die zu mobilisierende Schulter befindet sich oben. Der Therapeut steht dicht vor dem Patienten und stützt diesen mit

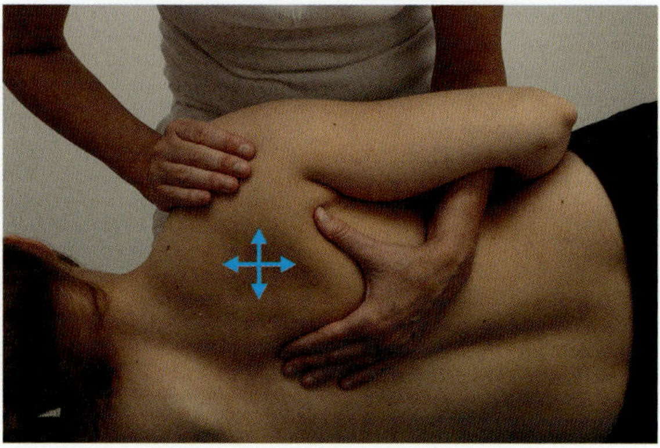

Abb. 4.12 Mobilisation der skapulothorakalen Gleitebene

seinem Körper ab. Der Arm des Patienten liegt auf dem Unterarm des Therapeuten.

Tiefenkontakt Die kopfnahe Hand auf das Akromion legen. Die fußnahe Hand am unteren Schulterblattwinkel anmodellieren.

Mobilisation Das Schulterblatt in mehrere Richtungen mobilisieren (▶ Abb. 4.12):

- Kraniokaudal
- Mediolateral
- Diagonal
- Kreisende Bewegungen

Muskeldehnung nach lateral: zunächst in die oben genannten Richtungen mobilisieren. Dann mit den Fingerkuppen am medialen Schulterblattrand das Schulterblatt unterfassen und vom Thorax abheben.

Tipps & Fallstricke

- Auf einen flächigen und festen Kontakt der Fingerkuppen achten. Ein Einsatz der Fingernägel ist zu vermeiden.
- Den Patientenarm während der Mobilisation *nicht* abduzieren.

5 Fußgelenke

Kirsten Felsberg, Ulla Haeger und Jürgen Lawall

5.1 Befunderhebung

5.1.1 Anamnese

▶ 1.4.1

- Schmerzen
  - Funktionell: belastungsabhängig beim Stehen, Gehen und bei sportlicher Belastung
  - Lokalisation
- Ziehende Beschwerden im Unterschenkelbereich, z. B. bei Blockierungen im proximalen Tibiofibulargelenk

5.1.2 Orthopädische Untersuchung

▶ 1.4.2

- **Inspektion:**
  - Fußform: Senkfuß, Spreizfuß, Hohlfuß, Knickfuß, Plattfuß, Sichelfuß, Krallenzehen, Hammerzehen, Hallux valgus?
  - Fersenstellung: Varus, Valgus, neutral?
- **Palpation:**
  - *Ventral*
    - Gelenkspalt des oberen Sprunggelenks
    - Talushals
    - Sinus tarsi
    - Malleolus medialis und lateralis mit Kollateralbändern
    - Fußwurzelknochen
  - *Dorsal*
    - Fersenbein mit Tuber calcanei
    - Achillessehne
    - Arteria tibialis
    - Tarsaltunnel
- **Bewegungsprüfung:** aktive und passive Beweglichkeit der einzelnen Fuß- und Zehengelenke
- **Untersuchung der Muskelfunktion und Bandführung**

5

5.1.3 Manualmedizinische Untersuchung

Prüfung des Gelenkspiels

- **Interphalangealgelenke:**
  - Traktion
  - Dorsoplantares Gleiten (Extension/Flexion)
  - Mediolaterales Gleiten
  - Rotationsgleiten
- **Metatarsophalangealgelenke:**
  - Traktion
  - Mediolaterales Gleiten (Abduktion/Adduktion)
  - Dorsoplantares Gleiten (Extension/Flexion)
  - Rotationsgleiten
- **Lisfranc-Gelenklinie:** Traktion (I, IV und V), dorsoplantares Gleiten
- **Chopart-Gelenklinie:** dorsoplantares Gleiten

- **Unteres Sprunggelenk (USG):**
  - Traktion nach plantar und dorsoplantar
  - Supination/Pronation
  - Rotationsbewegung des Kalkaneus
- **Oberes Sprunggelenk (OSG):**
  - Traktion
  - Dorsoventrales Gleiten (Dorsalflexion/Plantarflexion)
- **Distales Tibiofibulargelenk:**
  - Dorsoventrales Gleiten
  - Kraniokaudales Gleiten (Dorsalflexion im OSG)
- **Proximales Tibiofibulargelenk:**
  - Dorsoventrales Gleiten
  - Kraniokaudales Gleiten (Dorsalflexion im OSG)

5.1.4 Differenzialdiagnostik

Erkrankungen, die sich hinter rezidivierenden Blockierungen im Bereich der Fußgelenke verbergen können:

- Fußdeformitäten, Spastik, Paresen, Hallux rigidus, Fersensporn, plantare Warzen, Paronychien, Arthritiden, Kontraktur der Plantaraponeurose (Morbus Ledderhose)
- Unphysiologischer Abrollvorgang, posttraumatische und postoperative Gelenkkontrakturen, unphysiologisches Schuhwerk, Achsfehlstellungen im Kniegelenk
- Beschwerden der Füße können auch bei Störungen im Bereich der Hüftgelenke und der LWS auftreten und umgekehrt, z. B. im Rahmen einer radikulären oder pseudoradikulären Symptomatik. Deshalb bei unklaren Lokalbefunden auch die proximaler gelegenen Gelenke und die Wirbelsäule untersuchen.

5

5.2 Manuelle Therapie

▶ 1.5

Die Stabilisierung der Quer- und Längsgewölbe des Fußes erfolgt überwiegend durch Bänder und Muskeln. Deshalb ist im Bereich der Fußgelenke neben der Wiederherstellung des Gelenkspiels die physiotherapeutische Behandlung besonders wichtig. Darüber hinaus sollte auf eine adäquate Einlagenversorgung und Schuhzurichtung geachtet werden.

5.2.1 Zehengelenke

Anatomie

Artt. interphalangeae

- **Gelenktyp:** Scharniergelenk
- **Gelenkpartner:** Köpfchen des proximalen Zehenglieds, konvex → Basis des distalen Zehenglieds, konkav
- **Gelenkspaltverlauf:** senkrecht zur Längsachse der Zehenglieder
- **Bewegungsfreiheitsgrade:** 1 Freiheitsgrad, Extension/Flexion aktiv 0/0/40°, passiv 0/0/70°
- **Ruhestellung:** 5° Flexion

- **Mobilisationsrichtungen:** Traktion, dorsoplantare und mediolaterale Gleitmobilisation, Rotationsgleiten
- **Verriegelte Stellung:** maximale Extension

Artt. metatarsophalangeae

- **Gelenktyp:** Kugelgelenk.
- **Gelenkpartner:** Köpfchen der Mittelfußknochen, konvex → Basen der Zehengrundglieder, konkav.
- **Gelenkspaltverlauf:** senkrecht zur Längsachse der Mittelfußknochen.
- **Bewegungsfreiheitsgrade:** anatomisch 3 Freiheitsgrade, durch die Ligg. collateralia ist die Bewegung jedoch auf 2 Hauptachsen beschränkt:
  - Extension/Flexion 50/0/40°.
  - In Streckstellung geringgradige Ab- und Adduktion der Zehen.
- **Besonderheiten:** Die Funktion der Zehengrundgelenke, speziell des Großzehengrundgelenks, ist für den Abrollvorgang des Fußes von wesentlicher Bedeutung. In der Abdruckphase des Fußes wird das in Extension eingestellte Großzehengrundgelenk besonders stark belastet. Dies führt häufig vorzeitig zu arthrotischen Veränderungen (Hallux rigidus).
- **Ruhestellung:** Nullstellung bis leichte Flexion.
- **Mobilisationsrichtungen:** Traktion, dorsoplantare und mediolaterale Gleitmobilisation, Rotationsgleiten.
- **Verriegelte Stellung:** maximale Extension.

Traktion

Indikation Hypomobilität der Zehengelenke.

Lagerung Der Patient liegt auf dem Rücken. Das Kniegelenk ist leicht unterlagert. Der Therapeut sitzt oder steht am lateralen Fußrand des Patienten.

Tiefenkontakt Die proximale Fixationshand und die distale Mobilisationshand mit Daumen und Zeigefinger flächig von dorsal bzw. plantar möglichst nah am Zehengelenk anlegen. Bei Neutral-Null-Stellung im OSG das Zehengelenk in leichter Flexion einstellen.

Mobilisation Aus der leichten Flexionsstellung heraus eine Traktion in Verlängerung des distalen Gelenkpartners durchführen (▶ Abb. 5.1).

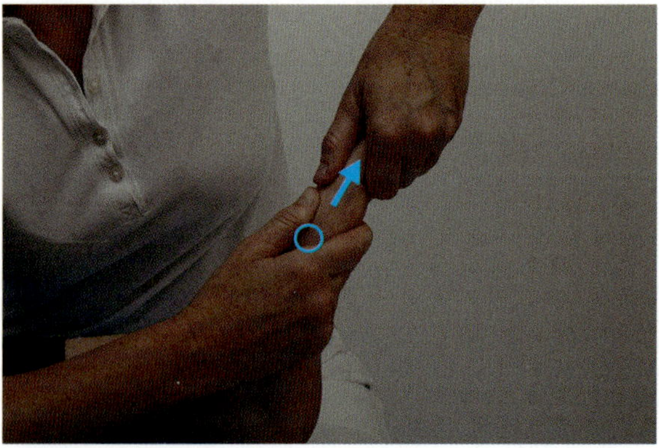

Abb. 5.1 Traktion der Zehengelenke

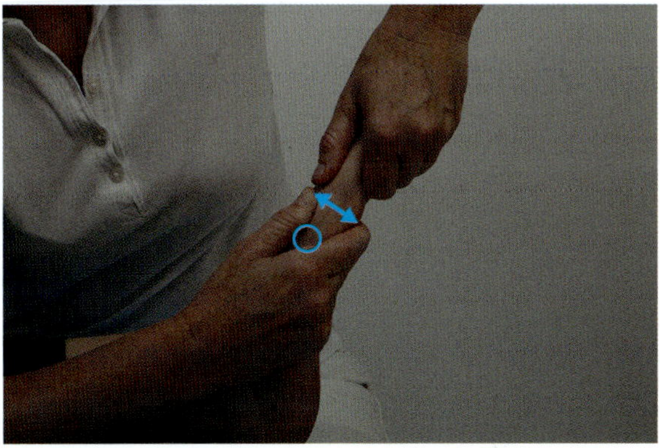

Abb. 5.2 Dorsoplantares Gleiten der Zehengelenke

Dorsalgleiten

Indikation Einschränkung der Zehenextension.
Lagerung ▶ Traktion.
Tiefenkontakt ▶ Traktion.
Mobilisation Über den distalen Therapeutenzeigefinger senkrecht zum distalen Gelenkpartner nach dorsal mobilisieren (▶ Abb. 5.2).

Plantargleiten

Indikation Einschränkung der Zehenflexion.
Lagerung ▶ Traktion.
Tiefenkontakt ▶ Traktion.
Mobilisation Senkrecht zum distalen Gelenkpartner nach plantar mobilisieren (▶ Abb. 5.2).

Tipps & Fallstricke

- Jede Gleitbewegung immer nur in Verbindung mit einer lösenden Traktion durchführen.
- Funktionsbewegungen im entsprechenden Gelenk vermeiden.
- Nicht ständig zwischen dorsaler und plantarer Richtung wechseln.
- Die Mobilisationen kommen vorwiegend am Großzehengrundgelenk zur Anwendung.

Mediolaterales Gleiten

Indikation Einschränkung der Großzehenabduktion bzw. -adduktion. Hypomobilität in den Interphalangealgelenken.
Lagerung ▶ Traktion.
Tiefenkontakt Daumen und Zeigefinger der proximalen Fixationshand und der distalen Mobilisationshand von medial und lateral möglichst nah am Zehengelenk anlegen. Bei Neutral-Null-Stellung im OSG das Zehengelenk in leichter Flexion einstellen.

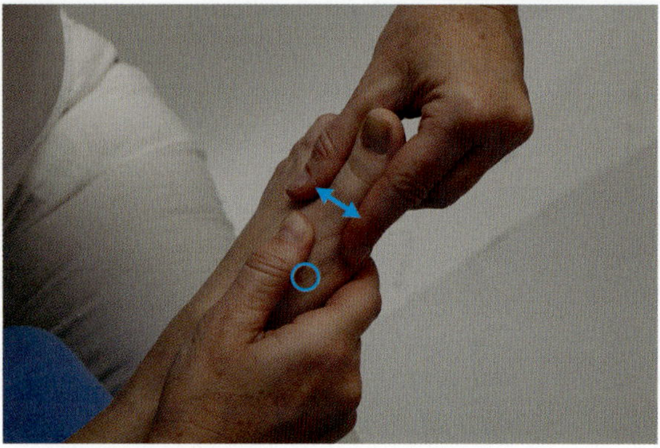

Abb. 5.3 Mediolaterales Gleiten

Ausnahme: Bei Mobilisation in den Zehengrundgelenken III und IV den Zeigefinger der Fixationshand volar am zugehörigen Os metatarsale anlegen. Mit dem Daumen auf der Dorsalseite die Fixation der entsprechenden Richtung übernehmen.

Mobilisation Nach einer lösenden Traktion über den distalen Daumen oder Zeigefinger senkrecht zum distalen Gelenkpartner in die entsprechende Richtung mobilisieren (▶ Abb. 5.3).

Rotationsgleiten

Indikation Hypomobilität der Zehengelenke.
Lagerung ▶ Traktion.
Tiefenkontakt Daumen und Zeigefinger der Fixationshand an den proximalen Gelenkpartner legen. Mit Daumen und Zeigefinger der Mobilisationshand den distalen Gelenkpartner von medial und lateral umfassen und in leichter Flexion einstellen.
Mobilisation Unter leichter Traktion eine Rotation um die Zehenlängsachse durchführen. Dabei Biegebelastungen und ein ständiges Wechseln zwischen den Rotationsrichtungen vermeiden.

Zeltstocktechnik (Funktionsmobilisation)

Indikation Einschränkungen der Vorfußmobilität, Beschwerden bei Spreizfuß.
Lagerung Der Patient liegt auf dem Rücken. Das Kniegelenk ist leicht unterlagert. Der Therapeut steht vor dem Fuß des Patienten.
Tiefenkontakt Die Finger III und IV beider Hände mit den Fingerkuppen von plantar zwischen die Metatarsalia II und III des Patientenfußes anmodellieren. Die Daumenballen beider Hände in gleicher Höhe dorsal auf den Fußrücken legen.
Mobilisation Die Mobilisation verstärkt das Fußquergewölbe: Die Daumenballen beider Hände nach lateral ausstreichen. Dabei mit den Fingerkuppen auf der Plantarseite gegenhalten. Bei der Mobilisierung ein Aufdehnen über die Zehengrundgelenke vermeiden (▶ Abb. 5.4).

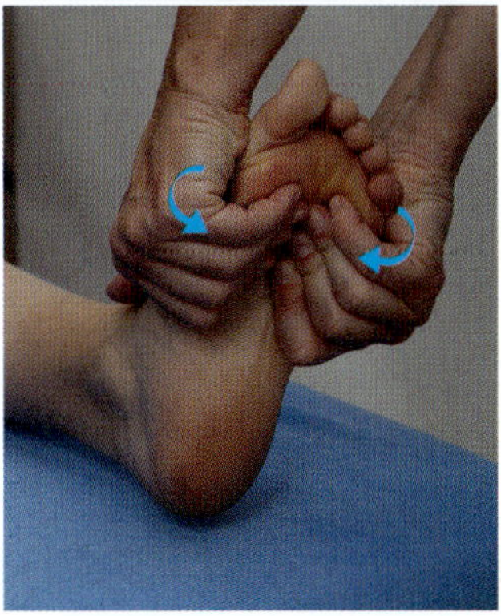

Abb. 5.4 Funktionsmobilisation des distalen Fußgewölbes (Zeltstocktechnik)

Dorsalmobilisation der Metatarsalköpfchen II und III (Funktionsmobilisation)

Indikation Beschwerden bei Spreizfuß.

Lagerung Der Patient liegt auf dem Bauch, das Kniegelenk ist ca. 90° flektiert. Der Therapeut steht am Fußende.

Tiefenkontakt Von plantar die gedoppelten Daumenkuppen beider Therapeutenhände proximal der Metatarsalköpfchen II und III anlegen. Die Langfinger seitlich an den Fußrändern anmodellieren und den Patientenfuß in Neutral-Null-Position einstellen.

Mobilisation Die Mobilisation erfolgt innerhalb einer Kreisbewegung: jeweils beim Überschreiten der Senkrechten in kranialer Richtung die Seitenränder nach plantar aufziehen und über die Daumenkuppen einen Schub nach dorsal geben (▶ Abb. 5.5).

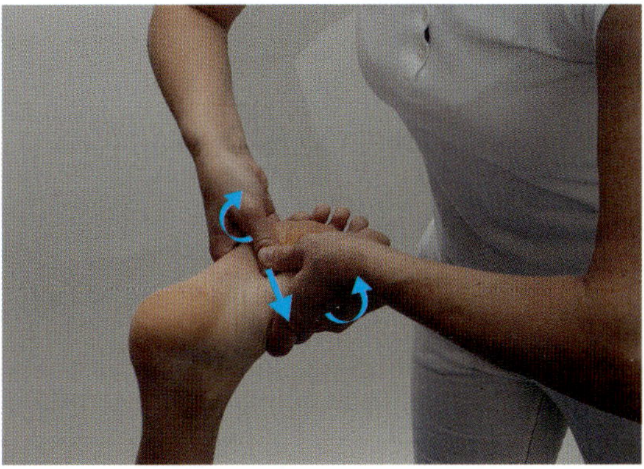

Abb. 5.5 Dorsalmobilisation der Metatarsalköpfchen II und III

5

Tipps & Fallstricke

- Durch die Mobilisation wird das Quergewölbe des Fußes betont.
- Dorsalschub über die Daumenkuppen vorsichtig durchführen (Schmerz!).
- Vorspannung über Langfinger und Daumenkuppen während der Kreisbewegung aufrechterhalten.

5.2.2 Fußwurzel

Anatomie

▶ Abb. 5.6.

Art. cuneonavicularis

- **Gelenktyp:** Amphiarthrose
- **Gelenkpartner:** Ossa cuneiformia → Os naviculare

Art. calcaneocuboidea

- **Gelenktyp:** Amphiarthrose
- **Gelenkpartner:** Os cuboideum → Os calcaneus

Art. tarsi transversa (Chopart-Gelenklinie)

- **Gelenktyp:** Amphiarthrose
- **Gelenkpartner:** Os cuboideum → Os calcaneus und Os naviculare → Os talus

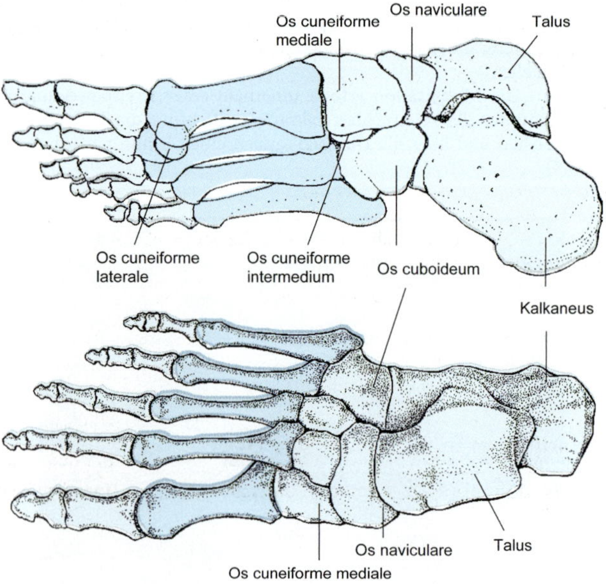

Abb. 5.6 Fußwurzelskelett [L157]

Tab. 5.1 Translatorischer Gelenktest

	Fixation	Mobilisation
Medial	Talus	Os naviculare
	Os naviculare	Ossa cuneiformia I–II
	Os cuneiforme I	Os metatarsale I
Lateral	Kalkaneus	Os cuboideum
	Os cuboideum	Ossa metatarsalia IV + V
Dorsal	Os cuneiforme II	Os metatarsale II
	Os cuneiforme III	Os metatarsale III
	Os cuneiforme III	Os cuboideum
	Os naviculare	Os cuboideum
	Talus	Kalkaneus

- **Gelenkspaltverlauf:** S-förmig
- **Funktionsbewegung:** Inversion/Eversion 60/0/30°

Art. subtalaris und Art. talocalcaneonavicularis (unteres Sprunggelenk)

- **Gelenktyp:** keine klassische Zuordnung
- **Gelenkpartner:**
  - Art. subtalaris: Os calcaneus, konvex → Os talus, konkav
  - Art. talocalcaneonavicularis: Os talus → Os calcaneus → Os naviculare
- **Bewegungsfreiheitsgrade:** 1 Freiheitsgrad, Pro-/Supination 50/0/30°
- **Ruhestellung:** Mittelstellung zwischen Pronation und Supination
- **Mobilisationsrichtungen:** Traktion, Ab-/Adduktionsgleiten, Pro- und Supinationsmobilisation
- **Verriegelte Stellung:** maximale Supination

Art. talocruralis (oberes Sprunggelenk)

- **Gelenktyp:** Scharniergelenk
- **Gelenkpartner:** Trochlea tali, konvex → Malleolengabel, konkav
- **Gelenkspaltverlauf:** U-förmig
- **Bewegungsfreiheitsgrade:** 1 Freiheitsgrad, Dorsalextension/Plantarflexion 25/0/40°
- **Ruhestellung:** 10° Plantarflexion
- **Mobilisationsrichtungen:** Traktion, ventrale und dorsale Gleitmobilisation
- **Verriegelte Stellung:** maximale Extension

Translatorischer Gelenktest („Fußwurzeltest")
Um die Beweglichkeit der einzelnen Fußwurzelknochen zu prüfen, werden diese in dorsoplantarer Richtung translatorisch gegeneinander bewegt (▶ Tab. 5.1, ▶ Abb. 5.7).

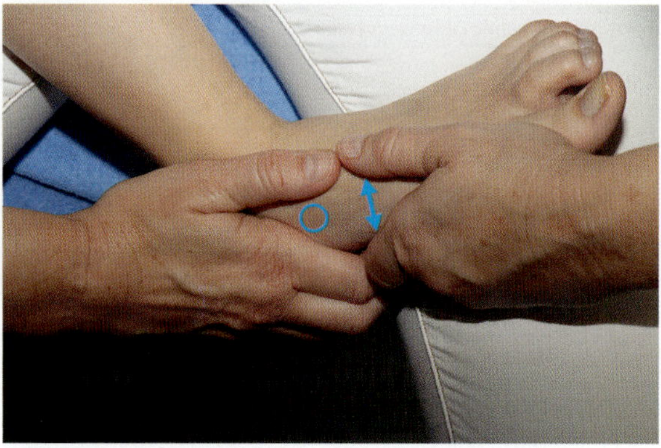

Abb. 5.7 Dorsoplantare Mobilisation des Os cuneiforme I gegen das Os naviculare beim Fußwurzeltest

Dorsoplantare Mobilisation im Tarsometatarsalgelenk I

Indikation Einschränkungen der Mittelfußmobilität, Störungen des Abrollvorgangs, Beschwerden bei Senkfuß, nach Ruhigstellung und Verletzung.
Lagerung Der Patient liegt auf dem Rücken. Das Kniegelenk ist unterlagert. Der Therapeut sitzt am lateralen Fußrand des Patienten.
Tiefenkontakt Mit der Schwimmhaut oder mit Daumen und Zeigefinger (variabel) der proximalen Therapeutenhand das Os cuneiforme I flächig von dorsal und plantar fixieren. Daumen und Zeigefinger der distalen Mobilisationshand von dorsal und plantar an die Basis des Metatarsale I legen. Den Patientenfuß in leichter Pronation einstellen.

Mobilisation

Aus der Pronationsstellung heraus über den Daumen bzw. Zeigefinger senkrecht zum distalen Gelenkpartner nach plantar bzw. dorsal mobilisieren (▶ Abb. 5.8).

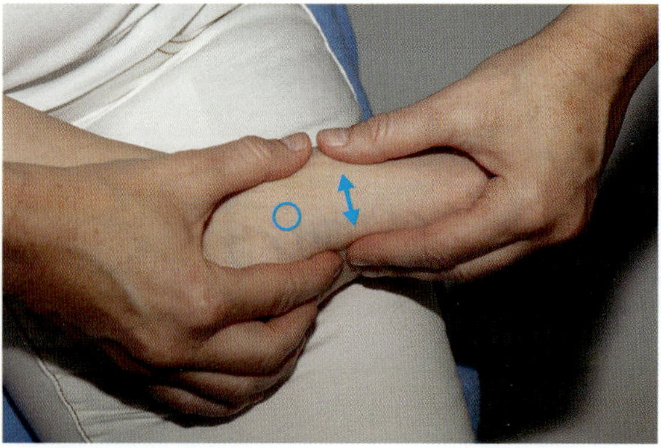

Abb. 5.8 Dorsoplantare Mobilisation im Tarsometatarsalgelenk I

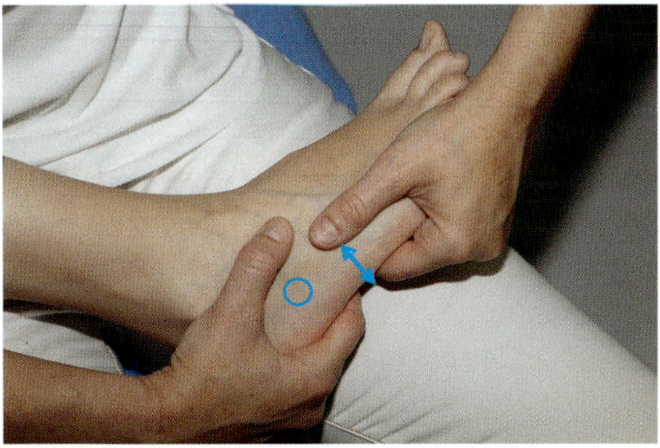

Abb. 5.9 Dorsoplantare Mobilisation der Basis der Ossa metatarsalia IV und V

Tipps & Fallstricke
- Die Pronationsstellung des Patientenfußes ersetzt die Traktion. *Alternativ* ist auch eine Traktion über den distalen Gelenkpartner möglich.
- Eine Traktion ist auch als isolierte Technik durchführbar.
- Die Basis des Metatarsale I sollte auch über die Schwimmhaut der distalen Hand gegen das Os cuneiforme I verwrungen werden (pronatorische Verschraubungen im Gang).

Dorsoplantare Mobilisation im Tarsometatarsalgelenk IV und V

Indikation Störungen des Abrollvorgangs.
Lagerung Der Patient liegt auf dem Rücken. Das Kniegelenk ist unterlagert. Der Therapeut sitzt an der Medialseite des Patientenfußes.
Tiefenkontakt Mit der Schwimmhaut oder dem Daumen und Zeigefinger der proximalen Therapeutenhand das Os cuboideum von dorsal und plantar fixieren. Die distale Mobilisationshand mit dem Daumen von dorsal und dem Zeigefinger von plantar an die Basis der Ossa metatarsalia IV und V legen.
Mobilisation Senkrecht zum distalen Gelenkpartner nach dorsal bzw. plantar mobilisieren (▶ Abb. 5.9). Ein ständiges Wechseln zwischen den Mobilisationsrichtungen vermeiden.

Tipps & Fallstricke
- Die Gleitmobilisation kann in Verbindung mit einer Traktion durchgeführt werden.
- Die Traktion ist auch isoliert möglich.

Plantarschub in der Lisfranc-Gelenklinie

Indikation Senkfußbeschwerden.
Lagerung Der Patient liegt auf dem Rücken. Das Bein ist im Kniegelenk gebeugt, die Ferse steht auf der Behandlungsbank. Der Therapeut sitzt seitlich neben der Bank.

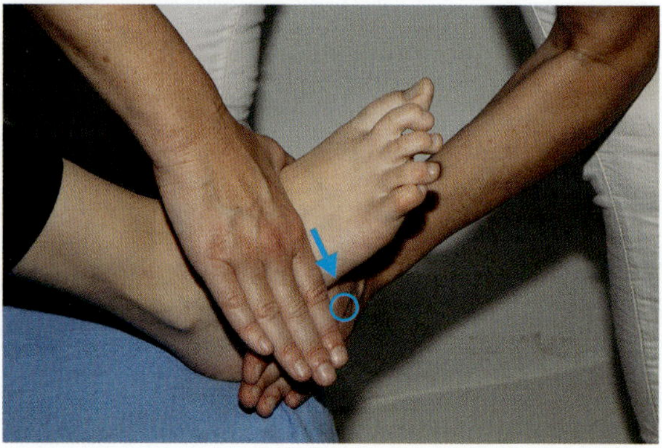

Abb. 5.10 Plantarschub in der Lisfranc-Gelenklinie

Tiefenkontakt Mit der Schwimmhaut von plantar die Ossa cuneiformia und das Os cuboideum fixieren. Die Mobilisationshand liegt mit der Schwimmhaut von dorsal an den Basen der Ossa metatarsalia.

Mobilisation Die Basen der Ossa metatarsalia werden senkrecht zur Fußlängsachse nach plantar mobilisiert (▶Abb. 5.10).

Tipps & Fallstricke

Es handelt sich um „kulissenartige" Verschiebungen, bei denen mit wenig Kraftaufwand und andauerndem weich-rhythmischem Federn mobilisiert wird.

Dorsalmobilisation an den Basen der Ossa metatarsalia II–IV (Funktionsmobilisation)

Indikation Senkfußbeschwerden, Abrollbeschwerden beim Gehen, Einschränkungen der Fußmobilität.

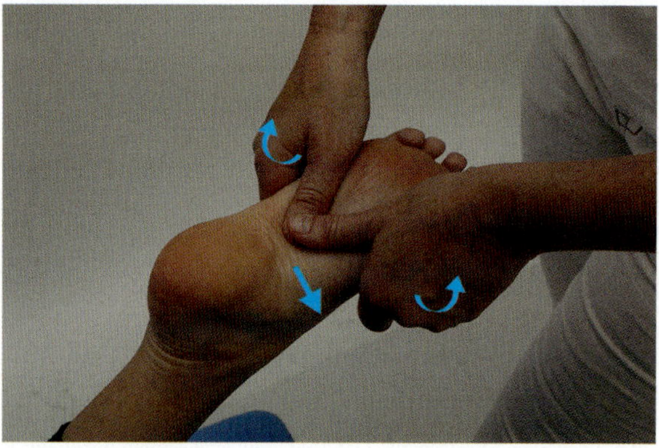

Abb. 5.11 Dorsalmobilisation an den Basen der Ossa metatarsalia II–IV

Lagerung Der Patient liegt auf dem Bauch, der Therapeut steht am Fußende. Das Kniegelenk des Patienten ist leicht flektiert. Der Fuß befindet sich in lockerer Spitzfußstellung.
Tiefenkontakt Die gedoppelten Daumenkuppen beider Therapeutenhände flächig von plantar an die Basis des Os metatarsale III legen. Die Langfinger distal der Daumenkuppen an den Fußaußenrändern anmodellieren.
Mobilisation Die Mobilisation erfolgt aus der Spitzfußstellung innerhalb einer Kreisbewegung: Jeweils beim Überkreisen der Senkrechten in kaudaler Richtung über die Daumenkuppen einen dorsalisierenden Schub geben. Dabei gleichzeitig mit den Langfingern die Seitenränder nach plantar aufziehen (▶ Abb. 5.11). Während des Mobilisationsschubs die Spitzfußstellung zur Entspannung der Plantaraponeurose leicht verstärken.

Tipps & Fallstricke
- Darauf achten, dass durch die Spitzfußstellung das OSG nicht zu stark belastet wird
- Zu große Kreisbewegung im Knie vermeiden (Verlust des Tiefenkontakts!)
- Vorspannung während der Kreisbewegung aufrechterhalten

Dorsalmobilisation des Os naviculare und Os cuboideum (Funktionsmobilisation)

5

Indikation Einschränkung der Inversion bzw. Eversion, Senkfuß.
Lagerung ▶ Dorsalschub an den Basen der Ossa metatarsalia II–IV.
Tiefenkontakt Die gedoppelten Daumenkuppen beider Therapeutenhände von plantar flächig auf das Os naviculare bzw. das Os cuboideum legen. Die Langfinger distal der Daumenkuppen an beiden Fußaußenrändern anmodellieren.
Mobilisation ▶ Dorsalschub an den Basen der Ossa metatarsalia II–IV (▶ Abb. 5.12).

Dorsalschub in der Chopart-Gelenklinie

Indikation Senkfußbeschwerden, Einschränkungen der Inversion und Eversion.

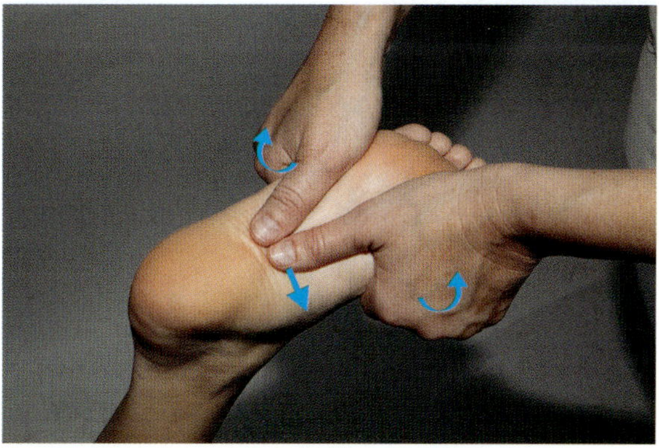

Abb. 5.12 Dorsalmobilisation des Os naviculare und Os cuboideum

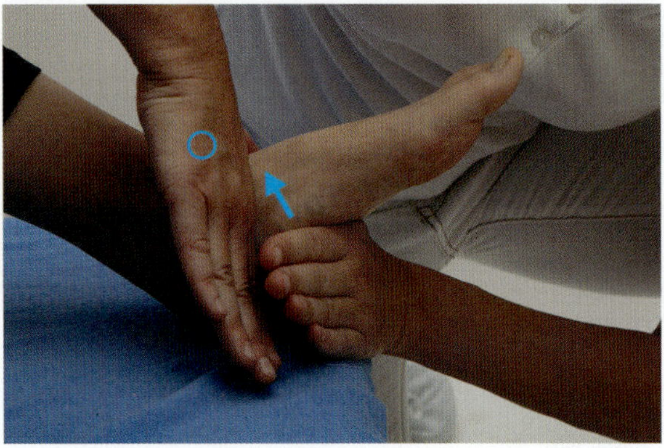

Abb. 5.13 Dorsalschub in der Chopart-Gelenklinie

Lagerung Der Patient liegt auf dem Rücken. Das Bein ist im Kniegelenk gebeugt, die Ferse ist am Bankende aufgestellt. Der Therapeut sitzt seitlich neben der Behandlungsbank.
Tiefenkontakt Die Fixationshand liegt mit der Schwimmhaut von dorsal auf dem Talushals. Die Mobilisationshand liegt plantar mit der Schwimmhaut am Os naviculare und am Os cuboideum.
Mobilisation „Kulissenartige“ Schübe (Plantarschub in der Lisfranc-Gelenklinie) senkrecht zur Fußlängsachse nach dorsal (▶ Abb. 5.13).

5

Plantarschub in der Chopart-Gelenklinie

Indikation Hohlfußbeschwerden, Einschränkungen der Inversion und Eversion.
Lagerung ▶ Dorsalschub in der Chopart-Gelenklinie.
Tiefenkontakt Die Fixationshand liegt mit der Schwimmhaut plantar am Kalkaneus. Die Mobilisationshand liegt mit der Schwimmhaut dorsal auf dem Os naviculare und Os cuboideum.

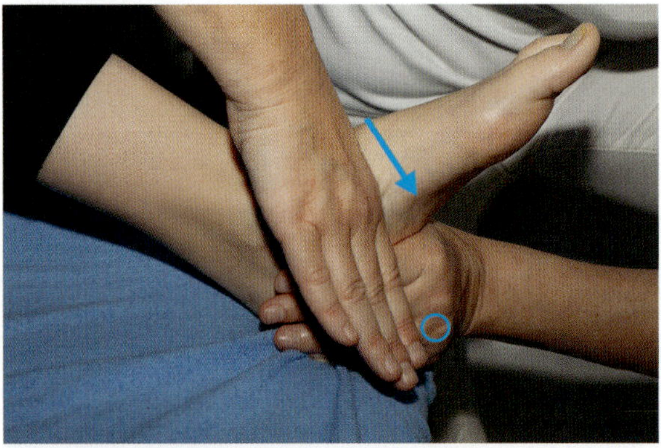

Abb. 5.14 Plantarschub in der Chopart-Gelenklinie

Mobilisation „Kulissenartige“ Schübe (Plantarschub in der Lisfranc-Gelenklinie) senkrecht zur Fußlängsachse nach plantar (▶ Abb. 5.14).

Mobilisationsrichtungen des Kalkaneus

Indikation Einschränkung des Gelenkspiels im USG.
Lagerung Der Patient liegt auf dem Bauch. Das Knie ist 90° flektiert. Der Therapeut steht seitlich neben der Behandlungsliege.
Tiefenkontakt Mit der Schwimmhaut der patientenfernen Hand den Talus ventral und distal der Malleolengabel fixieren. Dabei die Langfinger auf der Medialseite und den Daumen auf der Lateralseite anlegen. Den Kalkaneus mit der patientennahen Hand im Spitzgriff umfassen.
Mobilisation Eine Traktion im subtalaren Gelenk durchführen. Der Zug am Kalkaneus kann aufgrund der verschiedenen Gelenkflächen in einem Winkel von 60° bis 90° erfolgen (▶ Abb. 5.15).

- **Ab-/Adduktionsmobilisation (Rotation):** bei fixiertem Talus und gehaltener Traktion den hinteren Kalkaneusanteil nach medial bzw. lateral mobilisieren
- **Pro- und Supinationsmobilisation:** bei fixiertem Talus und gehaltener Traktion den Kalkaneus in Pronations- bzw. Supinationsstellung kippen

Traktion im oberen Sprunggelenk

Indikation Einschränkung des Gelenkspiels im oberen Sprunggelenk.
Lagerung Der Patient liegt in Bauchlage auf der Behandlungsliege, das Knie ist 90° gebeugt. Der Therapeut steht seitlich neben der Behandlungsliege.
Tiefenkontakt Der Therapeut umfasst mit beiden Schwimmhäuten den Talus von ventral und den Kalkaneus von dorsal. Das Sprunggelenk befindet sich in lockerer Plantarflexion. Die Ellenbogen des Therapeuten sind aufgestellt. Seine Hände sind in Ulnarduktion und bauen dosiert Spannung in Richtung Radialduktion auf.
Mobilisation Die Therapeutenhände in Richtung Radialduktion bewegen und so eine Traktion des Talus in Verlängerung der Unterschenkellängsachse durchführen (▶ Abb. 5.16).

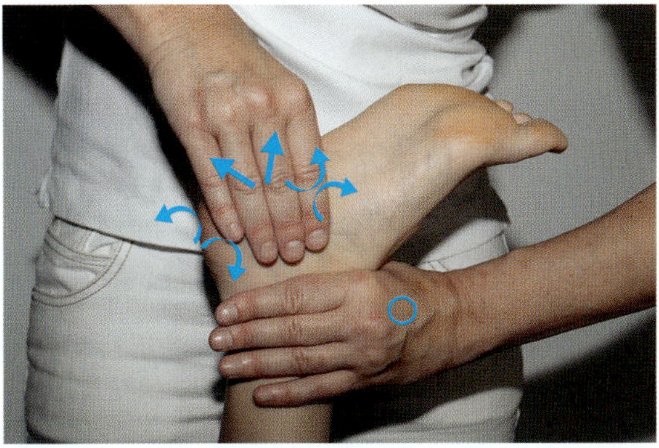

Abb. 5.15 Traktion, Ab-/Adduktions-, Pro- und Supinationsmobilisation im unteren Sprunggelenk

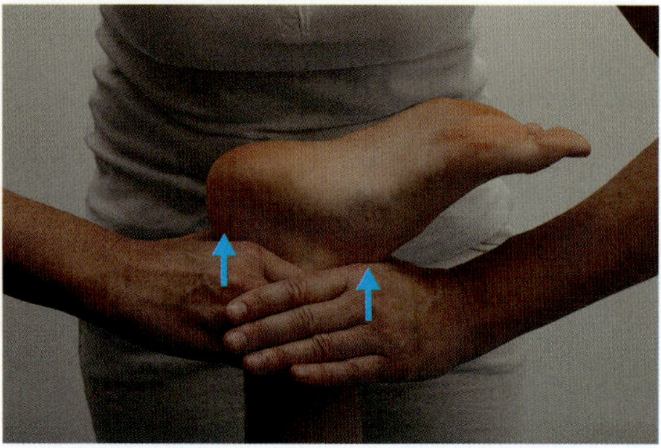

Abb. 5.16 Traktion im oberen Sprunggelenk

Alternative: Die Traktion kann auch aus Rückenlage durchgeführt werden. Dabei umfasst eine Hand den Kalkaneus und die andere modelliert sich mit der ulnaren Handkante an den Talushals.

Ventralmobilisation des Talus

Indikation Einschränkung der Plantarflexion.
Lagerung Der Patient liegt auf dem Rücken. Sein Fuß ragt über die Behandlungsliege hinaus und ist in mittlerer Plantarflexion eingestellt. Der Therapeut steht seitlich neben der Bank.
Tiefenkontakt Die patientennahe Fixationshand von ventral proximal der Malleolengabel auf den Unterschenkel legen. Mit der patientenfernen Mobilisationshand den Kalkaneus von dorsoplantar umfassen. Dabei mit dem Unterarm die Plantarseite des Fußes schienen.

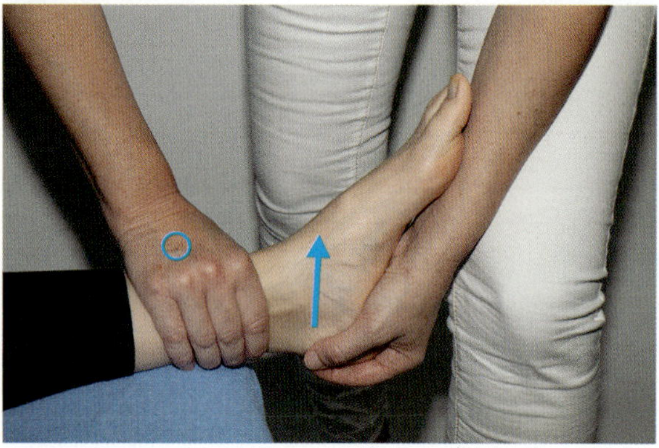

Abb. 5.17 Ventralmobilisation im oberen Sprunggelenk

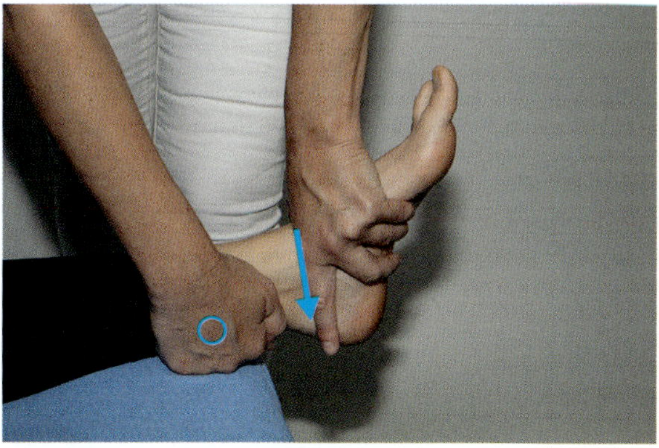

Abb. 5.18 Dorsalmobilisation im oberen Sprunggelenk

Mobilisation Bei fixiertem Unterschenkel zunächst eine Traktion in Verlängerung der Unterschenkellängsachse durchführen. Dann über den Kalkaneus einen Ventralschub geben. Während der Mobilisation die Plantarflexion des Fußes aufrechterhalten, um eine Kompression im OSG zu vermeiden (▶ Abb. 5.17).

Dorsalmobilisation des Talus

Indikation Einschränkung der Dorsalflexion.
Lagerung ▶ Ventralmobilisation des Talus.
Tiefenkontakt Von dorsal die patientennahe Fixationshand proximal der Malleolengabel um den Unterschenkel legen. Die patientenferne Mobilisationshand umfasst von ventral mit der Schwimmhaut den Talushals und verhindert mit den Langfingern eine Veränderung der Fußstellung.
Mobilisation Bei fixiertem Unterschenkel zunächst eine Traktion in Verlängerung der Unterschenkellängsachse durchführen. Dann über den Talus einen Dorsalschub geben. Während der Mobilisation die Plantarflexion des Fußes über die Langfinger des Therapeuten aufrechterhalten, um eine Kompression im OSG zu vermeiden (▶ Abb. 5.18).
Alternative: Die Dorsalmobilisation des Talus ist auch indirekt über die am Kalkaneus angelegte Schwimmhaut mit gleichzeitigem Schienen des Fußes über den Unterarm möglich.

5.2.3 Tibiofibulargelenk

Anatomie

Syndesmosis tibiofibularis (distales Tibiofibulargelenk)

- **Gelenktyp:** Syndesmose
- **Gelenkpartner:** distaler Bereich der Tibia → distaler Bereich der Fibula
- **Bewegungsrichtungen:** Mitbewegung der Fibula bei Bewegungen im Sprunggelenk
  - *Supination* → Bewegung der Fibula nach *distal* und *dorsal*
  - *Pronation* → Bewegung der Fibula nach *proximal* und *ventral*

   - *Dorsalflexion* → Bewegung der Fibula nach lateral und proximal sowie Innenrotation
   - *Plantarflexion* → Bewegung der Fibula nach medial und distal sowie Außenrotation
- **Besonderheiten:** keine Knochenführung, Verbindung durch 3 tibiofibulare Bänder und die Membrana interossea
- **Mobilisationsrichtungen:** dorsale, ventrale, kaudale und kraniale Gleitmobilisation

Art. tibiofibularis (proximales Tibiofibulargelenk)
- **Gelenktyp:** Amphiarthrose.
- **Gelenkpartner:** Tibia mit Facies articularis fibularis → Fibulaköpfchen mit Facies articularis capitis.
- **Gelenkspaltverlauf:** schräg von ventrolateral nach dorsomedial.
- **Besonderheiten:** Das proximale Tibiofibulargelenk hat für das Sprunggelenk die Funktion eines „Kompensationsgelenks": Bei Extension im OSG wird die Knöchelgabel erweitert unter Anspannung der Membrana interossea, die als Syndesmose beide Unterschenkelknochen miteinander verbindet.
- **Mobilisationsrichtungen:** dorsoventrale Gleitmobilisation, kaudale Mobilisation.

Mobilisation des distalen Tibiofibulargelenks nach dorsal

5

Indikation Einschränkung der Dorsalflexion im OSG, sekundäre Blockierungen bei Störungen im Sakroiliakalgelenk oder der LWS, nach Ruhigstellung und Verletzung.
Lagerung Der Patient liegt auf dem Rücken. Das zu behandelnde Bein ist angewinkelt und stützt sich mit dem Fuß locker auf der Behandlungsliege ab. Der Therapeut sitzt oder steht vor dem Patientenbein.
Tiefenkontakt Mit den Langfingern der patientennahen Hand das distale Tibiaende von dorsal fixieren. Den Daumenballen der patientenfernen Hand von ventral am distalen Fibulaende anmodellieren.

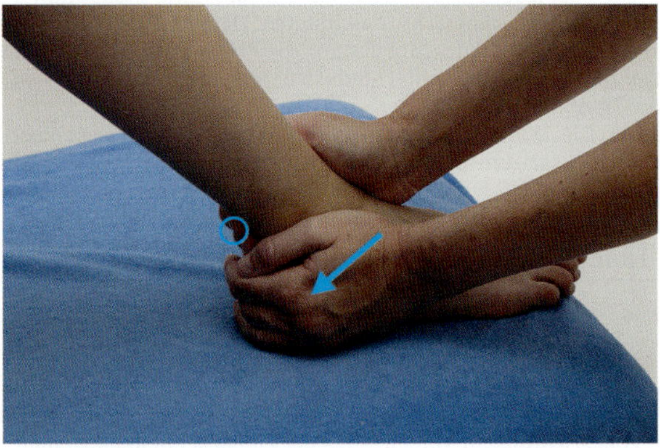

Abb. 5.19 Mobilisation des distalen Tibiofibulargelenks nach dorsal

Mobilisation Nach entsprechender Vorspannung vorsichtig wiederholt einen Schub nach dorsal geben, entsprechend dem Verlauf der Gelenkachse, die von lateroventral nach mediodorsal verläuft (▶ Abb. 5.19). Bei der Mobilisation jeglichen Krafteinsatz vermeiden.

Mobilisation des distalen Tibiofibulargelenks nach ventral

Indikation ▶ Mobilisation des distalen Tibiofibulargelenks nach dorsal.
Lagerung ▶ Mobilisation des distalen Tibiofibulargelenks nach dorsal.
Tiefenkontakt Mit dem Handballen der patientennahen Hand das distale Tibiaende von ventral fixieren. Die Langfinger III und IV der patientenfernen Hand mit gestreckten Fingerendgelenken flächig von dorsal am distalen Fibulaende anmodellieren. Dabei auf Mitnahme der Weichteile achten.
Mobilisation Nach entsprechender Vorspannung wiederholt nach ventral mobilisieren, entsprechend dem Verlauf der Gelenkachse, die von mediodorsal nach lateroventral verläuft. Darauf achten, dass während der Mobilisation die Fingerendgelenke gestreckt bleiben (▶ Abb. 5.20).

Mobilisation des proximalen Tibiofibulargelenks nach dorsal

Indikation Nach Bandverletzungen, nach Dorsalmobilisation des distalen Tibiofibulargelenks.
Lagerung Der Patient liegt auf dem Rücken. Das zu behandelnde Bein ist leicht angewinkelt und stützt sich mit dem Fuß locker auf der Behandlungsliege ab. Der Therapeut sitzt oder steht vor dem Patientenbein.
Tiefenkontakt Mit den Langfingern der patientennahen Hand das proximale Tibiaende von dorsal fixieren. Den Daumenballen der patientenfernen Hand unter Mitnahme der Weichteile von ventral am Fibulaköpfchen anmodellieren.
Mobilisation Nach leichter Vorspannung vorsichtig (jeglichen Krafteinsatz vermeiden!) über den Daumenballen nach dorsal mobilisieren, entsprechend dem Verlauf der Gelenkachse, die von lateroventral nach mediodorsal verläuft (▶ Abb. 5.21).

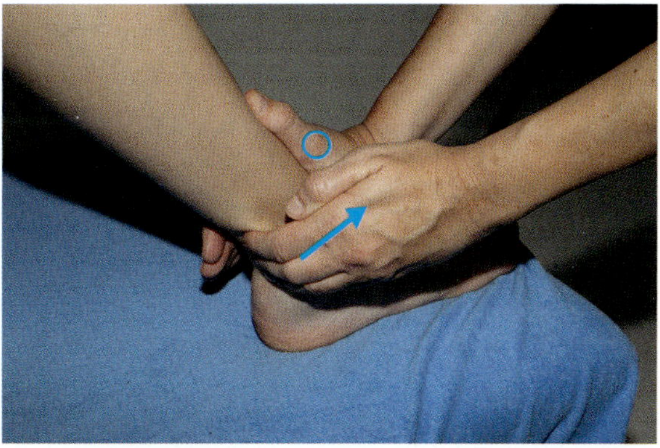

Abb. 5.20 Mobilisation des distalen Tibiofibulargelenks nach ventral

5

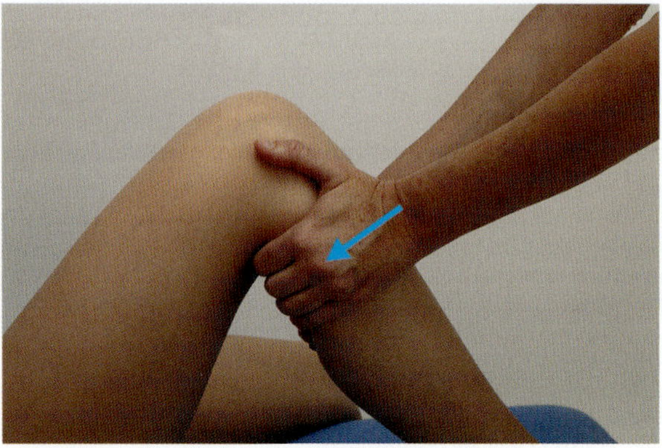

Abb. 5.21 Mobilisation des proximalen Tibiofibulargelenks nach dorsal

Mobilisation des proximalen Tibiofibulargelenks nach ventral

Indikation Einschränkung der Dorsalflexion im OSG, sekundäre Blockierungen bei Störungen im Sakroiliakalgelenk oder in der LWS, nach Ruhigstellung und Bandverletzungen.

Lagerung ▶ Mobilisation des proximalen Tibiofibulargelenks nach dorsal.

Tiefenkontakt Mit dem Handballen der patientennahen Hand das proximale Tibiaende von ventral fixieren. Die Langfinger II–IV der patientenfernen Hand mit gestreckten Fingerendgelenken *unter Weichteilmitnahme* von dorsal am Fibulaköpfchen anmodellieren.

Mobilisation Unter leichter Vorspannung vorsichtig (kein Krafteinsatz!) nach ventral mobilisieren, entsprechend dem Verlauf der Gelenkachse (▶ Abb. 5.22), die von mediodorsal nach lateroventral verläuft.

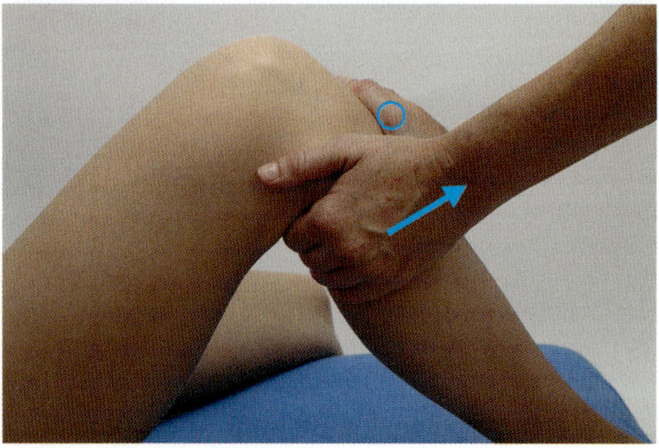

Abb. 5.22 Mobilisation des proximalen Tibiofibulargelenks nach ventral

Tipps & Fallstricke

Darauf achten, dass der Kontakt an der proximalen Fibula ausschließlich indirekt über das Wadenpolster erfolgt. Hierzu vor der Handanlage die Wade des Patienten als Weichteilschutz nach lateral ausstreichen.

Kaudalisierung der Fibula

Indikation Hypomobilität der Fibula im proximalen oder distalen Tibiofibulargelenk.

Lagerung Der Patient liegt auf der Seite. Das zu behandelnde Patientenbein befindet sich oben und ist gebeugt. Der Therapeut steht in Schrittstellung hinter dem Patienten mit Blickrichtung zum Fußende.

Tiefenkontakt Mit der Fixationshand von medial den distalen Unterschenkel des Patienten umfassen. Die Mobilisationshand am lateralen Malleolus flächig anmodellieren und die Therapeutenellenbogen absenken.

Zusatz: Die Mobilisation der Fibula ist auch nach kranial möglich.

Mobilisation Unter gehaltener Vorspannung in Verlängerung der Fibulalängsachse nach kaudal mobilisieren. Der Mobilisationsschub erfolgt über den Körper des Therapeuten (▶ Abb. 5.23).

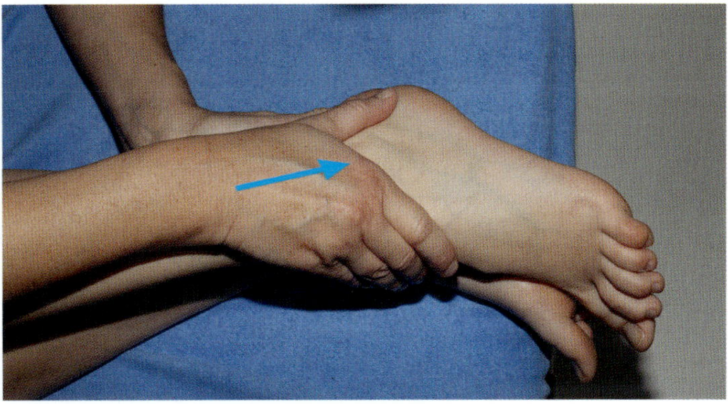

Abb. 5.23 Kaudalmobilisation der Fibula aus der Seitlage

6 Kniegelenk

Kirsten Felsberg, Ulla Haeger und Jürgen Lawall

6.1 Befunderhebung

6.1.1 Anamnese

▶ 1.4.1

- Bewegungseinschränkung
- Schwellungen
- Blockaden
- Schmerzen bei Bewegung oder Belastung
- Plötzlicher Kraftverlust, „Giving-way"

6.1.2 Orthopädische Untersuchung

▶ 1.4.2

- **Inspektion:**
  - Achsenabweichung: Genu varum, Genu valgum?
  - Schwellung, Erguss, Hämatom?
  - Quadrizepsatrophie?
  - Lateralisation der Patella?
- **Palpation:**
  - Patella
  - Tuberositas tibiae
  - Medialer und lateraler Gelenkspalt
  - Epicondylus medialis und lateralis femoris
  - Fossa poplitea
- **Bewegungsprüfung:** aktive und passive Beweglichkeit (+ Endgefühl) des Kniegelenks
- **Untersuchung der Muskelfunktion und Bandführung**

6.1.3 Manualmedizinische Untersuchung

Prüfung des Gelenkspiels

- **Femoropatellargelenk**
  - Kraniokaudales Gleiten (Extension/Flexion)
  - Mediolaterales Gleiten
- **Kniegelenk (ohne Femoropatellargelenk)**
  - Traktion
  - Dorsoventrales Gleiten (Flexion/Extension)
  - Mediolaterales Gleiten
  - Rotationsgleiten

6.1.4 Differenzialdiagnostik

Erkrankungen, die sich hinter rezidivierenden Blockierungen im Bereich des Kniegelenks verbergen können:

- Chondropathie, Arthrose.
- Posttraumatische und postoperative Zustände, Instabilitäten nach Bandverletzung, muskuläre Insuffizienz nach Immobilisierung.
- Unphysiologische Achsenverhältnisse (Genua valga bzw. vara), femoropatellare Dysplasien, Fußfehlstellungen.

- Erkrankungen im Bereich der LWS und der Hüftgelenke (z. B. Koxarthrose) sind oft mit einer Schmerzausstrahlung in das Kniegelenk verbunden und müssen deshalb in die Untersuchung einbezogen werden.
- Blockierungen im Sinne einer funktionellen Störung des Gelenkspiels müssen von mechanisch bedingten Gelenkblockaden durch Meniskus-, Knorpel- oder Synoviaanteile unterschieden werden. Häufig treten beide Blockierungsformen gemeinsam auf.

6.2 Manuelle Therapie

▶ 1.5

6.2.1 Femoropatellargelenk

Anatomie

- **Gelenktyp:** Gleitgelenk.
- **Gelenkpartner:** Facies patellaris des Femurs (konkav) → Facies articularis der Patella (konvex).
- **Bewegungsrichtungen:** Kranial- und Kaudalgleiten bei Extension bzw. Flexion.
- **Besonderheiten:**
  - Hypomochlion des M. quadriceps femoris.
  - Dysplasien der Gelenkflächen von Patella und Femur sind häufig.
- **Ruhestellung:** endgradige Extension.
- **Mobilisationsrichtungen:** kraniokaudale, mediolaterale und diagonale Gleitmobilisation.
- **Verriegelte Stellung:** maximale Flexion.

Mobilisation des Femoropatellargelenks

Indikation Eingeschränkte Beweglichkeit der Patella.
Lagerung Der Patient liegt entspannt auf dem Rücken. Der Therapeut steht oder sitzt seitlich neben ihm. Das betroffene Kniegelenk ist unterlagert und ca. 10° flektiert.

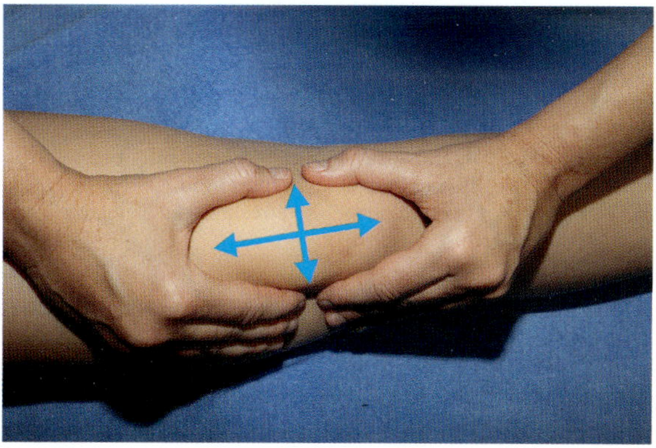

Abb. 6.1 Mobilisation des Femoropatellargelenks

6

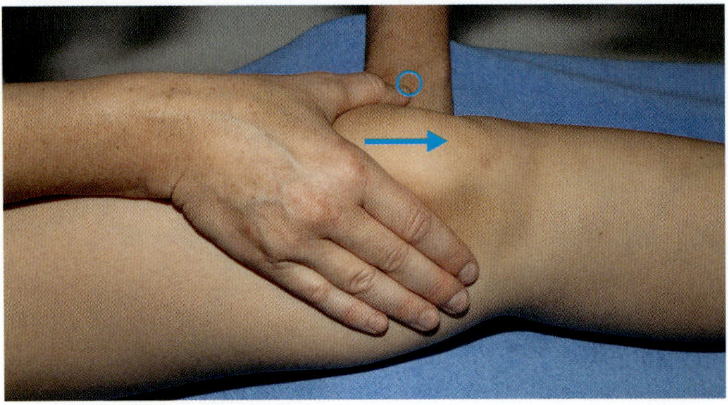

Abb. 6.2 Kaudalschub an der Patella

Tiefenkontakt Mit Daumen, Zeige- und Mittelfinger beider Hände die Patella am distalen und proximalen Rand locker umfassen.
Mobilisation Die Patella mit weichen Bewegungen wiederholt nach kraniokaudal, mediolateral und diagonal mobilisieren. Hierbei die jeweils eingeschränkte Bewegungsrichtung betonen (▶ Abb. 6.1).

Tipps & Fallstricke
- Mit zunehmender Flexion des Kniegelenks gilt es zu vermeiden, da sich dabei der Anpressdruck der Patella erhöht.
- Die Ellenbogen während der Mobilisation möglichst tief halten, um den Anpressdruck der Patella zu vermindern.

Kaudalschub an der Patella

Indikation Einschränkung der Patellabeweglichkeit nach kaudal, Flexionseinschränkungen im Kniegelenk.
Lagerung Der Patient liegt auf dem Rücken, seine Beine sind leicht flektiert. Der Therapeut steht seitlich zum Patienten mit Blickrichtung zum Fuß.
Tiefenkontakt Mit der Faust der patientenfernen Hand das Kniegelenk unterlagern. Die Schwimmhaut der patientennahen Hand am proximalen Patellarand anmodellieren und den Unterarm auf dem Oberschenkel des Patienten ablegen.
Mobilisation Unter gehaltener Vorspannung wiederholt einen Schub nach kaudal geben (▶ Abb. 6.2). Dabei eine vermehrte Streckung im Kniegelenk vermeiden.

Tipps & Fallstricke
- Der Kaudalschub ist auch bei vermehrter Flexionsstellung des Kniegelenks möglich. Beachte: Dabei erhöht sich auch der Anpressdruck der Patella. Max. Knieflexion ca. 60°.
- Schubrichtung in den verschiedenen Flexionsstellungen immer der Gelenkebene anpassen.

6.2.2 Kniegelenk (ohne Femoropatellargelenk)

Anatomie

- **Gelenktyp:** Drehscharniergelenk
- **Gelenkpartner:** Femurkondylen, konvex → Facies articularis der Tibia, flach-konkav
- **Gelenkspaltverlauf:** transversal
- **Bewegungsfreiheitsgrade:** 2 Freiheitsgrade
  - Extension/Flexion 10/0/140°
  - Außenrotation/Innenrotation (bei Flexion im Kniegelenk) 40/0/15°
- **Besonderheiten:** Meniscus medialis und lateralis zur Gelenkführung und Druckverteilung zwischen Femur und Tibia, vorderes und hinteres Kreuzband zur Stabilisierung des Gelenks, Schlussrotation bei Extension
- **Ruhestellung:** 20° Flexion
- **Mobilisationsrichtungen:** Traktion, mediolaterale und dorsoventrale Gleitmobilisation, Rotationsgleiten
- **Verriegelte Stellung:** maximale Extension und Außenrotation

Traktion aus der Bauchlage

Indikation Einschränkungen der Flexion, Extension und Rotation im Kniegelenk.

Lagerung Der Patient liegt auf dem Bauch. Das Knie ist in variabler schmerzfreier Flexion eingestellt. Der Therapeut steht seitlich neben der Behandlungsliege.

Tiefenkontakt Die Fixationshand von dorsal an den distalen Oberschenkel legen. Die Schwimmhaut zeigt dabei in Richtung Kniekehle. Mit der Mobilisationshand den proximalen Unterschenkel flächig von medial umgreifen. Den distalen Unterschenkel durch Adduktion des Therapeutenarms am Thorax fixieren: Hierdurch kann eine Traktion auch bei nur leicht flektiertem Kniegelenk ohne zusätzliche Hilfsmittel durchgeführt werden.

Mobilisation Aus der Vorspannung heraus unter Einsatz des Körpers wiederholt eine Traktion in Verlängerung der Unterschenkellängsachse ausführen (▶ Abb. 6.3).

6

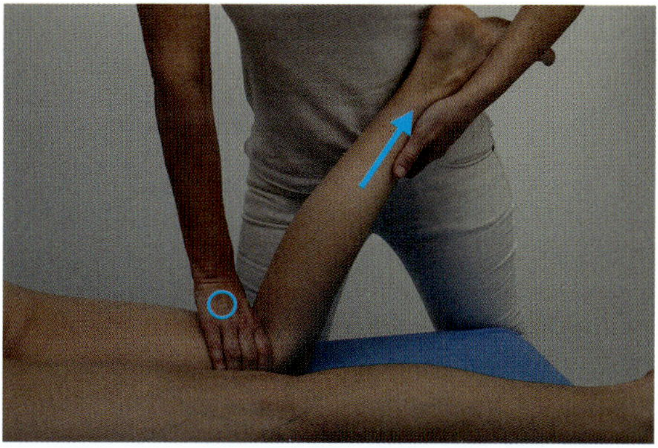

Abb. 6.3 Traktionsmobilisation aus der Bauchlage im Kniegelenk

Tipps & Fallstricke
Die Traktion kann aus verschiedenen Ausgangsstellungen und mit variabler Kniebeugung durchgeführt werden.

Dorsoventrales Gleiten des Kniegelenks unter Traktion im Sitz

Indikation Einschränkungen der Flexion, Extension und Rotation im Kniegelenk.
Lagerung Der Patient sitzt. Die Unterschenkel hängen locker über den Rand der Behandlungsliege. Der distale Oberschenkel des betroffenen Beins ist zur besseren Fixation leicht unterlagert. Der Therapeut sitzt vor dem Patienten.
Tiefenkontakt Den distalen Unterschenkel des Patienten mit beiden Oberschenkeln des Therapeuten fixieren.
Mobilisation Eine Traktion durch Absenken der Fersen in Richtung Boden bei gehaltener Adduktion der Oberschenkel ausführen. Durch Zug am proximalen Unterschenkel wird eine Ventral- und durch Schub eine Dorsalmobilisation durchgeführt (▶ Abb. 6.4).

Mediolaterales Gleiten

Indikation Einschränkungen der Flexion, Extension und Rotation im Kniegelenk.
Lagerung Der Patient befindet sich in Rückenlage. Das Knie ist unterlagert und leicht flektiert. Der Therapeut steht seitlich zum Patienten mit Blickrichtung zum Kopf.
Tiefenkontakt Die patientennahe Hand mit der Kleinfingerkante am distalen Oberschenkel oberhalb des medialen Kniegelenkspalts anlegen. Die patientenferne Hand mit dem Daumenballen oder der Schwimmhaut am proximalen Unterschenkel unterhalb des lateralen Kniegelenkspalts anmodellieren. Den Oberkörper absenken und die Ellenbogen aufstellen.
Mobilisation in die *entgegengesetzte Richtung:* Die patientenferne Hand mit der Kleinfingerkante oberhalb des lateralen Gelenkspalts und die patientennahe Hand mit dem Daumenballen oder der Schwimmhaut unterhalb des medialen Gelenkspalts anlegen.
Mobilisation Den Ober- und Unterschenkel des Patienten unter Anspannung des M. pectoralis gegenläufig nach lateral bzw. medial verschieben. Das mediola-

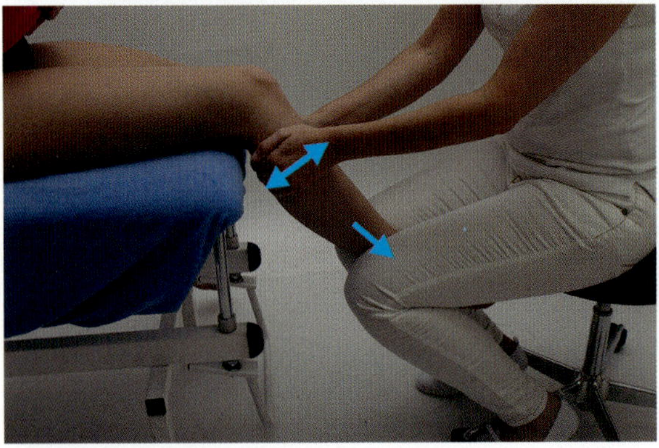

Abb. 6.4 Dorsoventrales Gleiten des Kniegelenks unter Traktion im Sitz

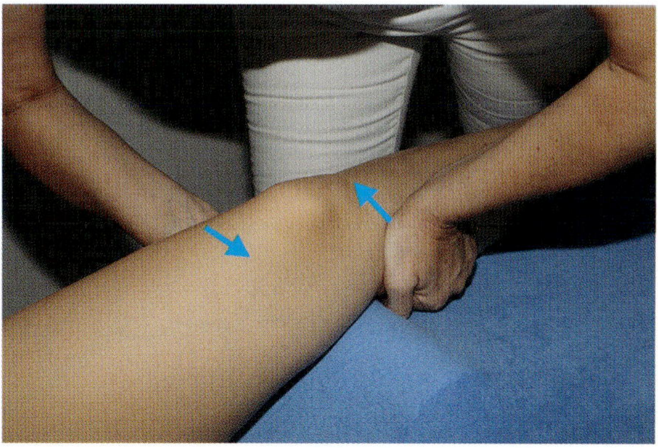

Abb. 6.5 Mediolaterales Gleiten im Kniegelenk

terale Gleiten ist auch aus größerer Flexionsstellung möglich (max. 90°) und kann auch im Sitz durchgeführt werden (▶ Abb. 6.5).

Ventralgleiten der Tibia

Indikation Gestörtes Gelenkspiel, Einschränkung der Extension im Kniegelenk.
Lagerung Der Patient liegt auf dem Rücken. Das Knie ist unterlagert und flektiert. Die Flexionsstellung, aus der heraus mobilisiert wird, kann variiert werden. Der Therapeut steht seitlich zum Patienten mit Blickrichtung zum Knie.
Tiefenkontakt Den distalen Oberschenkel mit der proximalen Hand möglichst gelenknah, jedoch unter Aussparung der Patella von ventral fixieren. Die distale Mobilisationshand von medial her dorsal am Tibiakopf anmodellieren.
Mobilisation Durch eine rhythmische Parallelverschiebung senkrecht zur Unterschenkellängsachse die Tibia gegen die Femurkondylen nach ventral mobilisieren (▶ Abb. 6.6). Die Kombination mit einer Traktion ist hierbei nicht möglich.

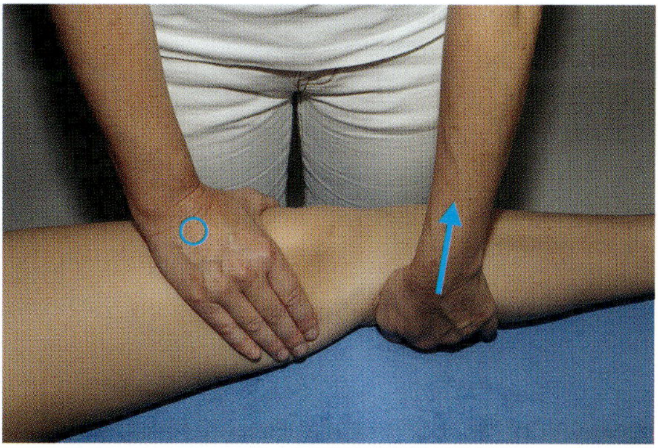

Abb. 6.6 Ventralgleiten der Tibia

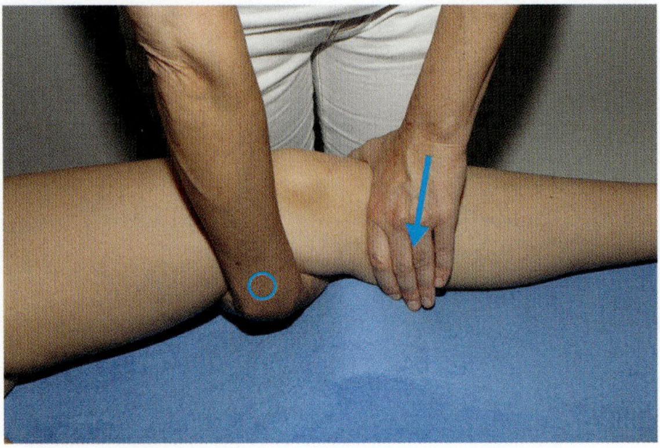

Abb. 6.7 Dorsalgleiten der Tibia

Dorsalgleiten der Tibia

Indikation Einschränkung der Flexion im Kniegelenk.
Lagerung ▶ Ventralgleiten der Tibia.
Tiefenkontakt Die proximale Fixationshand von medial her dorsal am distalen Oberschenkel des Patienten anlegen. Mit der Schwimmhaut der distalen Mobilisationshand den proximalen Unterschenkel von ventral umgreifen.
Mobilisation Unter gehaltener Vorspannung über die Schwimmhaut wiederholt einen Schub nach dorsal geben (▶ Abb. 6.7).

Ventralgleiten mit Traktion (dynamische Mobilisation)

Indikation Einschränkungen der Extension im Kniegelenk.
Lagerung Der Patient liegt in Rückenlage. Beide Beine sind angestellt. Der Therapeut steht seitlich neben dem zu behandelnden Bein.
Tiefenkontakt Das zu behandelnde Bein wird mit der Kniekehle ellenbogennah auf dem proximalen kopfnahen Therapeutenunterarm gelagert. Der Therapeutenarm ist damit Fixationsarm für den Oberschenkel gegen die später erfolgende Traktion und gleichzeitig Mobilisationsarm für das später folgende Ventralgleiten.
Die fußnahe Therapeutenhand umfasst den distalen Unterschenkel des Patienten.

Mobilisation Mit der fußnahen Therapeutenhand wird eine Kreisbewegung des Unterschenkels durchgeführt. Wenn sich das Bein in der Abwärtsbewegung der Mittellinie nähert, erfolgt die Mobilisation. Die Unterschenkelhand führt eine Traktion im Kniegelenk in Verlängerung der Unterschenkellängsachse aus; durch Anheben des kopfnahen Therapeutenarms erfolgt gleichzeitig ein Ventralgleiten des Tibiakopfs (▶ Abb. 6.8).

Tipps & Fallstricke

- Das Ventralgleiten kann nur durch einen Schub senkrecht zum Tibiakopf erfolgen.
- Hebeln über den Lagerungsarm ist zu vermeiden.
- Die sich wiederholende Mobilisation ist mit einer Paddelbewegung vergleichbar.

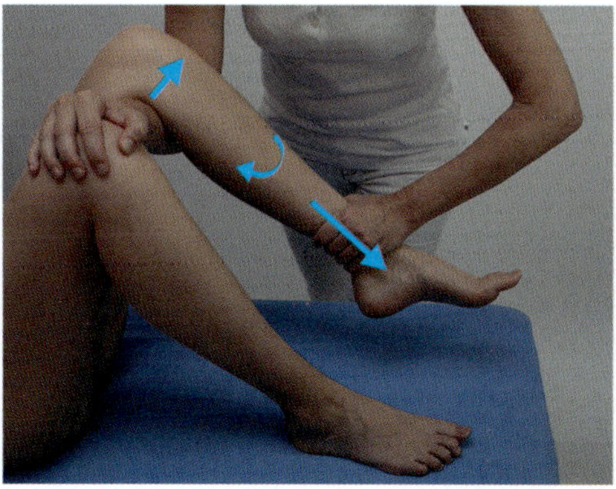

Abb. 6.8 Ventralgleiten mit Traktion aus der Rückenlage (dynamisch)

Ventralgleiten aus der Bauchlage

Indikation Einschränkung der Extension oder Flexion im Kniegelenk.
Lagerung Der Patient befindet sich in Bauchlage, der Therapeut sitzt am Fußende. Das betroffene Kniegelenk ist in variabler Flexion (max. 90°) eingestellt. Der Unterschenkel liegt an der Schulter des Therapeuten.
Tiefenkontakt Beide Hände mit der Ulnarkante von dorsal am Tibiakopf anmodellieren.
Mobilisation Durch rhythmische, pleuelartige Züge den Tibiakopf nach ventral mobilisieren (▸ Abb. 6.9).

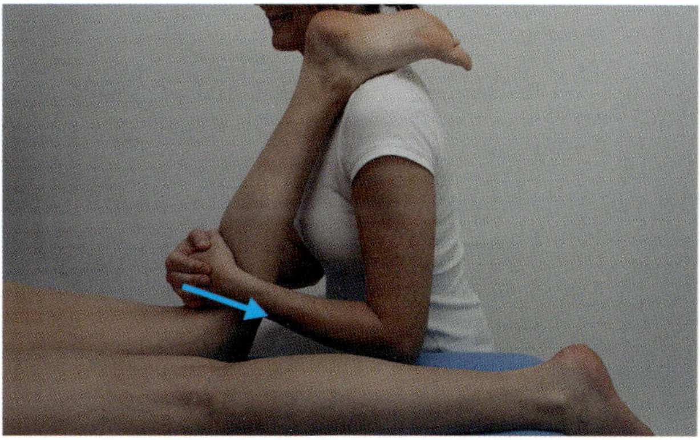

Abb. 6.9 Ventralgleiten des Tibiakopfs aus der Bauchlage

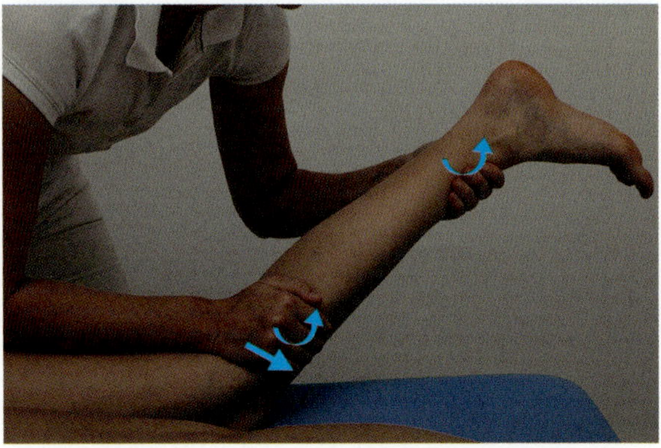

Abb. 6.10 Rotatorische Mobilisation der Tibia von medial

Rotatorische Mobilisation der Tibia von medial

Indikation Einschränkung der Endstreckung und Schlussrotation im Kniegelenk, Einschränkung der Außenrotationsfähigkeit.
Lagerung Der Patient liegt auf dem Bauch. Das entsprechende Bein ist ca. 60° flektiert. Der Therapeut steht auf der Seite des betroffenen Beins mit Blickrichtung zum Fuß.
Tiefenkontakt Mit der patientenfernen Hand den distalen Unterschenkel des Patienten umfassen. Die patientennahe Hand mit der Kleinfingerkante von dorsal am medialen Tibiakopf anmodellieren und den Unterarm auf dem Oberschenkel des Patienten ablegen.
Mobilisation Zunächst mit der patientenfernen Hand eine Kreisbewegung durchführen. Dabei das Bein auf der medialen Seite extendieren und auf der lateralen Seite flektieren. Wenn das Bein des Patienten auf der lateralen Seite in Richtung Flexion zurückgeführt wird und der mediale Gelenkspalt aufgeklappt ist, mit der Kleinfingerkante am Tibiakopf einen Rotationsimpuls nach ventral und lateral geben (▶ Abb. 6.10).

Rotatorische Mobilisation der Tibia von lateral

Indikation Einschränkung der Endstreckung im Kniegelenk, Einschränkung der Innenrotationsfähigkeit.
Lagerung Der Patient befindet sich in Bauchlage. Das entsprechende Bein ist ca. 60° flektiert. Der Therapeut steht auf der Seite des *nicht* betroffenen Beins mit Blickrichtung zum Fuß.
Tiefenkontakt Mit der patientenfernen Hand den distalen Unterschenkel umfassen. Die patientennahe Hand mit der Kleinfingerkante von dorsal am lateralen Tibiakopf anmodellieren und den Unterarm auf dem Oberschenkel des Patienten ablegen.
Mobilisation Zunächst mit der patientenfernen Hand eine Kreisbewegung am Unterschenkel durchführen. Dabei das Bein auf der lateralen Seite extendieren und auf der medialen Seite flektieren.

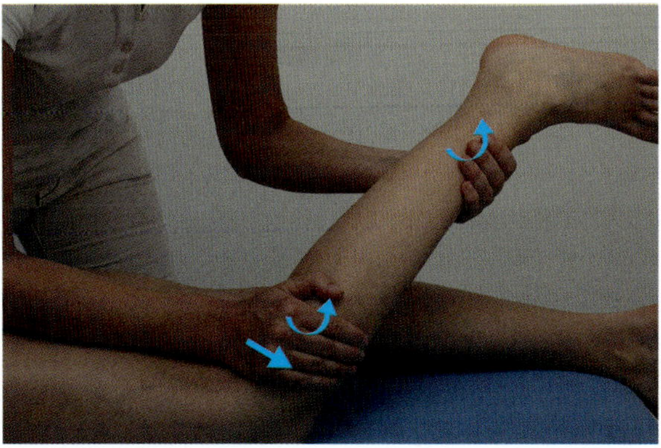

Abb. 6.11 Rotatorische Mobilisation der Tibia von lateral

Wenn das Bein des Patienten auf der medialen Seite in Richtung Flexion zurückgeführt wird und der laterale Gelenkspalt aufgeklappt ist, mit der Ulnarkante am Tibiakopf einen Rotationsimpuls nach ventral und medial geben (▶ Abb. 6.11).

Tipps & Fallstricke

Schub darf **nicht** über das Fibulaköpfchen ausgeführt werden.

7 Hüftgelenk

Kirsten Felsberg, Ulla Haeger und Jürgen Lawall

7.1 Befunderhebung

7.1.1 Anamnese

▶ 1.4.1

- Bewegungseinschränkung
- Schmerzen
  - Funktionell: belastungsabhängig
  - Lokalisation: Ausstrahlung in Leiste, Unterbauch, Oberschenkelvorder- und -außenseite, Kniegelenk

7.1.2 Orthopädische Untersuchung

▶ 1.4.2

- **Inspektion:**
  - Gangbild
  - Beinachse
  - Beinlänge
  - Beckenstellung
  - Muskulatur
- **Palpation:**
  - Trochanter major
  - Spina iliaca
  - Verlauf des Leistenbands
  - Tuber ossis ischii (Sitzbeinhöcker)
  - Ventrale Kapsel
- **Bewegungsprüfung:** aktive und passive Beweglichkeit (+ Endgefühl) des Hüftgelenks
- **Untersuchung der Muskelfunktion und Bandführung**

7.1.3 Manualmedizinische Untersuchung

Prüfung des Gelenkspiels

Art. coxae

- Kaudaltraktion (Entlastung des Pfannendachs)
- Ventralgleiten (Außenrotation/Extension)
- Dorsokaudales Gleiten (Innenrotation/Flexion, Entlastung Pfannendach)
- Dorsolaterales Gleiten (Adduktion, Entlastung Pfannengrund)

7.1.4 Differenzialdiagnostik

Erkrankungen, die sich hinter rezidivierenden Blockierungen im Bereich des Hüftgelenks verbergen können:

- Arthrose, Hüftdysplasie, Impingementsyndrom, Subluxation, Morbus Perthes, Epiphysiolysis capitis femoris, Hüftkopfnekrose, Coxitis fugax, Arthritiden, freie Gelenkkörper.
- Schmerzen im Bereich des Hüftgelenks treten häufig auch bei Störungen an den Kreuzdarmbeingelenken und der LWS auf. Bei unklaren Befunden deshalb diese Region mit untersuchen.

7.2 Manuelle Therapie

▶ 1.5

Anatomie

Art. coxae

- **Gelenktyp:** Nussgelenk
- **Gelenkpartner:** Acetabulum ossis coxae, konkav → Caput femoris, konvex
- **Gelenkspaltverlauf:** sphärisch
- **Bewegungsfreiheitsgrade:** 3 Freiheitsgrade
  - Extension/Flexion 10/0/130°
  - Abduktion/Adduktion 50/0/30°
  - Innenrotation/Außenrotation 20/0/40°
- **Ruhestellung:** Flexion/Abduktion/Außenrotation
- **Mobilisationsrichtungen:** Traktion, dorsolaterale/dorsokaudale Gleitmobilisation, Ventralmobilisation
- **Verriegelte Stellung:** maximale Extension und Innenrotation

Vibrationstraktion

Indikation Einschränkung aller Bewegungsrichtungen im Hüftgelenk. Schmerzen bei Erkrankungen im Bereich des Hüftgelenks (z. B. Koxarthrose).
Lagerung Der Patient liegt auf dem Rücken. Das betroffene Bein ist gestreckt. Der Therapeut steht am Fußende mit Blickrichtung zum Kopf.
Tiefenkontakt Mit beiden Händen den distalen Unterschenkel des Patienten umfassen, sodass Innen- und Außenknöchel in der Hohlhand des Therapeuten liegen. Das Bein des Patienten in leichter Flexion einstellen und die Pektoralismuskulatur anspannen, um einen guten Tiefenkontakt herzustellen.
Mobilisation Bei leicht flektiertem Ellenbogen über eine Gewichtsverlagerung des Therapeuten unter feinschlägiger Vibration eine Längstraktion durchführen (▶ Abb. 7.1).

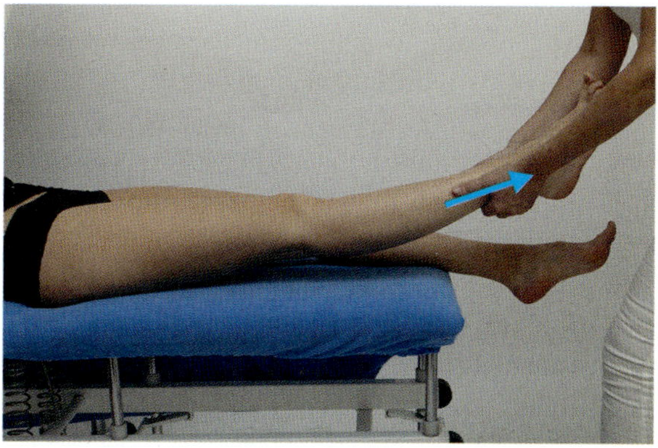

Abb. 7.1 Vibrationstraktion im Hüftgelenk

Tipps & Fallstricke

- Die Vibrationstraktion möglichst lange durchführen (ca. 30–60 Sek.).
- Nicht bei Genu recurvatum oder akuten Problemen im Kniegelenk durchführen.
- Bei Bedarf kann das andere Bein angestellt werden.

Traktion am gebeugten Hüftgelenk

Dorsokaudolaterale Mobilisation

Indikation Einschränkung der Flexion im Hüftgelenk, Entlastung von Pfannendach und Pfannengrund.

Lagerung Der Patient liegt auf dem Rücken. Das betroffene Bein ist im Hüftgelenk so weit wie schmerzfrei möglich flektiert (max. 90°). Der Therapeut sitzt oder steht neben der Behandlungsliege mit Blickrichtung zum Kopf. Die Kniekehle des Patienten liegt auf der Schulter des Therapeuten, sodass der Unterschenkel locker herunterhängen kann (Entspannung der ischiokruralen Gruppe).

Tiefenkontakt Mit beiden Händen den Oberschenkel des Patienten von ventral oder medial möglichst nah am Hüftgelenk umfassen.

Mobilisation Mit der Ulnarkante beider Hände senkrecht zur Oberschenkellängsachse Vorspannung nach dorsokaudal oder dorsolateral aufnehmen. Unter gehaltener Vorspannung über eine pleuelartige Bewegung nach dorsokaudal oder dorsolateral mobilisieren (▶ Abb. 7.2).

Die Mobilisation kann mit postisometrischer Relaxation (▶ 13.5.2) kombiniert werden.

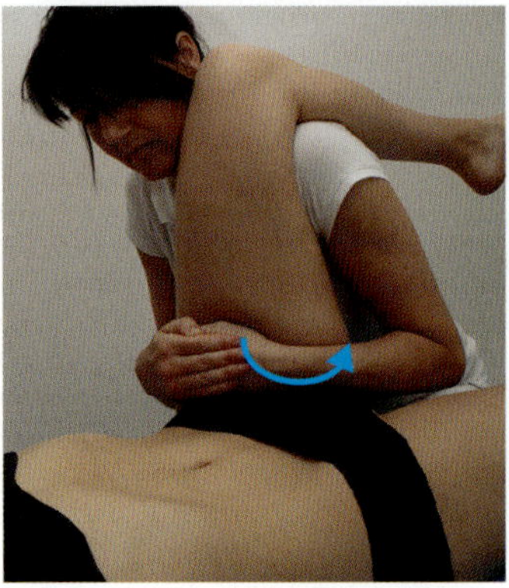

Abb. 7.2 Dorsokaudolaterale Mobilisation mit Traktion im Hüftgelenk

7

Tipps & Fallstricke

Die Hände können auch in einer mittleren Position zwischen ventral und medial angelegt werden, sodass alle drei Richtungen (dorsokaudolateral) zeitgleich mobilisiert werden.

Ventralgleiten

Indikation Einschränkung der Extension im Hüftgelenk.

Lagerung Der Patient befindet sich in Bauchlage. Das betroffene Bein liegt an der Kante der Behandlungsliege. Das Becken ist leicht unterlagert. Der Therapeut steht seitlich neben dem Patienten mit Blickrichtung zum Fußende.

Tiefenkontakt Mit der patientennahen Hand das gleichseitige Os ilium fixieren. Die patientenferne Hand (Mobilisationshand) mit dem Handballen im Bereich des Oberschenkelhalses möglichst nah am Hüftgelenk anlegen.

Mobilisation Unter gehaltener Vorspannung wiederholt einen Schub über die Mobilisationshand nach ventral geben (▶ Abb. 7.3).

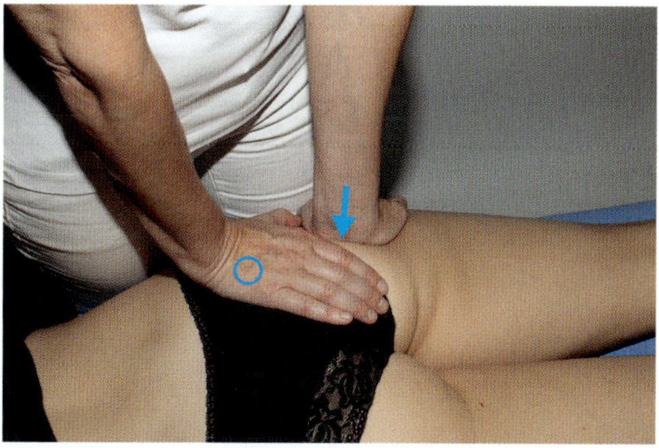

Abb. 7.3 Ventralgleiten im Hüftgelenk

Tipps & Fallstricke

Bei einer Hüftbeugekontraktur das *gesamte* Becken entsprechend unterlagern. Ist die Hüftbeugekontraktur stark ausgeprägt, ist eine Mobilisation nach ventral nicht möglich.

8 Halswirbelsäule (HWS)

Jürgen Lawall

Die HWS hat durch die propriozeptive Schlüsselfunktion der Kopfgelenke eine übergeordnete Bedeutung für die gesamte Wirbelsäule. Die Kopfgelenke sind an den Steuerungsvorgängen der gesamten Skelettmuskulatur beteiligt und regeln über die enge Verknüpfung mit den Sinnesorganen die Feineinstellung der Körperhaltung. Störungen der Körperstatik führen zu Gegenregulationen durch die Kopfgelenke, wodurch häufig funktionelle Störungen im Bereich der HWS und der Sinnesorgane auftreten.

8.1 Befunderhebung

8.1.1 Anamnese

▶ 1.4.1

- Blockierungen im Bereich der **Kopfgelenke:**
  - Einseitiger Hinterhauptkopfschmerz mit Ausstrahlung zum Auge
  - Plötzlich auftretender Schwindel in Abhängigkeit von bestimmten Kopfhaltungen und begleitend Schmerzen im Zervikalbereich
  - Sehstörungen
  - Tinnitus
  - Hypakusis (funktionelle Schwerhörigkeit)
  - Periphere Dysästhesien
  - Angeborener Schiefhals
- Blockierungen im Bereich der **mittleren HWS:**
  - Nackenschmerzen
  - Einseitige Bewegungseinschränkungen
  - Dysphagien
  - Singultus („Schluckauf")
  - Zervikobrachialgien
- Blockierungen im Bereich von **unterer HWS** und **zervikothorakalem Übergang:**
  - Diffuser Nackenkopfschmerz ohne Seitenbetonung
  - Zervikobrachialgien
  - Parästhesien in Armen und Händen
  - Verfärbung und Schwellung der Hände, z. B. im Rahmen eines funktionellen Kompressionssyndroms des Plexus brachialis
  - Einseitige schmerzhafte Bewegungseinschränkung

8.1.2 Orthopädische Untersuchung

▶ 1.4.2

- **Inspektion:**
  - Kopfhaltung: Kopf mittelständig, Schiefhals
  - Gesicht: Horner-Syndrom (Miosis, Ptosis, Enophthalmus)
  - Schulterstand
  - Symmetrie der Nacken- und Schultermuskulatur
  - Lotrechter Aufbau der HWS in der Sagittal- und Frontalebene?
- **Palpation:**
  - Protuberantia occipitalis
  - Mastoid (Proc. mastoideus)
  - Kiefergelenk

- Aufsteigender Unterkieferast
- Atlasquerfortsatz (Proc. transversus)
- Druckschmerz über den Dornfortsätzen und paravertebral der HWS?
- Klopfschmerz über den Dornfortsätzen?
- Paravertebrale Muskulatur: Muskelhartspann, Myogelosen?
- Wirbelgelenke Facettengelenke
- **Bewegungsprüfung:** aktive und passive Beweglichkeit der HWS insgesamt und in oberer und unterer HWS

8.1.3 Manualmedizinische Untersuchung

Drei-Schritt-Diagnostik

▶ 1.5.2

1. **Aufsuchen der Irritationspunkte:**

- Den Irritationspunkt für das Segment **C1** über dem seitlichen Bogen des Atlas zwischen aufsteigendem Kieferast und der Mastoidspitze palpieren.
- Die Irritationspunkte für die Segmente **C2–C7** in Höhe des jeweiligen Gelenkfortsatzes einen Querfinger lateral der Dornfortsatzreihe in der Tiefe der autochthonen Muskulatur aufsuchen.
- *Variante im HWS-Bereich:* Prüfung der **Insertionszonen nach Sell.** Bei Blockierungen der HWS treten regelmäßig auch Irritationen im Insertionsgebiet der Nackenmuskulatur an der Linea nuchae auf. Die entsprechenden Muskelfasern werden segmental innerviert, sodass die Insertionszonen einzelnen Segmenten zugeordnet sind:
  - Für das Segment **C1** beidseits der Mittellinie den Ansatzbereich des M. rectus capitis posterior minor tasten.
  - Für die Segmente **C2–C7** den Ansatz des M. splenius capitis von der Mastoidspitze jeweils einen Querfinger nach medial versetzt an der Linea nuchae palpieren.

2. **Segmentale Hypomobilität:**

- **C1:** Am sitzenden Patienten die Atlasquerfortsätze palpieren und eine Seitneigung des Kopfs durchführen. Bei Normobilität kommt während der passiven Seitneigung der gleichseitige Atlasquerfortsatz dem palpierenden Finger scheinbar entgegen. Anschließend eine Rotation des Kopfs ausführen, bis die Bewegung den Querfortsatz des Atlas erreicht. Während der passiven Endrotation soll sich dann die palpierte Mastoidspitze auf den Atlas zubewegen.
- **C2:** Den Dornfortsatz von C2 palpieren und eine Rotation des Kopfs durchführen. Die normobile HWS zeigt hierbei erst ab ca. 20° eine Mitrotation des Dornfortsatzes von C2, während die Mitbewegung bei Hypomobilität deutlich früher einsetzt.
- **C3:** Den Dornfortsatz von C2 palpieren und den Kopf des Patienten zur Seite neigen. Bei Normobilität rotiert der Wirbel C2 zur gleichen Seite, wobei der palpierende Finger auf C2 zu Beginn der Bewegung auf die Gegenseite bewegt wird = **Neigungsprüfung.**
- **C4 und C5:** Die Gelenkfortsätze der Wirbel 4 und 5 auf der jeweiligen Seite gleichzeitig palpieren und eine Rotation der HWS auf die palpierenden Finger zu durchführen. Hierbei soll der palpierende Finger zunächst von C4, dann von C5 nach dorsal verdrängt werden = **Rotationsprüfung.**
- **C5–C7:** Die Dornfortsätze von C5, C6 und C7 untereinander mit den Fingerkuppen palpieren. Dann eine Rotations- und Neigungsprüfung (s. o.) sowie

eine Flexionsprüfung ausführen. **Flexionsprüfung:** Bei Normobilität bewegen sich die Dornfortsätze unter Flexion voneinander weg, während die Extension zu einer Verringerung des Abstands zwischen den Dornfortsätzen führt.
- Die Übergangsregionen der Wirbelsäule sind generell häufiger von Blockierungen betroffen.

3. **Funktionelles Verhalten der segmentalen Irritation:** Den jeweiligen Irritationspunkt palpieren und eine Rotations-, Flexions- und Neigungsprüfung durchführen (s. o.). Anschließend das Ergebnis als Formel dokumentieren (▶ 1.5.2).

- *Variante zur Überprüfung des Befunds:* Diagnostik über die Insertionszonen nach Sell. Hierbei werden zuerst die Insertionen des M. rectus capitis posterior minor bds. für C1 der jeweiligen Seite und des M. splenius capitis an der Linea nuchae für C2–C7 mit der Zeigefingerkuppe palpiert. Bei Irritationen im Bereich der Insertionszonen prüfen, ob eine entsprechende segmentale Hypomobilität vorliegt. Dann das funktionelle Verhalten der Insertionszone untersuchen.

8.1.4 Differenzialdiagnostik

Erkrankungen, die sich hinter rezidivierenden Blockierungen im Bereich der HWS verbergen können:
- Erkrankungen im Bereich der oberen Luftwege, der Augen und Ohren. Vaskulär bedingte Migräne, psychosomatische Erkrankungen, Okklusionsstörungen nach Zahnsanierung oder Zahnersatz, Erkrankungen der Kiefergelenke, Tumoren des Gehirns und Halsmarks.
- Orthopädische Erkrankungen der unteren Extremität, welche die Gesamtstatik beeinflussen, Erkrankungen der Schultergelenke, zervikale Bandscheibenvorfälle, Fehlbildungen der HWS, Skoliosen.

8.2 Manuelle Techniken

▶ 1.5

Anatomie

Halswirbelsäule

- **Aufbau:** 7 Halswirbel (Halswirbelkörper, HWK), zwischen den Wirbeln Disci intervertebrales (Bandscheiben). Am Wirbel werden unterschieden:
  - Wirbelkörper.
  - Wirbelbogen.
  - Dornfortsatz (Proc. spinosus).
  - 2 Querfortsätze (Procc. transversi).
  - 4 Gelenkfortsätze mit Gelenkfacetten (Procc. articulares).
- **Stellung der Gelenkflächen:**
  - Ausrichtung der Gelenkflächen C2/3 bis C7 in der Frontalebene und Neigung um ca. 45° nach ventral.
  - Die oberen Facetten sind leicht konvex, die unteren Facetten leicht konkav.
- **Bewegungsfreiheitsgrade:** 3 Freiheitsgrade:
  - *HWS gesamt:*
    - Flexion/Extension 40/0/40°.

8

  - Lateralflexion rechts/links 40/0/40°.
  - Rotation rechts/links aktiv 60/0/60°, passiv 90/0/90°.
- *Kopfgelenke:*
  - Reklination/Inklination 15/0/15° (C0/C1; C0 = Hinterhaupt, C1 = HWK 1, Nickbewegung).
  - Rotation rechts/links 25/0/25° (C1/C2).
  - Seitneigung rechts/links 3/0/3° (C1/C2).

- **Besonderheiten:**
  - Physiologische Lordose in der Sagittalebene.
  - HWK 7 wird auch als Vertebra prominens bezeichnet, da der Dornfortsatz besonders weit nach dorsal vorspringt (häufig auch C6 oder Th1).
  - Dornfortsätze von C3 und C4 sind in der Regel sehr kurz und können deshalb oft nicht getastet werden, bei C1 (= HWK 1) fehlt der Dornfortsatz.
  - Der Axis (HWK 2) trägt auf seiner Oberfläche als zapfenartigen Fortsatz den Dens axis, der mit der Fovea dentis des Atlas artikuliert.
  - Anomalien im Bereich der HWS sind ein häufiger Befund. Hierzu gehört z. B. die Assimilation des Atlas (HWK 1) mit dem Hinterhaupt.
- **Mobilisations- und Manipulationsrichtungen:** Traktion, Rotation, lateral, dorsoventral.

Alle Manipulationstechniken können auch wirksam als Mobilisation ausgeführt werden.

8.2.1 Traktionsmanipulation der Kopfgelenke nach Frederick

Warnhinweis
Dieser Griff darf als Manipulation nur vom Arzt durchgeführt werden.

Indikation Blockierungen der Kopfgelenke.

Lagerung Der Patient sitzt, der Therapeut steht hinter ihm. Der Rücken des Patienten lehnt am auf der Hangarmseite vorstehenden Oberschenkel des Therapeuten.

Tiefenkontakt Den Patienten von der nicht bewegungsempfindlichen Seite her in den Ellenbogenhang nehmen. Den Daumen der freien Hand quer über den Dornfortsatz von C2 legen und den Kopf des Patienten so weit wie schmerzfrei möglich locker zur Hangarmseite rotieren und in den Kopfgelenken über den Daumen nach dorsal beugen.

Manipulation Aus gehaltener Vorspannung einen Traktionsimpuls über den Hangarm durchführen (▶ Abb. 8.1).

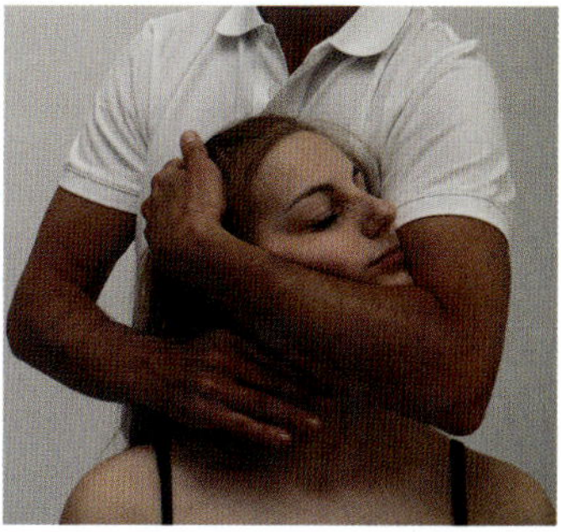

Abb. 8.1 Traktionsmanipulation des Atlas nach Frederick

Während des Manipulationsimpulses Rotationsbewegungen und Seitneigung unbedingt vermeiden.

Mobilisation Bei gehaltener Traktionsspannung den Patienten ein- und ausatmen lassen; dies ergibt eine mobilisierende Eigenmobilisation des Patienten.

Tipps & Fallstricke

Eine entsprechende Atemtechnik kann die Mobilisation erleichtern:

- Bei der Inspiration steigert sich die Spannung der Muskulatur.
- Während der Exspiration bei gehaltener Traktion begünstigt die Entspannung der Muskulatur die Lösung der Blockierung.

8.2.2 Rotationstraktion der HWS

Warnhinweis

Dieser Griff darf als Manipulation nur vom Arzt durchgeführt werden.

Indikation Blockierung der HWS-Segmente C1–C7.

Lagerung Der Patient sitzt aufrecht am Fußende der Behandlungsliege. Der Therapeut steht seitlich zum Patienten. Die Sitzhöhe der Liege ist so eingestellt, dass der Unterarm des Behandlungsarms des Therapeuten horizontal in Höhe des zu behandelnden HWS-Segments ist.

Tiefenkontakt Die Haltehand mit dem Daumenballen auf der therapeutennahen Seite unterhalb des Jochbeins anlegen. Zeige- oder Mittelfinger der Manipulationshand nehmen auf der Gegenseite zwischen dem entsprechenden Dorn- und Gelenkfortsatz den Tiefenkontakt auf und üben einen Zug in die freie Richtung aus. Den Kopf des Patienten 15° zur therapeutenfernen Seite neigen und 15° in Richtung des Therapeuten rotieren.

Manipulation Vorspannung aufnehmen durch Traktion sowie Verstärkung der Rotation über den Manipulationsfinger und einen Probezug ausführen. Hierbei den Kopf des Patienten weit über das Bewegungsausmaß der Manipulation hinaus rotieren. Zusätzlich den Zug am Manipulationsfinger deutlich forcieren und die Traktion verstärken (▶ Abb. 8.2). Nach Durchführung des Probezugs aus gehaltener Vorspannung einen dosierten Rotationsimpuls in die freie Richtung geben. Dabei die Traktion etwas verstärken.

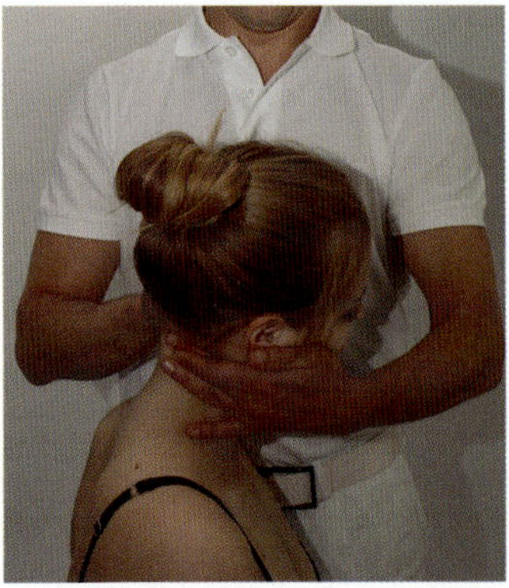

Abb. 8.2 Rotations-Traktions-Manipulation der HWS

8

8.2.3 Rotationstraktion der HWS (Variante)

Warnhinweis
Dieser Griff darf als Manipulation nur vom Arzt durchgeführt werden.

Indikation Blockierung der HWS-Segmente C4–C7 bei kräftiger Nackenmuskulatur des Patienten.
Lagerung ▶ Rotationstraktion der HWS.
Tiefenkontakt Die Haltehand auf der therapeutennahen Seite hinter dem Ohr des Patienten anlegen, um eine Zunahme der HWS-Lordosierung während der Manipulation zu vermeiden. Die Ulnarkante der Manipulationshand auf der Gegenseite zwischen Dornfortsatz und Gelenkfortsatz des entsprechenden Wirbels anmodellieren und einen Zug in die freie Richtung ausüben.
Manipulation Vorspannung aufnehmen durch Verstärkung der Traktion und Rotation in die freie Richtung. Während des anschließenden Probezugs mit der Rotation und der Traktion weit über das Bewegungsausmaß der Manipulation hinausgehen. Dabei den Zug über die Manipulationshand verstärken (▶ Abb. 8.3).
Nach dem Probezug aus gehaltener Vorspannung unter Verstärkung der Traktion einen dosierten Rotationsimpuls in die freie Richtung geben.

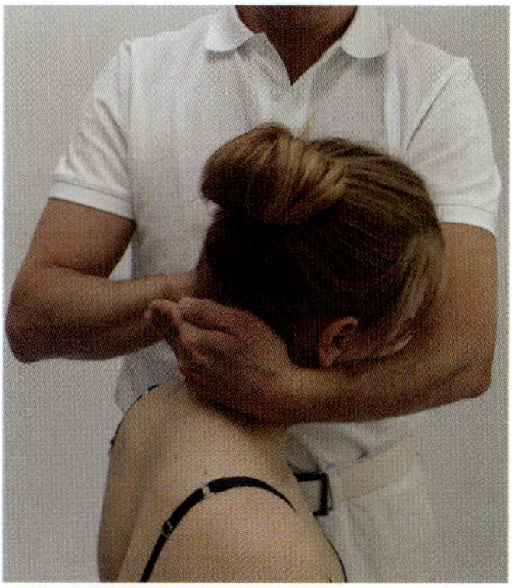
Abb. 8.3 Rotations-Traktions-Manipulation der unteren HWS

8.2.4 Mobilisation und Manipulation aus dem Ellenbogenhang

Warnhinweis
Dieser Griff darf als Manipulation nur vom Arzt durchgeführt werden.

Indikation Blockierung der HWS-Segmente zwischen C1 und C7.
Lagerung Der Patient sitzt, der Therapeut steht hinter ihm. Der Oberkörper des Patienten lagert entspannt auf dem auf der Hangarmseite vorstehenden Bein des Therapeuten. Der Kopf des Patienten befindet sich im Ellenbogenhang, 15° geneigt zur empfindlichen Seite, 15° rotiert zur freien Seite.
Tiefenkontakt Die Radialkante des Zeigefingers der freien Hand unter Schub in die freie Rotationsrichtung zwischen Dornfortsatz und Gelenkfortsatz des empfindlichen Wirbels anmodellieren.

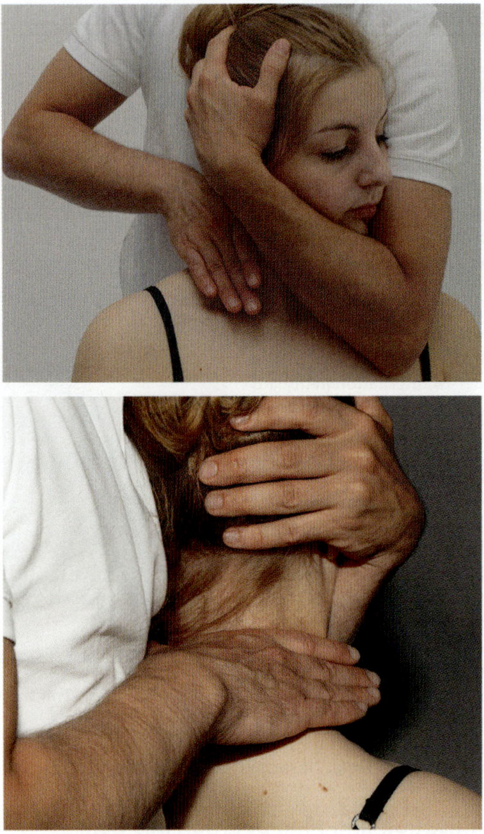

Abb. 8.4 Rotationsmobilisation und -manipulation aus dem Ellenbogenhang

Variante: Bei der Mobilisation des Atlas den Tiefenkontakt über Daumen, Schwimmhaut und Zeigefinger der Arbeitshand aufnehmen.

Manipulation Vorspannung aufnehmen unter Verstärkung der Richtung des Tiefenkontakts und der Traktion. Nach einem Probezug aus gehaltener Vorspannung einen dosierten Rotationsimpuls in die freie Richtung geben (▶ Abb. 8.4).

Tipps & Fallstricke

Dieser Griff kann auch gegenläufig durchgeführt werden, indem der Schub mit dem Daumen gegen den Dornfortsatz erfolgt und über den Hangarm gegenrotiert wird. Dabei wechseln Hangarm und Manipulationshand jeweils zur Gegenseite.

8.2.5 Handglisson

Indikation Bewegungseinschränkungen der HWS- und oberen BWS-Segmente (Th1–Th3).
Lagerung Der Patient liegt auf dem Rücken. Sein Kopf ist auf der Behandlungsliege oder alternativ auf den Oberschenkeln des hinter ihm sitzenden Therapeuten abgelegt.
Tiefenkontakt Beide Hände mit den Radialkanten der Zeigefinger paraspinös im Bereich der oberen BWS anmodellieren.
Mobilisation Unter Pektoralisanspannung und Gewichtsverlagerung einen gleichmäßigen Zug nach kranial durchführen. Dabei die Unterarme unter dem Zug zunehmend waagerecht einstellen (▶ Abb. 8.5).

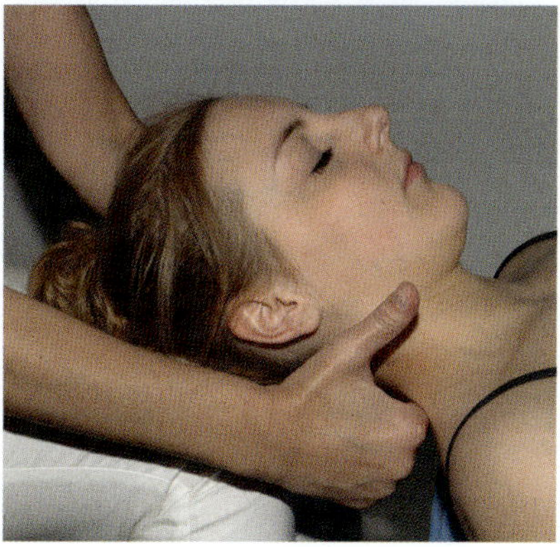

Abb. 8.5 Handglisson

Tipps & Fallstricke
- Während der Mobilisation eine Verstärkung der HWS-Lordosierung vermeiden
- Bei Erreichen des Haaransatzes die Mobilisation beenden

8.2.6 Kyphosierende Traktion (generalisiert und segmental)

Indikation Blockierungen mehrerer oder einzelner HWS-Segmente, Einschränkung der Flexion, Hypertonus Nackenmuskel.
Lagerung Der Patient liegt auf dem Rücken mit dem Kopf im Überhang. Der Therapeut steht oder sitzt seitlich hinter der Behandlungsliege und stützt den Kopf des Patienten mit seinem Unterarm ab.
Tiefenkontakt
- **Generalisiert:** Die Fixationshand im Gabelgriff (▶ Abb. 8.6) in Höhe des hinteren Wirbelbogens von C7 anmodellieren. Die Mobilisationshand von dorsal an das Hinterhaupt legen und die HWS in Flexion einstellen.
- **Segmental:** Die entsprechenden zwei benachbarten Wirbel jeweils im Gabelgriff fixieren bzw. mobilisieren.

8

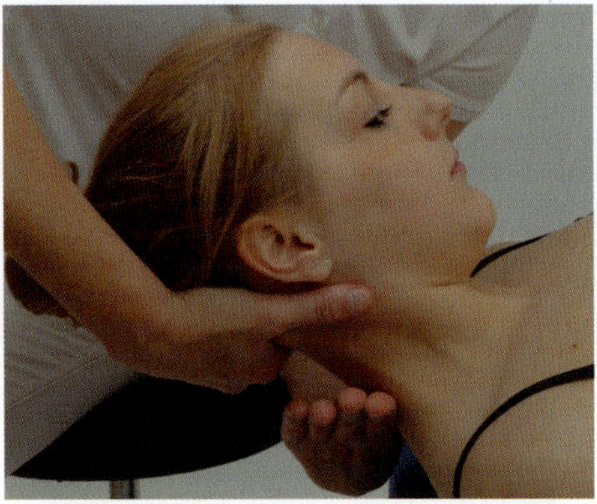

Abb. 8.6 Kyphosierende Traktion (generalisiert)

Mobilisation Unter *leichter* Verstärkung der Flexion eine Traktion durchführen (▶ Abb. 8.6).

Tipps & Fallstricke
Flexionseinstellung ist variabel: je mehr Flexion, desto größer die Weichteildehnung.

8.2.7 Laterolaterales Gleiten (generalisiert)

Indikation Blockierungen der HWS mit Einschränkung der Lateralflexion.
Lagerung Der Patient befindet sich in Rückenlage mit dem Kopf oberhalb des Kopfteils der Bank. Der hinter ihm sitzende Therapeut hält den Kopf des Patienten. Die Unterarme des Therapeuten liegen auf den Oberschenkeln.

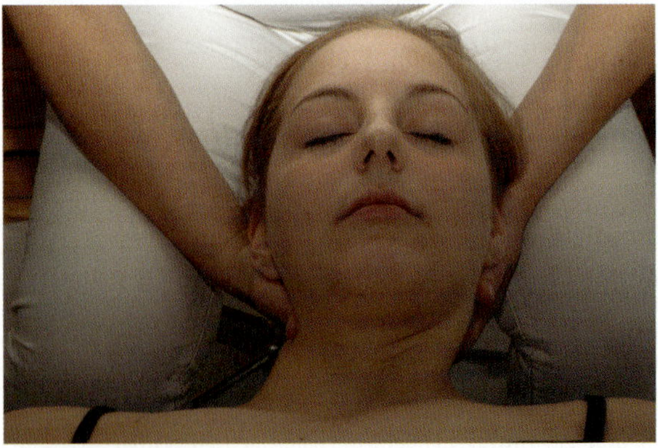

Abb. 8.7 Laterolaterales Gleiten (generalisiert)

Tiefenkontakt Beide Hände am Hinterhaupt des Patienten anmodellieren.
Mobilisation Durch eine lösende Traktion und leichtes Lateralgleiten Vorspannung aufnehmen. Dann weich und rhythmisch federnd aus gehaltener Vorspannung nach lateral mobilisieren (▶ Abb. 8.7).

Tipps & Fallstricke

- Lordosierung, Rotation oder Lateralflexion der HWS während der Mobilisation vermeiden.
- Mit zunehmendem Gleiten nach lateral die Traktion entsprechend vermindern, um den Gleitweg nicht zu sperren.
- Bei der Mobilisation sind Erleichterungstechniken wie die postisometrische Relaxation oder entsprechende Atemtechniken (▶ 1.5.2) zur Erweiterung des Bewegungsausmaßes hilfreich.

8.2.8 Laterolaterales Gleiten (segmental)

Indikation Blockierungen der HWS, Einschränkung der Lateralflexion.
Lagerung ▶ Laterolaterales Gleiten (generalisiert). Der Kopf des Patienten liegt auf den Oberschenkeln des Therapeuten.
Tiefenkontakt Auf Höhe des hinteren Wirbelbogens der entsprechenden zwei benachbarten Wirbel die Radialkanten beider Hände oder Zeigefinger kontralateral anlegen. Dabei die Hände gemäß der Neigung der Facettengelenke um 45° kippen.
Mobilisation Aus der gehaltenen Vorspannung gegenläufig nach lateral mobilisieren (▶ Abb. 8.8). Dabei seitlichen Druck an den Querfortsätzen vermeiden.

8.2.9 Dorsales Gleiten

Indikation Einschränkung der Extension im Bereich der mittleren und unteren HWS bei ventraler Translationsfehlstellung.
Lagerung Der Patient liegt auf dem Rücken mit dem Kopf im Überhang.

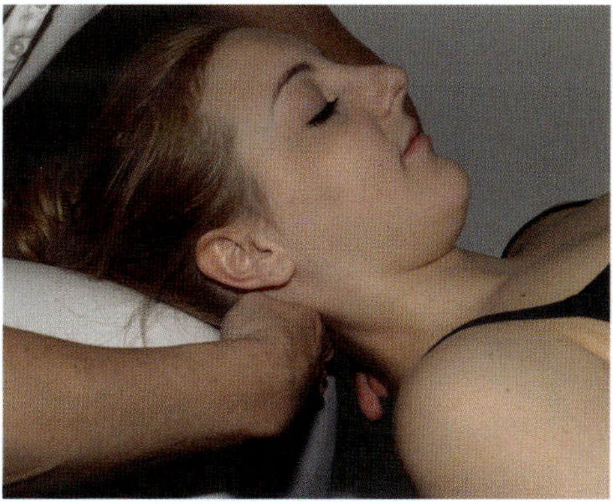

Abb. 8.8 Laterolaterales Gleiten (segmental)

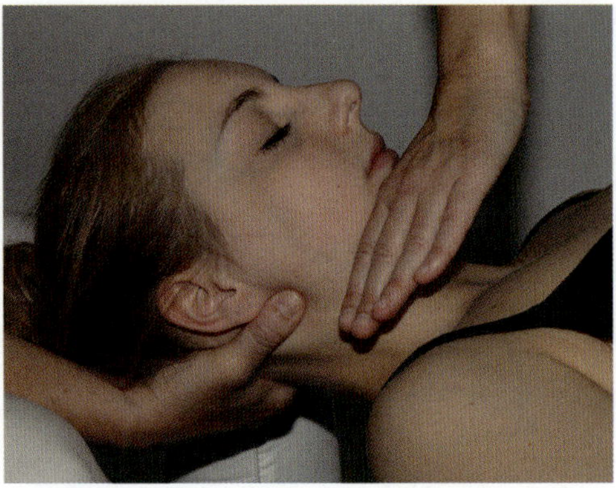

Abb. 8.9 Dorsales Gleiten

Tiefenkontakt Eine Hand am Hinterhaupt des Patienten anmodellieren und den Unterarm auf dem Oberschenkel abstützen. Die andere Hand mit der Schwimmhaut auf das Kinn legen.
Mobilisation Aus gehaltener Vorspannung unter lösender Traktion den Kopf des Patienten weich und rhythmisch federnd nach dorsal bewegen (▶ Abb. 8.9).

Tipps & Fallstricke
- Mobilisation äußerst vorsichtig durchführen, da bei diesem Griff Dysästhesien und unangenehmer Druck am Kehlkopf auftreten können.
- Mit zunehmendem Gleiten nach dorsal die Traktion entsprechend verstärken, um Kompression zu vermeiden. Reaktion des Patienten beachten.

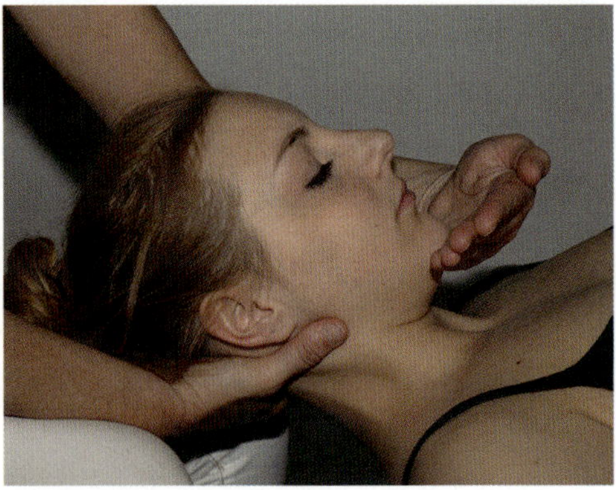

Abb. 8.10 Ventrales Gleiten

8.2.10 Ventrales Gleiten

Indikation Einschränkung der Flexion im Bereich der unteren und mittleren HWS.
Lagerung ▶ Dorsales Gleiten.
Tiefenkontakt Eine Hand am Hinterhaupt des Patienten anmodellieren und den Unterarm auf dem Oberschenkel abstützen. Die andere Hand unter das Kinn legen.
Mobilisation Unter leichter Traktion aus gehaltener Vorspannung weich und rhythmisch federnd nach ventral mobilisieren (▶ Abb. 8.10). Hierbei mit zunehmendem Ventralgleiten die Traktion entsprechend vermindern, um den Gleitweg nicht zu sperren.

8.2.11 Rotationstraktion aus der Bauchlage

Indikation Blockierung der Rotation in den Segmenten C5–C7.
Lagerung Der Patient liegt auf dem Bauch. Das Kopfteil der Behandlungsliege ist abgesenkt. Der Therapeut steht auf der freien Seite.
Tiefenkontakt Die kopfnahe Mobilisationshand mit der Ulnarkante kontralateral an den hinteren Wirbelbögen der jeweils blockierten Wirbel anmodellieren und diese zunächst gegen die Rotationsrichtung des Kopfs fixieren. Mit der fußnahen Hand den Kopf des Patienten in Richtung des Therapeuten nach lateral flektieren und zur therapeutenfernen Seite rotieren. Am Spannungspunkt den Patientenkopf von dorsal fixieren.
Mobilisation Aus gehaltener Vorspannung den Wirbel über die Ulnarkante der Mobilisationshand weich und rhythmisch federnd in Richtung des Therapeuten gegenläufig gegen den Haltepunkt rotieren (▶ Abb. 8.11).

8.2.12 Rotationstraktion aus dem Sitz

Indikation Blockierung der Rotation in den Segmenten C1–Th3.
Lagerung Der Patient sitzt, der Therapeut steht auf der rotationsempfindlichen Seite.

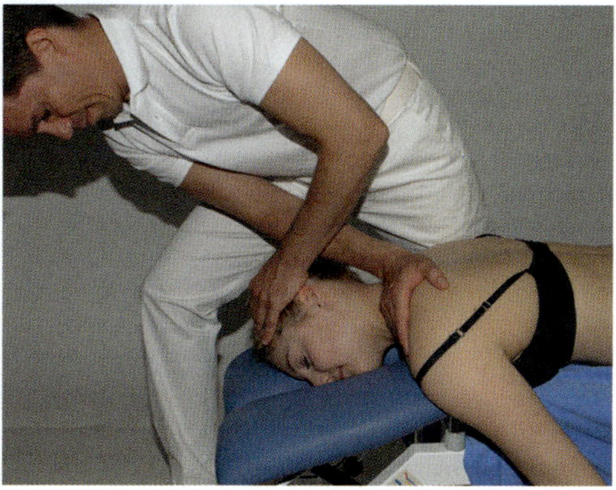

Abb. 8.11 Rotationstraktion aus der Bauchlage

Tiefenkontakt Eine Hand mit der Ulnarkante des Daumens am hinteren Wirbelbogen des kaudalen Partnerwirbels auf der Therapeutenseite anmodellieren, sodass dieser zur therapeutenfernen Seite gehalten wird. Die Ulnarkante der anderen Hand am kontralateralen hinteren Wirbelbogen des kranialen Partnerwirbels anlegen. Letzterer wird später in Richtung des Therapeuten rotiert.
Mobilisation Den Kopf des Patienten leicht zur therapeutenfernen Seite neigen und unter leichter Traktion über die Ulnarkante der kranialen Hand eine Rotation in Richtung des Therapeuten ausführen (▶ Abb. 8.12). Alternativ kann die Mobilisation auch als Gegenrotation über die am kaudalen Partnerwirbel liegende Ulnarkante des Daumens erfolgen.

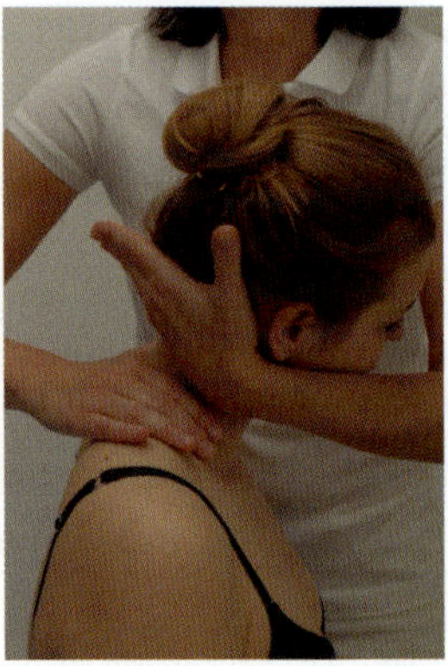

Abb. 8.12 Rotationstraktion aus dem Sitz

Tipps & Fallstricke
- Durch zusätzliche Kyphosierung der HWS und Lateralflexion zur Gegenseite wird das Segment weiter aufgedehnt.
- Die aufrechte Haltung des Oberkörpers kann unterstützt werden, indem sich der Patient an das aufgestellte Bein des Therapeuten lehnt.

8.2.13 Mobilisation der Kopfgelenke (Ellenbogenhang)

Indikation Blockierungen im Segment C1.
Lagerung Der Patient sitzt. Der Therapeut steht seitlich neben ihm.
Tiefenkontakt Den Kopf des Patienten in den Ellenbogenhang nehmen, sodass sich das Kinn in der Ellenbeuge des Therapeuten befindet. Unter- und Oberarm am Jochbein des Patienten anlegen. Die andere Hand mit der Ulnarkante des Daumens und der Radialkante des Zeigefingers am hinteren Wirbelbogen des Atlas anmodellieren. Zusätzlich kann der Therapeut ein Bein auf der Behandlungsliege aufstellen, um den Oberkörper des Patienten abzustützen.
Mobilisation Zunächst einen Probezug durchführen. Dann unter leichter Traktion Atlas und Hinterhaupt gegenläufig nach lateral bzw. ventral mobilisieren (▶ Abb. 8.13).

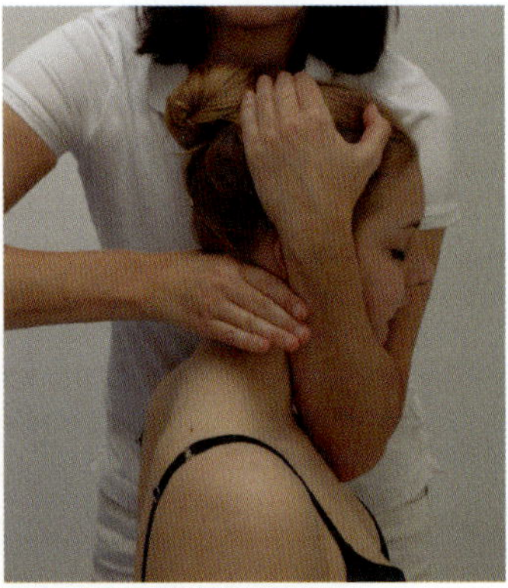

Abb. 8.13 Mobilisation der Kopfgelenke (Ellenbogenhang)

8

Tipps & Fallstricke

- Darauf achten, dass im Ellenbogenhang kein Druck auf die Kiefergelenke ausgeübt wird (M. biceps brachii entspannen).
- Den Kopf des Patienten in Mittelstellung halten (ggf. Kontrolle mittels Spiegel).
- Die Traktion wird durch leichtes Zurücksinken des Patienten erreicht. Dabei darf die Kopfstellung nicht verändert werden.

9 Brustwirbelsäule (BWS)

Jürgen Lawall

9.1 Befunderhebung

9.1.1 Anamnese

▶ 1.4.1

- Schmerzen:
  - Funktionell: bewegungsabhängig, insbesondere beim Aufrichten aus der Kyphose
  - Lokalisation: Schulter-/Nackenbereich (Blockierungen der oberen BWS), Sternum, Oberbauch, diffuser Hinterhauptkopfschmerz, Brachialgien
- Pseudoviszerale Symptome, z. B. Pseudangina pectoris oder Atembeschwerden

9.1.2 Orthopädische Untersuchung

▶ 1.4.2

- **Inspektion:** lotrechter Aufbau der BWS in der Sagittal- und Frontalebene?
- **Palpation:**
  - Druckschmerz über den Dornfortsätzen und paravertebral der BWS, z. B. bei Instabilität, Bandscheibenvorfall oder Spondylitis?
  - Klopfschmerz über den Dornfortsätzen, z. B. bei degenerativ-entzündlichen Veränderungen?
  - Paravertebrale Muskulatur: Muskelhartspann, Myogelosen?
  - Wirbelgelenke (Facettengelenke)

9.1.3 Manualmedizinische Untersuchung

Drei-Schritt-Diagnostik

▶ 1.5.2

- **Aufsuchen der Irritationspunkte:** Der Patient liegt in leichter Kyphosierungslagerung der BWS auf dem Bauch. Sein Kopf befindet sich in Mittelstellung; das Kopfteil der Behandlungsliege ist leicht abgesenkt. Die Irritationspunkte der einzelnen Segmente einen Querfinger lateral der Dornfortsatzreihe in der Tiefe der autochthonen Rückenmuskulatur tasten. Zu diesem Zweck die oberflächliche Rückenstreckmuskulatur zur Seite abschieben.
- **Segmentale Hypomobilität:** Beim sitzenden Patienten die Fingerkuppen auf jeweils drei benachbarte Dornfortsätze der BWS legen und das Bewegungsspiel der Dornfortsätze zueinander bei Rotation, Flexion und Seitneigung der BWS (▶ 8.1.3) prüfen.
- **Funktionelles Verhalten der segmentalen Irritation:** Den Irritationspunkt palpieren und das funktionelle Verhalten bei Rotation, Lordosierung und Kyphosierung prüfen:
  - *Rotation:*
    - Segmente Th1–Th3 durch endgradige Rotation der HWS untersuchen.
    - Ab Th4 die Rotation über passives Anheben des Patientenarms nach dorsal durchführen.
  - *Lordosierung:*
    - Obere BWS durch Anheben des Kopfs.
    - Um die übrige BWS zu lordosieren, aus vertiefter Einatmung ausatmen.
  - *Kyphosierung:* etwas vertiefter einatmen lassen.

Tipps & Fallstricke

- Beeinträchtigungen des Gelenkspiels im Bereich der BWS sind ein häufiger Befund. Oftmals handelt es sich um stumme Blockierungen, die keine oder nur wenige Beschwerden verursachen.
- Bewegungseinschränkungen der BWS sind oft kombiniert mit Blockierungen der Rippengelenke.

9.1.4 Differenzialdiagnostik

Erkrankungen, die sich hinter rezidivierenden Blockierungen im Bereich der BWS verbergen können:

- Morbus Scheuermann, Bandscheibendegeneration mit segmentaler Gefügelockerung, Bandscheibenvorfall, Morbus Bechterew, Osteoporose, HWS-Syndrom, LWS-Syndrom
- Skoliose, statische Veränderungen der Wirbelsäule
- Kardiologische Erkrankungen, Störungen im Bereich des Respirationstrakts (Bronchitis, Asthma bronchiale, Pneumonie, Pleuritis), psychosomatische Erkrankungen

Tipps & Fallstricke

Im Rahmen der oben genannten Erkrankungen treten häufig Blockierungen der BWS auf. Umgekehrt können BWS-Blockierungen jedoch auch das klinische Bild dieser Erkrankungen imitieren.

9.2 Manuelle Techniken

▶ 1.5

Anatomie

Brustwirbelsäule

- **Aufbau:** 12 Brustwirbel (BWK = Brustwirbelkörper), ▶ 8.2 Anatomie
- **Orientierungspunkte:**
  - Vertebra prominens → Höhe variabel zwischen C 6 und Th 1.
  - Angulus superior scapulae → Höhe BWK 2.
  - Spina scapulae → Höhe BWK 4.
  - Angulus inferior scapulae → Höhe BWK 7.
  - Die Dornfortsatzspitze befindet sich jeweils 1–3 Querfinger unterhalb des zugehörigen Brustwirbels.
- **Stellung der Gelenkflächen:**
  - Die in der Frontalebene ausgerichteten Gelenkflächen sind in der Sagittalebene um ca. 20° nach ventral und in der Transversalebene um ca. 60° nach medial geneigt.
  - Die oberen Facetten sind leicht konvex, die unteren leicht konkav.
- **Bewegungsfreiheitsgrade:** 3 Freiheitsgrade:
  - Extension/Flexion 20/0/40°.
  - Lateralflexion rechts/links 20/0/20°.
  - Rotation rechts/links 40/0/40°.

- **Besonderheiten:**
  - Physiologische Kyphose in der Sagittalebene.
  - Gelenkige Verbindung mit den Rippen.
- **Mobilisations- und Manipulationsrichtungen:** Traktion, Rotation, Flexion, Dorsalschub.

Alle Manipulationstechniken können auch wirksam als Mobilisation ausgeführt werden.

9.2.1 Kreuzhandgriff an der BWS

Warnhinweis
Dieser Griff darf als Manipulation nur vom Arzt durchgeführt werden.

Indikation Blockierungen der mittleren BWS.
Lagerung Der Patient liegt auf dem Bauch in Kyphosierungslagerung der BWS (Kopfteil der Behandlungsliege abgesenkt, Brustteil erhöht). Der Therapeut steht auf der rotationsempfindlichen Seite.
Tiefenkontakt Die Manipulationshand mit dem Os pisiforme über dem therapeutischen Querfortsatz (= Querfortsatz, über den der Rotationsimpuls in die freie Richtung ausgelöst wird) auf der therapeutennahen Seite anlegen. Die Langfinger nach kranial oder kaudal richten. Auf der gegenüberliegenden Seite die Haltehand mit dem Os pisiforme gekreuzt auf dem Querfortsatz ober- oder unterhalb des zu behandelnden Wirbels anmodellieren. Die Langfinger der Haltehand nach lateral richten.
Manipulation Vorspannung durch Druck auf den therapeutischen Querfortsatz in die freie Richtung aufnehmen. Nach einer Probemobilisation aus gehaltener Vorspannung einen kurzen Impuls in die freie Richtung geben (▶ Abb. 9.1).

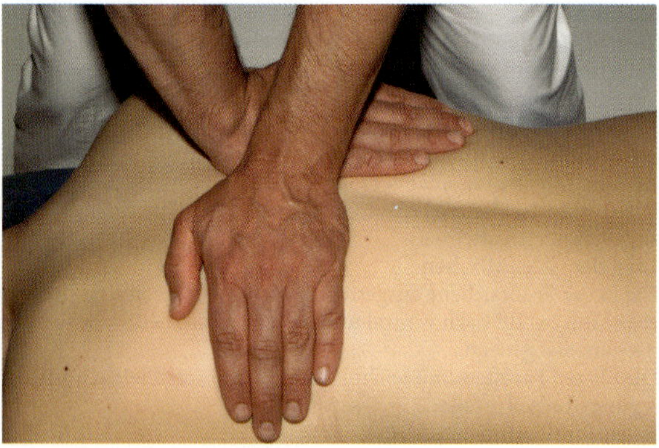

Abb. 9.1 Kreuzhandgriff an der BWS

9

Bei Kontrarotationspaaren (= zwei benachbarte Segmente mit gegenläufiger Rotationsempfindlichkeit) den Impuls gleichzeitig mit beiden Händen über beide blockierte Segmente in die jeweils freie Richtung geben.

9.2.2 Manipulation an der oberen BWS mit dem Daumenschub

> **Warnhinweis**
> Dieser Griff darf als Manipulation nur vom Arzt durchgeführt werden.

Indikation Blockierung der Segmente Th1–Th3.
Lagerung Der Patient befindet sich in Kyphosierungslagerung. der Therapeut steht auf der *nicht* rotationsempfindlichen Seite mit Blickrichtung zum Kopf des Patienten.
Tiefenkontakt Von der therapeutennahen Seite den Dornfortsatz des blockierten Segments mit dem Daumen stabilisieren. Den Kopf des Patienten 15° zum Therapeuten neigen und ca. 15° zur therapeutenfernen Seite rotieren, bis die Rotation das blockierte Segment erreicht.
Manipulation Die gegenläufige Rotation über den Druckpunkt am Daumen und über den Kopf leicht verstärken. Aus gehaltener Vorspannung einen kurzen gegenläufigen Impuls über den Daumen und ggf. auch über den Kopf geben (▸ Abb. 9.2).
Variante: Die Manipulation kann auch über den therapeutischen Querfortsatz durch ventralisierenden Druck mit dem Os pisiforme der Arbeitshand durchgeführt werden.

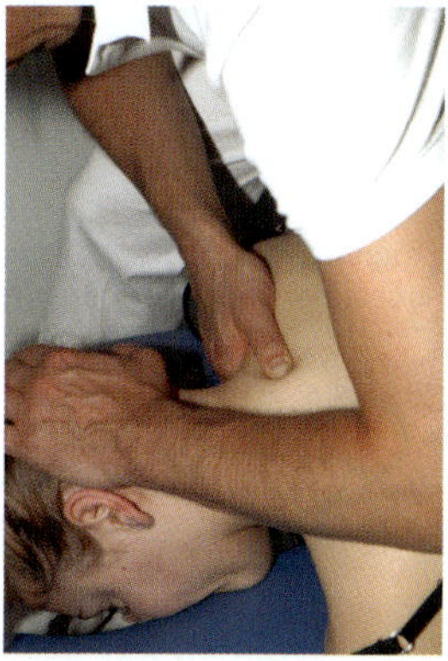

Abb. 9.2 Manipulation an der oberen BWS mit dem Daumenschub

9.2.3 Hangtraktion

> **Warnhinweis**
> Dieser Griff darf nur vom Arzt durchgeführt werden.

Indikation Blockierungen der BWS.
Lagerung Der Patient steht. Der Therapeut steht in Schrittstellung hinter ihm. Das vordere Bein ist neben dem Patienten abgestellt, das hintere Bein dient als Stütze und Rückenschutz für den Therapeuten. Der Patient hat die Hände im Nacken verschränkt, die Ellenbogen nach vorn gerichtet. Die BWS des Patienten ist kyphosiert, das blockierte Segment liegt auf dem Kyphosierungsscheitel.

9

Tiefenkontakt Mit beiden Händen die Unterarme des Patienten umgreifen. Die Therapeutenunterarme fest an den seitlichen Patiententhorax legen und den M. pectoralis von kaudal am blockierten Segment anmodellieren. Den Patienten durch leichtes Zurückgehen auflagern. Dies erzeugt eine Vorspannung.

Manipulation Einen Probezug unter Verstärkung der drei folgenden Komponenten durchführen:

- Schub des Therapeuten von kaudal gegen die kyphotisch eingestellte BWS
- Gewichtsverlagerung des Patienten nach dorsal
- Zug der seitlich am Patiententhorax liegenden Therapeutenarme

Nach dem Probezug, nach gehaltener Vorspannung, durch kurzes Anspannen der abdominalen und thorakalen Muskulatur einen Manipulationsimpuls geben (▶ Abb. 9.3).

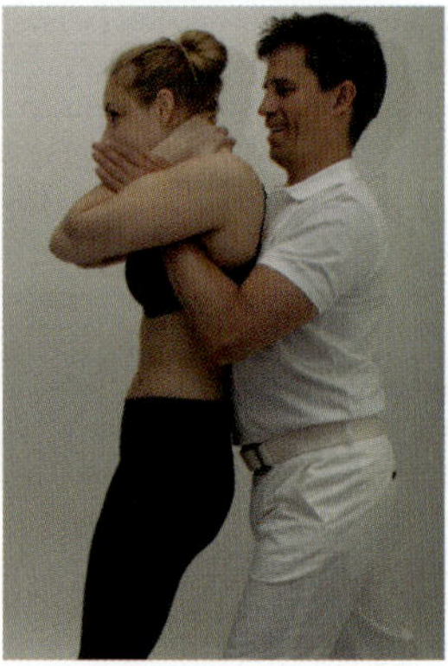

Abb. 9.3 Hangtraktion an der BWS

Tipps & Fallstricke
Der Griff kann auch, z. B. bei Größenunterschieden, am sitzenden Patienten durchgeführt werden. Dies ermöglicht auch bei entsprechend weit zurückgelagertem Patienten eine Behandlung der oberen BWS-Segmente.

9.2.4 Traktion an der BWS – Teilbereiche

Indikation Blockierungen der mittleren und unteren BWS.

Lagerung Der Patient sitzt. Der Therapeut, dessen vorderes Bein auf einem Stuhl abgestellt ist, steht seitlich vor ihm. Der Kopf und die verschränkten Arme des Patienten liegen auf dem hochgestellten Bein des Therapeuten.

Tiefenkontakt Den Dornfortsatz unterhalb des blockierten Wirbels mit dem Daumenballen der Arbeitshand fixieren. Mit der anderen Hand den Oberkörper des Patienten stabilisieren.

Mobilisation Durch Anheben des aufgestellten Therapeutenbeins nach kranial und lateral sowie gleichzeitige leichte Gewichtsverlagerung gegen den fixierten Dornfortsatz eine Traktion durchführen (▶ Abb. 9.4). Hierbei weich und rhythmisch federn.

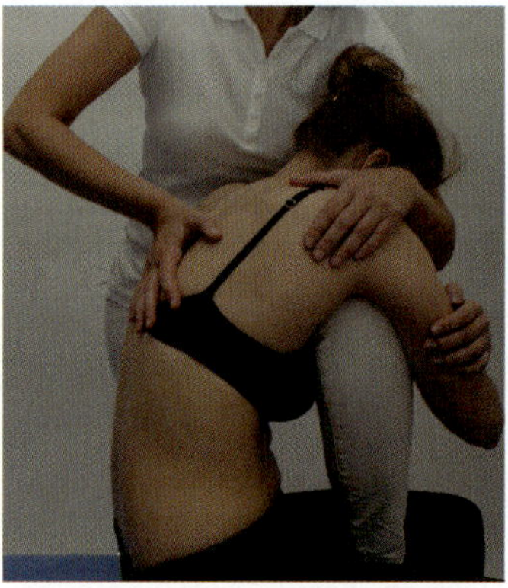

Abb. 9.4 Traktion an der Brustwirbelsäule

Variante: Fixation des gewünschten Wirbels wie oben beschrieben. Zug über die kraniale Therapeutenhand durch den Handballen oder Hakelzug am Dornfortsatz, unterstützt durch das Therapeutenbein. Dadurch kann die Traktion auch mehr im oberen BWS-Bereich erfolgen und segmental besser begrenzt werden.

Tipps & Fallstricke
Eine Lordosierung der LWS unter dem Griff ist zu vermeiden.

9.2.5 Segmentale kranialisierende Mobilisation (Tangentialschub)

Indikation Blockierungen der BWS, Hypomobilität.
Lagerung Der Patient befindet sich in Kyphosierungslagerung (Kreuzhandgriff an der BWS, ▶ 9.2.1). Der Therapeut steht seitlich neben ihm im Ausfallschritt mit Blickrichtung zum Kopf des Patienten.
Tiefenkontakt
- **Blockierungen unterhalb des Kyphosescheitels:** Die Therapeutenhände mit den Daumenballen ca. einen Querfinger paravertebral in Höhe des blockierten Segments auf die BWS legen. Die Ellenbogen absenken, um Druck in ventraler Richtung zu vermeiden (▶ Abb. 9.5).
- **Blockierungen oberhalb des Kyphosescheitels:** Die Hände überkreuzen und mit der Kleinfingerkante ca. einen Querfinger paravertebral auf gleicher Höhe an die BWS legen. Die Ellenbogen möglichst tief halten (s. o.) (▶ Abb. 9.6).

Mobilisation Vorspannung aufnehmen und aus dem Beckenschwung wiederholt nach kranial mobilisieren. Dabei eine Lordosierung im zervikothorakalen Übergang vermeiden.

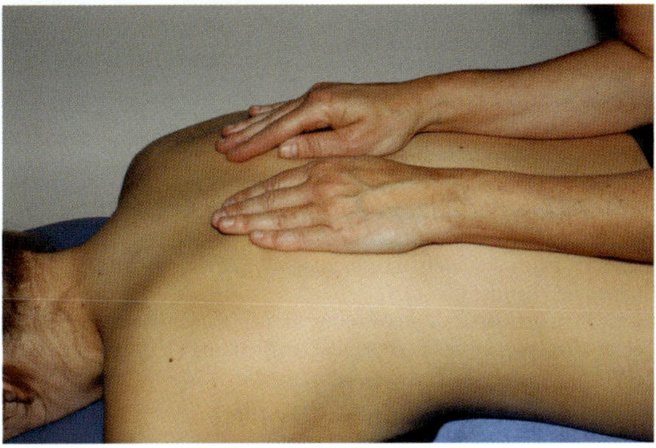

Abb. 9.5 Segmentale kranialisierende Mobilisation (Tangentialschub) *unterhalb* des Kyphosescheitels

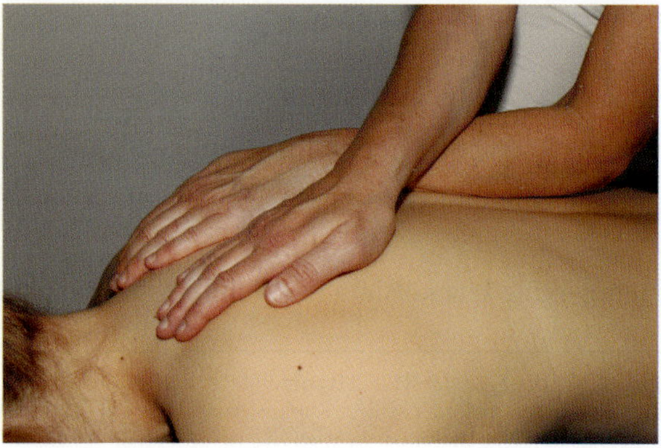

Abb. 9.6 Segmentale kranialisierende Mobilisation (Tangentialschub) *oberhalb* des Kyphosescheitels

9.2.6 Flexionsmobilisation an der BWS

Indikation Blockierungen der mittleren und unteren BWS, insbesondere Einschränkungen in der Flexion.

Lagerung Der Patient sitzt aufrecht und hat seine Hände überkreuzt auf den Schultern abgelegt. Der Therapeut steht seitlich neben ihm; sein Bein ist hinter dem Patienten auf der Behandlungsliege abgestellt.

Tiefenkontakt Den Dornfortsatz des unterhalb der Blockierung liegenden Wirbels mit dem Daumenballen in ventrokaudaler Richtung fixieren. Das hinter dem Patienten aufgestellte Therapeutenbein sichert die Fixation zusätzlich ab. Die andere Hand von ventral auf die Arme oder den Schultergürtel des Patienten legen und dessen Kopf und Oberkörper so weit flektieren, bis die Kyphosierung den fixierten Dornfortsatz erreicht. Darauf achten, dass sich die Bewegung *nicht* über den Fixationspunkt hinaus nach kaudal fortsetzt.

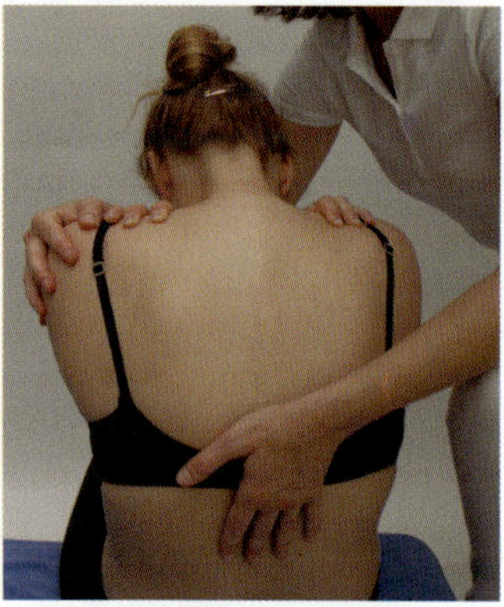

Abb. 9.7 Flexionsmobilisation an der Brustwirbelsäule

Mobilisation Aus gehaltener Vorspannung an den Patientenarmen oder am Schultergürtel einen dosierten Druck nach kaudal (in Richtung Flexion) geben (▶ Abb. 9.7).

9.2.7 Rotationsmobilisation an der BWS

Indikation Blockierungen der mittleren und unteren BWS mit Einschränkung der Rotation.

Lagerung ▶ Flexionsmobilisation an der BWS.
Tiefenkontakt Mit dem Daumenballen der Haltehand den entsprechenden Wirbel (s. u.) auf der Seite der eingeschränkten Rotationsrichtung über den Querfortsatz fixieren. Das aufgestellte Bein stützt die Fixationshand zusätzlich ab. Die Mobilisationshand auf die Arme des Patienten legen.
Mobilisation Den Patienten so weit in die eingeschränkte Richtung rotieren, bis die Bewegung den Fixationspunkt erreicht. Unter gehaltener Vorspannung weich und rhythmisch federnd in die Rotation mobilisieren (▶ Abb. 9.8).

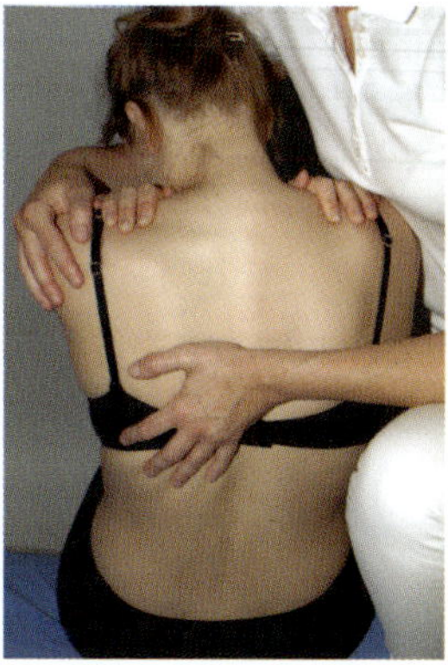

Abb. 9.8 Rotationsmobilisation an der Brustwirbelsäule

Tipps & Fallstricke

- Je nach Stellung des Therapeuten wird die Mobilisation zu diesem hin oder in die therapeutenferne Richtung durchgeführt.
- Der Griff kann segmental oder generalisiert für die gesamte BWS eingesetzt werden.
- Eine Rotationsmobilisation ist auch in Bauch- oder Seitlage durchführbar. Fixationspunkt bleibt der Querfortsatz; die Mobilisation erfolgt über den entsprechenden Schultergürtel.

9.2.8 Rotationsmobilisation an der BWS aus Lateralflexion

Indikation Blockierungen der mittleren und unteren BWS mit Einschränkungen der Rotation.
Lagerung ▶ Flexionsmobilisation an der BWS. Der Patient wird in Lateralflexion zum Therapeuten hin eingestellt.
Tiefenkontakt Mit der Kleinfingerkante (Os pisiforme) oder dem Daumenballen auf der kontralateralen Seite Kontakt zum Querfortsatz des entsprechenden Wirbels aufnehmen.
Mobilisation Vorspannung aufnehmen durch Einstellen der Rotation zur Gegenseite über den Patientenoberkörper. Die Mobilisation in die Rotation erfolgt gegenläufig durch die Anlagehand am Querfortsatz und Verstärkung der Oberkörpereinstellung (▶ Abb. 9.9).

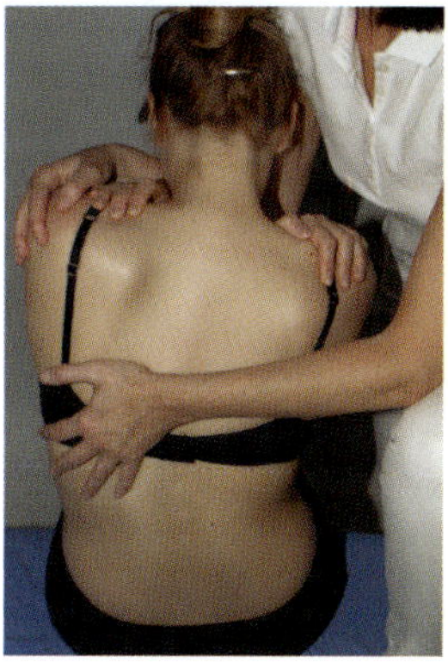

Abb. 9.9 Rotationsmobilisation an der Brustwirbelsäule aus Lateralflexion

9

Tipps & Fallstricke
Eine Lordosierung während der Mobilisation ist zu vermeiden.

10 Kostalgelenke (KTG)

Jürgen Lawall

10

10.1 Befunderhebung

10.1.1 Anamnese

▶ 1.4.1

- Schmerzen:
  - Funktionell: atemabhängig, bewegungsabhängig, beim Liegen auf der betroffenen Seite
  - Lokalisation: Schmerzen im Schulter-/Nackenbereich (Blockierungen der oberen Rippengelenke), gürtelförmige thorakale Schmerzen, Brachialgien wie bei Kompressionssyndromen des Plexus brachialis, im Oberbauch bei Blockierung der unteren Rippengelenke (Verkettung über SIG)
- Pseudoviszerale Symptome, z. B. Pseudangina pectoris
- Dysästhesien im Bereich der oberen Extremität
- Schwellungen, z. B. Hand

10.1.2 Orthopädische Untersuchung

▶ 1.4.2

- **Inspektion:**
  - Thoraxform
  - Atemexkursionen: Bewegungsdifferenz im Seitenvergleich bei Inspiration oder Exspiration?
- **Palpation:**
  - „Hängenbleiben" einzelner Rippen bei In- oder Exspiration?
  - Druckschmerz?
  - Thoraxkompressionsschmerz, z. B. bei Prellung oder Rippenfraktur?

10.1.3 Manualmedizinische Untersuchung

Drei-Schritt-Diagnostik

▶ 1.5.2

- **Aufsuchen der Irritationspunkte:** Der Patient sitzt (KTG 1) bzw. liegt auf dem Bauch (KTG 2–12); die BWS ist leicht kyphosiert.
  - **KTG 1:** Am Vorderrand des M. trapezius die 1. Rippe aufsuchen und diese mit der Fingerkuppe nach medial bis zum Kostalgelenk 1 verfolgen. Über dem Gelenk nach Stufenbildungen oder einer derben prall-elastischen schmerzhaften Verdickung (= Irritationspunkt) suchen.
  - **KTG 2–4:** Vom Dornfortsatz her auf der Gegenseite das Gelenk 2 Querfinger lateral des Dornfortsatzes aufsuchen und den vorhandenen Irritationspunkt palpieren.
  - **KTG 5–12:** Den Angulus costae (dorsal gelegener Knick im Rippenverlauf) der jeweiligen Rippe tasten und über den thorakalen Anteil des M. iliocostalis nach medial gleiten. Den Rand des M. erector trunci nach medial abschieben und den Irritationspunkt ca. 2 Querfinger lateral der Dornfortsatzreihe im Bereich der Ansätze des M. levator costae palpieren.
- **Segmentale Hypomobilität:**
  - **KTG 1:** Den proximalen Anteil der 1. Rippe tasten und den Patienten auffordern, verstärkt ein- und auszuatmen. Bei Hypomobilität hebt und/oder senkt sich im Seitenvergleich die blockierte Rippe verzögert.

- **KTG 2–4:** Der Patient befindet sich in Rückenlage. Die Fingerkuppen parasternal in die Zwischenrippenräume 2–4 des Patienten legen und die Bewegung der Rippen bei In- und Exspiration im Seitenvergleich prüfen (▶ KTG 1).
- **KTG 5–7:** Die Fingerkuppen in der Medioaxillarlinie auf die Rippen 5–7 legen und die Bewegung bei In- und Exspiration im Seitenvergleich untersuchen (▶ KTG 1).
- **KTG 8–10:** Die Fingerkuppen in der hinteren Axillarlinie auf die Rippen 8–10 legen und die Bewegung bei In- und Exspiration im Seitenvergleich prüfen (▶ KTG 1).
- **KTG 11 und 12:** Die Fingerkuppen wie bei der Irritationspunktdiagnostik (s. o.) anlegen und die Bewegung der Rippen bei In- und Exspiration im Seitenvergleich untersuchen (▶ KTG 1).

- **Funktionelles Verhalten der segmentalen Irritation:** Den jeweiligen Irritationspunkt palpieren (s. o.) und den Patienten auffordern, ein- und auszuatmen. Bei Bewegung in die gestörte Richtung zeigt sich eine Verstärkung des Irritationspunkts.
  Anschließend den Befund als Formel dokumentieren.

Tipps & Fallstricke
Häufig treten Blockierungen der Kostalgelenke und Blockierungen der BWS gleichzeitig auf.

10.1.4 Differenzialdiagnostik

Erkrankungen, die sich hinter rezidivierenden Blockierungen im Bereich der Kostalgelenke verbergen können:
- Degenerative Veränderungen der Kostalgelenke, Morbus Bechterew, HWS-Syndrom, LWS-Syndrom
- Skoliose, statische Veränderungen der Wirbelsäule
- Kardiologische Erkrankungen, Störungen im Bereich des Respirationstrakts (Bronchitis, Asthma bronchiale, Pneumonie, Pleuritis), psychosomatische Erkrankungen

10.2 Manuelle Techniken

▶ 1.5

Anatomie

Kostalgelenke
- **Gelenktyp:** Radgelenk.
- **Gelenkpartner:** Querfortsatz des Wirbels, konkav bis plan → Facies articularis tuberculi costae, konvex bis plan, insgesamt 12 Rippenpaare (Costae). Gelenkige Verbindung zu 1 oder 2 Wirbelkörpern.
- **Besonderheiten:** Eine Verstärkung der BWS-Kyphose führt durch Vergrößerung des Neigungswinkels zur Frontalebene zu einer verminderten Beweglichkeit der Rippengelenke.
- **Mobilisations- und Manipulationsrichtungen:** Traktion, Impuls nach lateroventral, kaudal und kranial (In- und Exspirationsrichtung).

10

Merksätze & Definitionen
Manipulationen dürfen *wie* an den Wirbelgelenken nur von Ärzten durchgeführt werden.

Alle beschriebenen Techniken sind auch als Mobilisationstechniken durchführbar.

10.2.1 Manipulation und Mobilisation der 1. Rippe: inspirationsempfindlich

Warnhinweis
Dieser Griff darf als Manipulation nur vom Arzt durchgeführt werden.

Indikation Blockierung der 1. Rippe bei Inspirationsempfindlichkeit.
Lagerung Der Patient sitzt. Der Therapeut steht hinter ihm. Das Bein des Therapeuten ist auf der Gegenseite der Blockierung auf der Behandlungsliege abgestellt, um ein Ausweichen des Patientenoberkörpers während der Manipulation zu verhindern.
Tiefenkontakt Die Manipulationshand mit der Radialkante des Zeigefingers (in Höhe des Grundgelenks) über dem proximalen Anteil der 1. Rippe vor dem KTG anmodellieren. Die Hand in einem Winkel von 60° zur Schulterebene einstellen.
Manipulation Vorspannung aufnehmen durch Druck im oben angegebenen Winkel und einen Probzug durchführen. Den Patienten nach Anweisung ein- und ausatmen lassen. Während der Exspiration des Patienten einen kurzen Manipulationsimpuls in die freie Richtung (aus gehaltenem Tiefenkontakt und Vorspannung) geben (▶ Abb. 10.1).

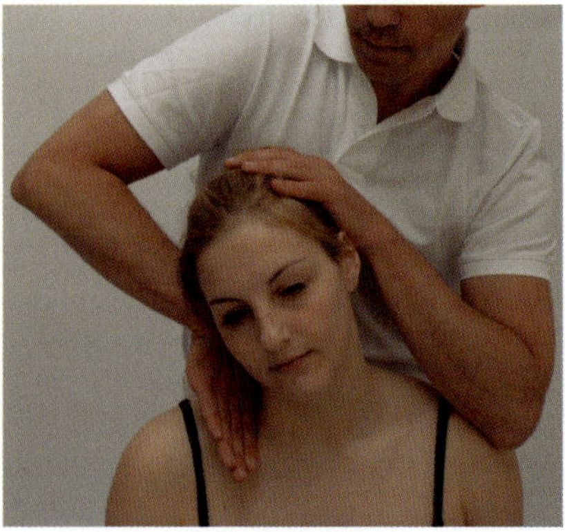

Abb. 10.1 Manipulation KTG 1: inspirationsempfindlich

10.2.2 Manipulation und Mobilisation der 1. Rippe: exspirationsempfindlich

> ⚠ **Warnhinweis**
> Dieser Griff darf als Manipulation nur vom Arzt durchgeführt werden.

Indikation Blockierung der 1. Rippe bei Exspirationsempfindlichkeit.
Lagerung Der Patient sitzt auf einer erhöhten Bank und legt auf der betroffenen Seite seine flache Hand seitlich an den Hals bei maximal gebeugtem Ellenbogen. Der Therapeut umfasst hinter dem Patienten stehend den Ellenbogen des Patienten mit der gleichseitigen Hand und schient den Patientenoberarm. Die Gegenhand des Therapeuten kommt um die andere Halsseite und umfasst ebenfalls den Patientenellenbogen. Dieser wird eng anliegend zum Brustbein gezogen. Die nicht betroffene Seite des Rückens wird vom Therapeuten von hinten fixiert.
Tiefenkontakt und Vorspannung Der Therapeut zieht mit seinen gedoppelten Händen am Ellenbogen in der angelegten Oberarmlinie eine Vorspannung nach oben außen hinten.
Manipulation Nach verstärkender Probemobilisation erfolgt der kurze Manipulationsimpuls in die vorgegebene Spannungsrichtung (▶ Abb. 10.2).

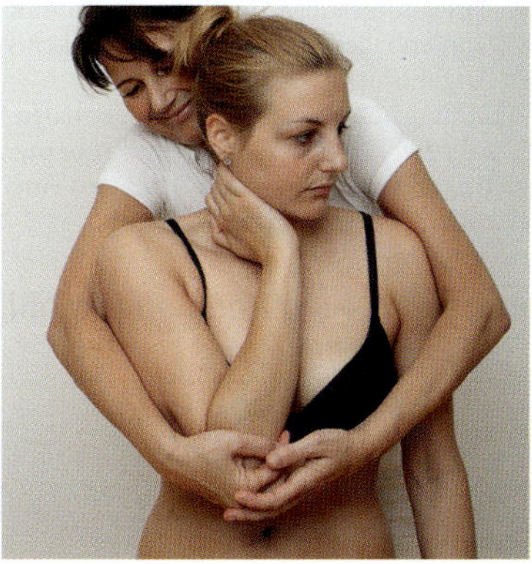

Abb. 10.2 Manipulation KTG 1: exspirationsempfindlich

10.2.3 Manipulation und Mobilisation der Rippen über den Angulus costae

> ⚠ **Warnhinweis**
> Dieser Griff darf als Manipulation nur vom Arzt durchgeführt werden.

Indikation Blockierung der KTG bei Inspirations- oder Exspirationsempfindlichkeit.

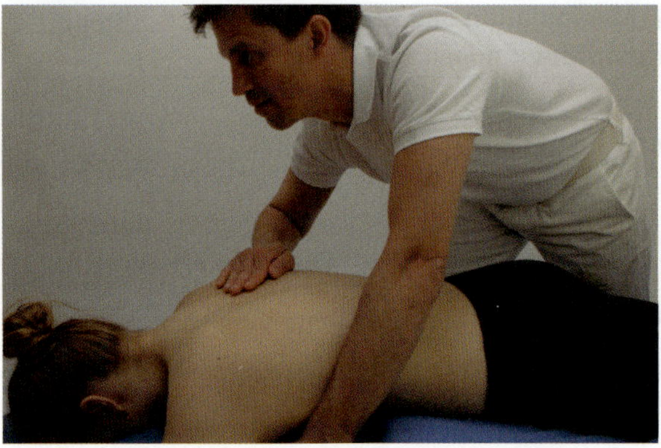

Abb. 10.3 Manipulation und Mobilisation der Rippe über den Angulus costae

Lagerung Der Patient liegt mit leicht kyphosierter BWS auf der entsprechend eingestellten Behandlungsliege. Der Therapeut steht seitlich im Ausfallschritt und legt die Arbeitshand auf seiner Seite an; die freie Hand stützt auf der gegenüberliegenden Seite, auf dem Tisch aufgestützt, den Patiententhorax.
Tiefenkontakt Den Daumenballen je nach Empfindlichkeit von kaudal oder kranial tangential an den Angulus costae anmodellieren.
Manipulation Vorspannung aufnehmen durch tangentialen Schub über den Angulus costae nach kranial bzw. kaudal. Nach einem Probezug aus gehaltener Vorspannung während der Exspirationsphase des Patienten einen kurzen Manipulationsimpuls in die freie Richtung geben (▶ Abb. 10.3).

10.2.4 Lateroventrale Manipulation oder Mobilisation einer Rippe

⚠ **Warnhinweis**
Dieser Griff darf als Manipulation nur vom Arzt durchgeführt werden.

Indikation Blockierung im KTG.
Lagerung Der Patient liegt mit leicht kyphosierter BWS auf der entsprechend eingestellten Behandlungsliege. Der Therapeut steht auf der Gegenseite der Blockierung.
Tiefenkontakt Die kopfnahe Hand (Manipulationshand) vom Dornfortsatz her auf der blockierten Rippe im Rippenverlauf nach lateral anmodellieren. Mit der Haltehand auf der Standseite die zugehörigen Wirbel über die Querfortsätze fixieren.
Manipulation Vorspannung aufnehmen durch einen Schub nach lateroventral und eine Probemobilisation durchführen. Dann aus gehaltener Vorspannung in der Exspirationsphase des Patienten einen kurzen Manipulationsimpuls nach lateroventral geben (▶ Abb. 10.4).

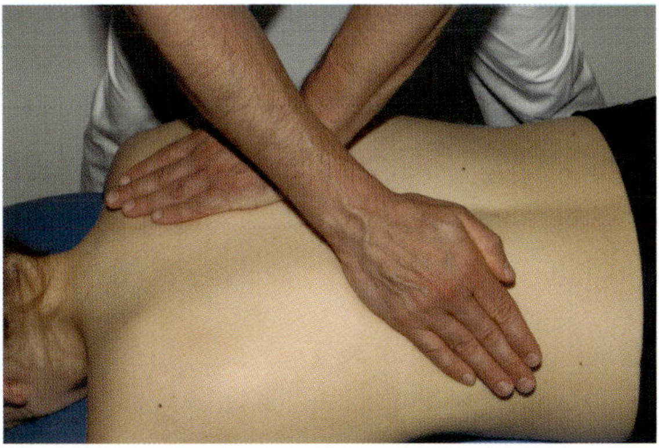

Abb. 10.4 Lateroventrale Manipulation

10.2.5 Manipulation und Mobilisation der oberen Rippen nach kaudal oder kranial

Warnhinweis
Dieser Griff darf als Manipulation nur vom Arzt durchgeführt werden.

Indikation Blockierung im KTG: Rippen 2–4.
Lagerung ▶ Lateroventrale Manipulation einer Rippe.
Tiefenkontakt

- Bei *Kranialisierungsempfindlichkeit* die kopfnahe Hand (Manipulationshand) von medial her mit der Ulnarkante am Oberrand der Rippe anlegen (▶ Abb. 10.5)

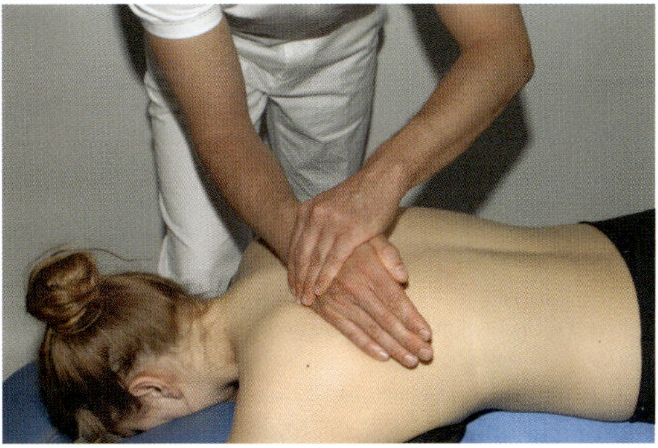

Abb. 10.5 Manipulation am Kostalgelenk nach kaudal

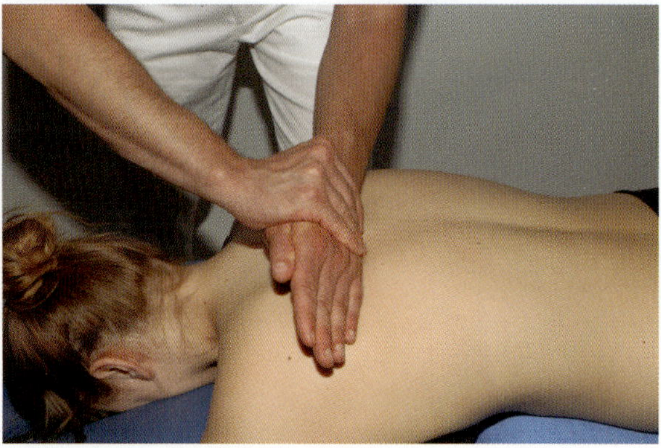

Abb. 10.6 Manipulation am Kostalgelenk nach kranial

- Liegt eine *Kaudalisierungsempfindlichkeit* vor, die fußnahe Hand (Manipulationshand) von medial her am Unterrand der Rippe anmodellieren (▶ Abb. 10.6)

Mit der freien Hand doppeln, um den Manipulationsimpuls zu unterstützen.

Manipulation Vorspannung aufnehmen durch einen Schub in die freie Richtung. Nach einer Probemobilisation aus gehaltener Vorspannung während der Exspirationsphase des Patienten einen kurzen Manipulationsimpuls in die freie Richtung geben.

10.2.6 Inspiratorische Rippenmobilisation aus der Bauchlage

Indikation Hypomobilität der KTG 2–12 bei Inspirationsempfindlichkeit.
Lagerung Der Patient befindet sich in Bauchlage in Kyphosierungslagerung (▶ 9.2.1). Die Arme des Patienten hängen seitlich über dem Rand der Behand-

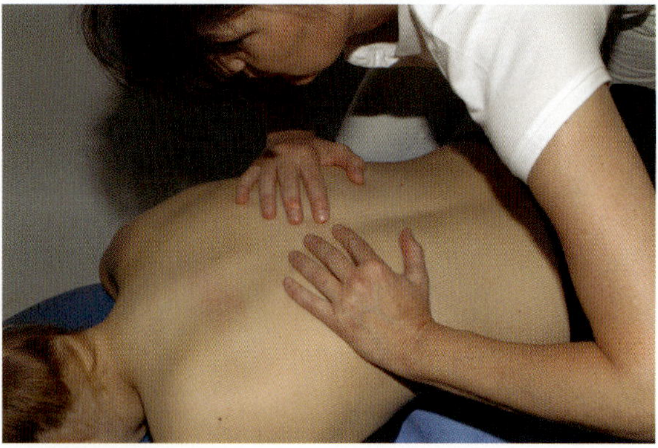

Abb. 10.7 Inspiratorische Rippenmobilisation aus der Bauchlage

lungsliege. Der Therapeut steht in Schrittstellung seitlich daneben mit Blickrichtung zum Kopf des Patienten.
Tiefenkontakt Die Daumenballen an den Rippen beidseits in Höhe der Blockierung entsprechend dem Rippenverlauf am Angulus costae anmodellieren. Dabei die Therapeutenellenbogen tief absenken, um einen Druck in ventraler Richtung zu vermeiden. Der Kopf des Therapeuten befindet sich auf Höhe seiner Hände.
Mobilisation Aus gehaltener Vorspannung beide Hände in die Radialduktion führen. Gleichzeitig durch elastischen Beckenschwung über die verriegelten Arme einen Schub nach kranial geben. Die Mobilisation sollte der Atmung des Patienten angepasst werden (▶ Abb. 10.7).

10.2.7 Exspiratorische Rippenmobilisation aus der Bauchlage

Indikation Hypomobilität der KTG 2–12 bei Exspirationsempfindlichkeit.
Lagerung ▶ Inspiratorische Rippenmobilisation aus der Bauchlage. Der Therapeut steht in Schrittstellung seitlich neben der Behandlungsliege mit Blickrichtung zum Fußende.
Tiefenkontakt Die Daumenballen beidseits *senkrecht* zum Rippenverlauf gegen das Rippenpaar in Höhe der Empfindlichkeit am Angulus costae anmodellieren und die Ellenbogen absenken.
Mobilisation Aus gehaltener Vorspannung beide Hände in die Radialduktion führen. Durch elastischen Beckenschwung über die verriegelten Arme einen Mobilisationsschub nach kaudal geben. Die Mobilisation während der Exspiration des Patienten durchführen (▶ Abb. 10.8).

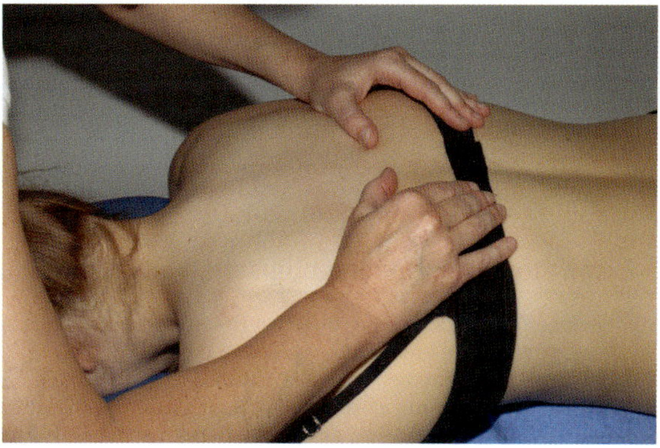

Abb. 10.8 Exspiratorische Rippenmobilisation aus der Bauchlage

10.2.8 Inspiratorische Rippenmobilisation aus der Seitlage

Indikation Hypomobilität der Rippen 5–10 bei Inspirationsempfindlichkeit.
Lagerung Der Patient liegt auf der Seite, die blockierte Rippe befindet sich oben. Das untere Patientenbein ist gebeugt, das obere gestreckt. Die Behandlungsliege ist kyphosierend eingestellt, sodass die zu mobilisierende Seite gedehnt wird. Der Therapeut steht vor dem Patienten am Kopfende.

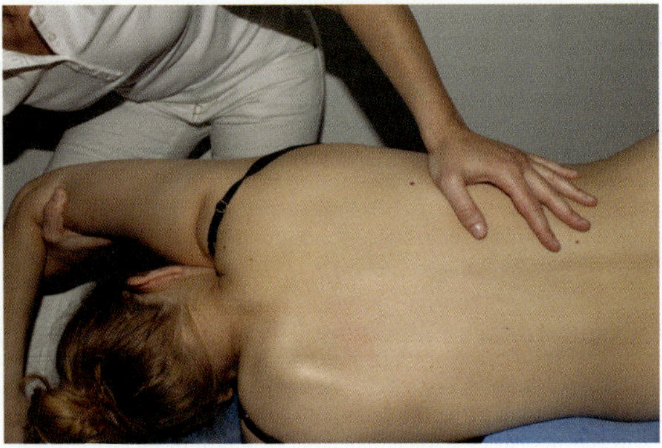

Abb. 10.9 Inspiratorische Rippenmobilisation aus der Seitlage

Tiefenkontakt Mit Daumenballen der fußnahen Hand die unterhalb der Blockierung gelegene Rippe nach kaudal fixieren. Mit kopfnaher Hand (Mobilisationshand) oben liegenden Patientenarm flächig umfassen und in Anteversion/Adduktion einstellen. Der Patientenarm bildet die Verlängerung des Rumpfs.
Mobilisation Aus gehaltener Vorspannung über den Arm des Patienten einen Kranialzug durchführen (▶ Abb. 10.9).

Tipps & Fallstricke

- Mobilisation während der Inspiration des Patienten ausführen.
- Bei eingeschränkter Anteversion des Patientenarms (z. B. aufgrund einer Schultergelenkerkrankung) kann die blockierte Rippe bei adduziertem Arm über den Schultergürtel des Patienten mobilisiert werden. Der Therapeut steht dann hinter dem Patienten, Anlage durch Kreuzgriff.

10.2.9 Exspiratorische Rippenmobilisation aus der Seitlage

Indikation Hypomobilität der Rippen 5–10 bei Exspirationsempfindlichkeit.
Lagerung ▶ Inspiratorische Mobilisation aus der Seitlage.
Tiefenkontakt Mit der kopfnahen Hand (Fixationshand) den oben liegenden Arm des Patienten in Anteversion einstellen. Fußnahe Hand (Mobilisationshand) mit dem Daumenballen von kranial an der blockierten Rippe anmodellieren.
Mobilisation Aus gehaltener Vorspannung weich und rhythmisch federnd einen Kaudalschub an der blockierten Rippe durchführen.

Tipps & Fallstricke

- Mobilisation während der Exspiration des Patienten ausführen.
- Wenn die Anteversion des Patientenarms eingeschränkt ist (z. B. aufgrund einer Schultergelenkerkrankung), kann die Fixation auch bei adduziertem Arm über den Schultergürtel des Patienten erfolgen. Der Therapeut steht dann hinter dem Patienten, Anlage der Hände im Kreuzgriff.

11 Lendenwirbelsäule (LWS)

Jürgen Lawall

11.1 Befunderhebung

11.1.1 Anamnese

▶ 1.4.1

- Schmerzen bei statischen Belastungen.
- Schmerzlokalisation:
  - Zwischen den Schulterblättern (bei Blockierungen im Segment L1/L2)
  - Unterbauch.
  - Leiste, ggf. mit Ausstrahlung zum Kniegelenk (bei Blockierungen im Segment L3/L4).
  - Tief sitzende Rückenschmerzen, ggf. mit pseudoradikulärer Ausstrahlung.
  - Oberschenkelaußenseite mit Ausstrahlung zum Außenknöchel (bei Blockierungen im Segment L5/S1).
  - Tuber ossis ischii und M. iliacus (bei Blockierungen im Segment L5/S1).
  - Pseudoviszerale Schmerzen im Bereich des Abdomens oder der Nieren.
- Bewegungseinschränkung; Meist ist die Extension stärker betroffen als die Flexion.
- Hyperalgesie im zugehörigen Dermatom.

11.1.2 Orthopädische Untersuchung

▶ 1.4.2

- **Inspektion:**
  - Lotrechter Aufbau der Wirbelsäule in der Sagittal- und Frontalebene?
  - Symmetrie der Rückenstreckmuskulatur?
  - Bein- oder Fußdeformitäten?
- **Palpation:**
  - Beckenstand?
  - Paravertebrale Muskulatur: Muskelhartspann, Myogelosen?
  - Druckschmerz über den Dornfortsätzen und paravertebral der LWS, z. B. bei Instabilität, Bandscheibenvorfall oder Spondylitis?
  - Klopfschmerz über den Dornfortsätzen, z. B. bei degenerativ entzündlichen Veränderungen?
- Bewegungsprüfung: aktive und passive Beweglichkeit der LWS

11.1.3 Manualmedizinische Untersuchung

Drei-Schritt-Diagnostik

▶ 1.5.2

- **Aufsuchen der Irritationspunkte:** Die Irritationspunkte der einzelnen Segmente einen Querfinger lateral der Dornfortsatzreihe auf Höhe der Facettengelenke tasten.
- **Segmentale Hypomobilität:** Die Fingerkuppen auf jeweils drei benachbarten Dornfortsätzen der LWS anmodellieren und das Bewegungsspiel der Dornfortsätze zueinander bei Rotation, Flexion und Seitneigung der LWS prüfen (▶ 8.1, Drei-Schritt-Diagnostik).
- Eine weitere in der Praxis häufig angewandte Untersuchung zur schnellen Orientierung bei Blockierungen der LWS ist die **Prüfung des Vorlaufphänomens:** Am aufrecht stehenden oder sitzenden Patienten beide Daumen auf

gleicher Höhe einen Querfinger neben dem Dornfortsatz in der Muskulatur anlegen. Den Patienten auffordern, sich langsam vornüberzuneigen. Wenn die Flexion das palpierte Wirbelsegment erreicht, werden bei Normobilität die Daumen gleichzeitig nach kranial gezogen. Liegt hingegen eine Blockierung vor, gleitet der Daumen auf der betroffenen Seite durch einen erhöhten Muskeltonus über dem neurophysiologisch gestörten Segment verfrüht nach kranial.

- **Funktionelles Verhalten der segmentalen Irritation:** Der Patient befindet sich in Bauchlage; der Therapeut steht seitlich neben ihm. Den jeweiligen Irritationspunkt tasten und eine Rotations-, Flexions- und Extensionsprüfung durchführen:
  - **Rotation:** Unter Palpation des Irritationspunkts die Rotation der Wirbelsäule über die Drehung von den Schultern her auslösen.
  - **Flexion:** etwas verstärkte Bauchatmung.
  - **Extension:** Ausatmung aus etwas verstärkter Bauchatmung.
- Anschließend das Ergebnis als Formel dokumentieren.

Tipps & Fallstricke

- Die Prüfung des Vorlaufphänomens unterliegt einer hohen Fehlerquote. So führen z. B. eine Skoliose, eine schmerzbedingte asymmetrische Flexion des Patienten, eine unterschiedliche Weichteilspannung durch falsche Handanlage oder eine verkürzte ischiokrurale Muskulatur ebenfalls zu einem positiven Vorlaufphänomen.
- Die Anwendung der manualtherapeutischen Manipulation ist nur erlaubt, wenn mindestens eine freie Bewegungsrichtung im Segment vorliegt.

11.1.4 Differenzialdiagnostik

Erkrankungen, die sich hinter rezidivierenden Blockierungen im Bereich der LWS verbergen können, sind u. a.:

- Bandscheibendegeneration im Bereich der LWS mit segmentaler Gefügelockerung, Bandscheibenvorfall
- Skoliose, die Gesamtstatik beeinflussende Erkrankungen der unteren Extremität
- Psychosomatische Störungen, Erkrankungen der Nieren und ableitenden Harnwege sowie gynäkologische Erkrankungen

11.2 Manuelle Techniken

▶ 1.5

Anatomie

Lendenwirbelsäule

- **Aufbau:** 5 Lendenwirbel (LWK = Lendenwirbelkörper), ▶ 8.2 Anatomie.
- **Orientierungspunkte:** Dornfortsatz von LWK 4 liegt auf Höhe der Beckenkämme.
- **Stellung der Gelenkflächen:** senkrechte Ausrichtung der Gelenkflächen in der Frontalebene und Neigung in der Transversalebene um ca. 45° nach lateral.

- **Bewegungsfreiheitsgrade:** 3 Freiheitsgrade:
  - Extension/Flexion 30/0/70° (LWS + BWS).
  - Lateralflexion rechts/links 25/0/25°.
  - Rotation rechts/links 5/0/5°.
- **Besonderheiten:**
  - Physiologische Lordose in der Sagittalebene.
  - Aufgrund der Stellung der Gelenkfortsätze ist in der LWS nur eine geringgradige Rotation möglich.
- **Mobilisations- und Manipulationsrichtungen:** Traktion, Rotation, Flexion, Kranialschub, Kaudalschub, dorsokaudale Gleitmobilisation.

Alle Manipulationstechniken können auch als Mobilisation ausgeführt werden.

11.2.1 Rotationsmanipulation an der LWS (Hakelzug)

Warnhinweis
Dieser Griff darf als Manipulation nur vom Arzt durchgeführt werden.

Indikation Blockierungen der LWS-Segmente.
Lagerung Der Patient befindet sich in Seitlage. Die rotationsempfindliche Seite liegt oben, das obere Bein ist im Hüftgelenk 90° flektiert. Der Therapeut steht vor dem Patienten und rotiert die Wirbelsäule über den Thorax bis zum betroffenen Segment zur Verriegelung nach dorsal.
Tiefenkontakt Den durch Zeige- und Ringfinger geschienten Mittelfinger von der Behandlungsliege her am Dornfortsatz des betroffenen Wirbels anmodellieren und einen leichten Zug in die freie Richtung ausüben (Hakelzug). Über die Unterarmmuskulatur Kontakt zu den Weichteilen am Os ilium aufnehmen, mit dem fußnahen Bein des Therapeuten das gebeugte Bein des Patienten über dem unten

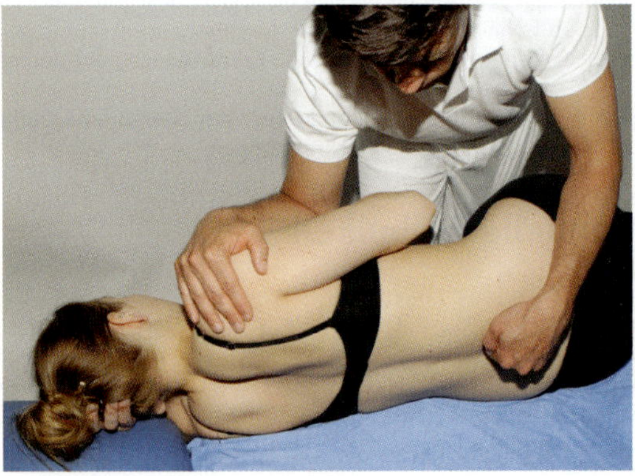

Abb. 11.1 Rotationsmanipulation an der LWS mittels Hakelzug

liegenden Bein rotieren und damit eine Rotation der LWS über das Becken einleiten.

Manipulation Vorspannung aufnehmen durch Verstärkung der Rotation über den Unterarm und der Rotation des Beins. Nach einem mobilisierenden Probezug aus gehaltener Vorspannung einen kurzen Manipulationsimpuls in die freie Richtung geben (▶ Abb. 11.1).

11.2.2 Manipulation der LWS durch Opponensschub (gegenläufige Technik)

Warnhinweis

Dieser Griff darf als Manipulation nur vom Arzt durchgeführt werden.

Indikation Blockierungen der LWS, bei denen der Hakelzug (s. o.) aus anatomischen oder medizinischen Gründen nicht durchgeführt werden kann.

Lagerung Der Patient befindet sich in Seitlage, die rotationsempfindliche Seite liegt unten. Die Wirbelsäule ist über den Thorax bis zum betroffenen Segment gegenrotiert und damit verriegelt. Der Therapeut steht vor dem Patienten. Das obere Bein des Patienten ist im Hüftgelenk 90° flektiert, der Fußrücken befindet sich in der Kniekehle des unteren Beins.

Tiefenkontakt Die fußnahe Hand mit dem Daumenballen von oben her am Dornfortsatz des betroffenen Wirbels anmodellieren. Anschließend (gegenläufige Technik) mit dem fußnahen Bein das oben liegende Bein des Patienten leicht rotieren und damit über das Becken eine Gegenrotation zum fixierten Segment einleiten.

Manipulation Vorspannung aufnehmen durch Verstärkung des Opponensschubs und gleichzeitige Rotation des Beins, bis die gegenläufige Rotation das blockierte Segment erreicht. Nach einem mobilisierenden Probezug aus gehaltener Vorspannung einen kurzen gegenläufigen Manipulationsimpuls geben (▶ Abb. 11.2).

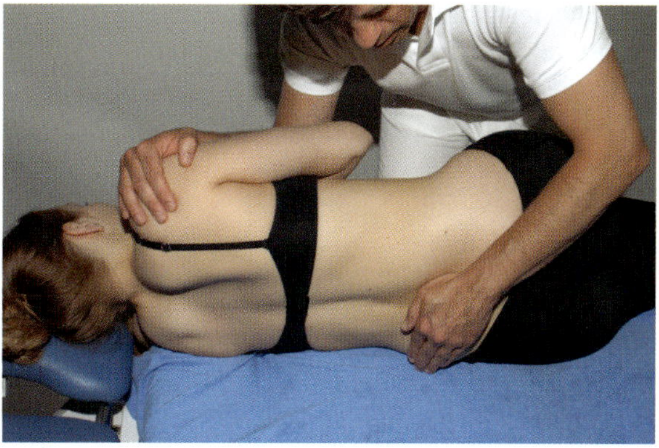

Abb. 11.2 Rotationsmanipulation an der LWS durch Opponensschub

11.2.3 Hangtraktion der LWS

Indikation Blockierungen der LWS.
Lagerung Der Patient liegt auf dem Rücken. Die Beine sind im Hüftgelenk ca. 70° und im Kniegelenk ca. 90° flektiert. Der Therapeut steht am Fußende der Behandlungsliege.
Tiefenkontakt Mit den Unterarmen beide Unterschenkel des Patienten umfassen, die Hände gekreuzt überhalb der Kniescheiben anlegen.
Mobilisation Eine Traktion in Verlängerung der Oberschenkellängsachse des Patienten durchführen (▸Abb. 11.3). Die Traktion kann mit einer Vibration kombiniert werden.

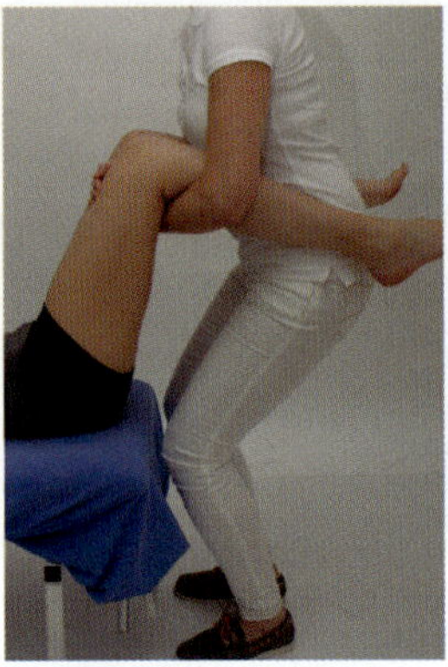

Abb. 11.3 Hangtraktion der Lendenwirbelsäule

Tipps & Fallstricke
- Durch eine stärkere Flexion im Hüftgelenk wird die LWS zusätzlich kyphosiert.
- Eine Traktion in der LWS kann in verschiedenen Lagerungen durchgeführt werden. Die Traktion mithilfe eines Pezziballs erleichtert die Therapeutenarbeit. Dabei liegen wahlweise entweder die Patientenbeine auf dem Ball oder der Therapeut sitzt auf dem Ball und hat die gebeugten Patientenbeine auf seinen Oberschenkeln gelagert.

11.2.4 Kyphosierende Traktion aus der Seitlage (generalisiert und segmental)

Indikation Blockierungen der LWS, Einschränkung der Flexion.
Lagerung Der Patient liegt auf der Seite, der Therapeut steht vor ihm. Die Beine des Patienten sind in Hüft- und Kniegelenk gebeugt und liegen zwischen den Oberschenkeln des Therapeuten.

Generalisierte Traktion

Tiefenkontakt Mit dem Daumenballen der kopfnahen Hand den Dornfortsatz von BWK 12 fixieren. Um die Fixation zu unterstützen, hakt sich der Patient mit seinem oben liegenden Arm am Arm des Therapeuten ein und spannt nach ventral an. Den Unterarm oder die Hand des Mobilisationsarms auf dem Os sacrum des Patienten anmodellieren.
Mobilisation Über die Oberschenkel die Flexion der Patientenbeine (Kyphosierung) verstärken und gleichzeitig am Os sacrum einen Zug nach kaudal ausüben. Dabei den Therapeutenkörper weich und rhythmisch federnd zum Kopfteil der Behandlungsliege rotieren (▸Abb. 11.4).

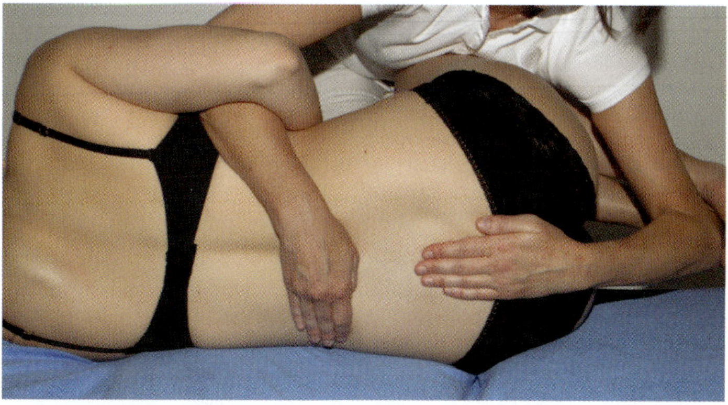

Abb. 11.4 Kyphosierende Traktion aus der Seitlage (generalisiert)

Segmentale kyphosierende Traktion

Tiefenkontakt Mit dem Daumenballen oder den Fingerkuppen der Finger III und IV der kopfnahen Hand den kranialen Dornfortsatz des blockierten Segments nach kranial fixieren. Die Mobilisationshand mit den Fingerkuppen des III. und IV. Fingers am kaudalen Dornfortsatz anmodellieren. Hierbei die Finger in den Mittel- sowie Endgelenken strecken und im Grundgelenk beugen. Den Unterarm auf das Os sacrum des Patienten legen.
Mobilisation Über die Oberschenkel die Flexion der Patientenbeine (Kyphosierung) verstärken und gleichzeitig am kaudalen Dornfortsatz einen Zug ausüben. Dabei den Therapeutenkörper weich und rhythmisch federnd zum Kopfteil der Behandlungsliege rotieren (▶ Abb. 11.5).

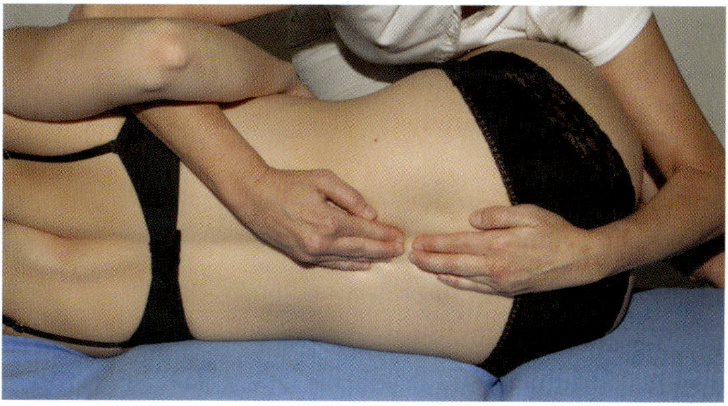

Abb. 11.5 Kyphosierende Traktion aus der Seitlage (segmental)

11

11.2.5 Rotationsmobilisation aus der Bauchlage

Indikation Blockierungen der LWS mit Einschränkung der Rotation und Lateralflexion.

Lagerung Der Patient befindet sich in Bauchlage. Der Therapeut steht auf der freien Rotationsseite des Wirbels.

Tiefenkontakt Die Fixationshand auf der Gegenseite am Querfortsatz des 12. Brustwirbels mit Spannung in ventrolateraler Richtung anlegen. Auf der gleichen Seite mit der Mobilisationshand das Becken kaudal der SIAS von ventral umfassen.

Mobilisation Die LWS durch Anheben des Beckens rotieren, bis die Bewegung die Fixationshand erreicht. Aus gehaltener Vorspannung weich und rhythmisch federnd über das Becken in die blockierte Richtung, und damit das fixierte Segment in die freie Richtung, mobilisieren (▶ Abb. 11.6).

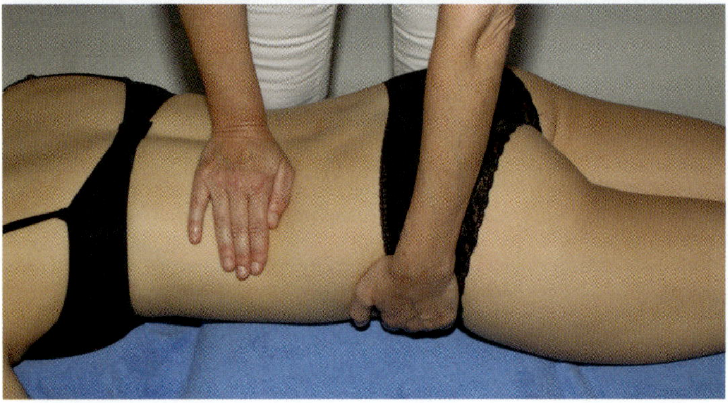

Abb. 11.6 Rotationsmobilisation aus der Bauchlage

Tipps & Fallstricke

- Die Rotationsmobilisation kann auch segmental durchgeführt werden. Hierzu die Fixationshand oberhalb des blockierten Wirbels oder auf dem blockierten Wirbel selbst anlegen.
- Durch Veränderungen der Anlagenhöhe der Fixationshand verändert sich ggf. die Rotationsrichtung am gewünschten Wirbel.
- Beachte die geringe Rotationsfähigkeit der LWS!
- Unterlagerung der LWS verhindert unerwünschte Lordosierung.

11.2.6 Kyphosierende Rotationstraktion

Indikation Blockierungen der LWS mit Einschränkung der Rotation.

Lagerung Der Patient liegt auf der Seite, der Therapeut steht vor ihm. Das obere Bein ist im Hüftgelenk in 90° Flexion eingestellt. Der Fuß des oben liegenden Beins liegt in der Kniekehle des unteren Beins. Die Wirbelsäule des Patienten ist über den Thorax zur therapeutenfernen Seite bis zum blockierten Segment verriegelt.

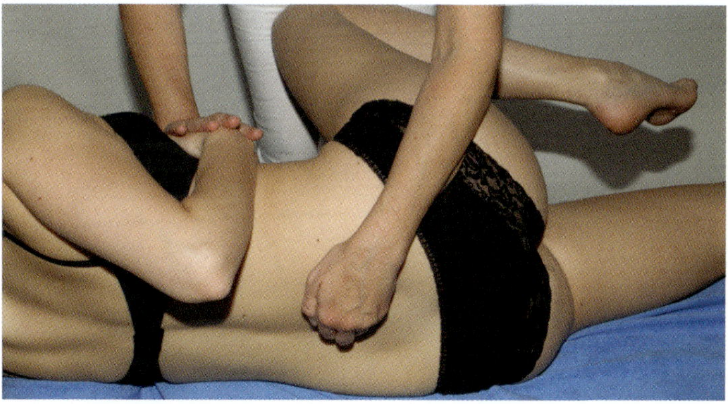

Abb. 11.7 Kyphosierende Rotationstraktion

Tiefenkontakt Mit der kopfnahen Hand die Stellung der verriegelten Wirbelsäule (Lagerung) fixieren. Die Fingerkuppen III und IV der fußnahen Hand von kranial und lateral am Dornfortsatz des blockierten Wirbels anmodellieren und einen leichten Zug ausüben (Hakelzug). Den Unterarm in einem Winkel von 45° auf das Os ilium legen und das in Hüft- und Kniegelenk flektierte obere Bein mit dem fußnahen Oberschenkel rotieren.

Mobilisation Vorspannung aufnehmen durch Rotation des gesamten Therapeutenkörpers zum kopfnahen Ende der Behandlungsliege. Hierdurch werden die Kyphosierung (= vermehrte Beinflexion), die Rotation (= vermehrte Beinadduktion) und die Traktion (= Hakelzug über den Dornfortsatz und das Os ilium) verstärkt. Aus gehaltener Vorspannung über eine Verstärkung der Rotation weich und rhythmisch federnd mobilisieren (▶ Abb. 11.7).

Tipps & Fallstricke

- Bei Aufnahme des Tiefenkontakts die angegebene Reihenfolge beachten.
- Die Rotationswellen müssen im blockierten Segment aufeinandertreffen.
- Eine Torquierung der Wirbelsäule kann durch Dehnung der Nervenwurzel in das Bein ausstrahlende Schmerzen verursachen. In diesem Fall den Patienten auf die andere Seite legen und über die freie Richtung arbeiten.

11.2.7 Mobilisation in Lateralflexion

Indikation Blockierungen im Segment Th11–L4.

Lagerung Der Patient liegt auf der Seite und ist so unterlagert, dass der Oberkörper in Lateralflexion eingestellt ist. Der Scheitelpunkt liegt im Arbeitsgebiet. Der Therapeut steht vor dem Patienten.

Tiefenkontakt Beide Hände jeweils mit den Fingerkuppen III und IV von der tischnahen Seite an die Dornfortsätze zweier benachbarter Wirbel anlegen. Bei Bedarf den III. Finger mit dem Zeigefinger schienen. Die Hände in Volarflexion einstellen und die Unterarme flächig auf dem Thorax bzw. Becken ablegen.

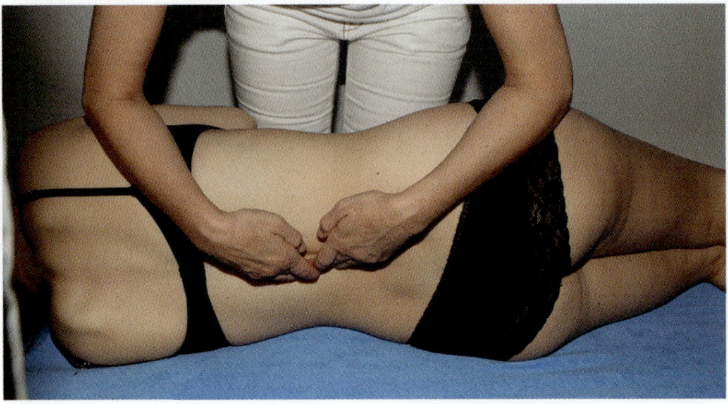

Abb. 11.8 Mobilisation in Lateralflexion

Mobilisation Aus gehaltener Vorspannung über den kopfnahen Arm einen Kranialschub und über den fußnahen Arm einen Kaudalschub ausüben. Darauf achten, dass die Armkraft über die Fingerkuppen auf die Dornfortsätze übertragen wird (▶ Abb. 11.8).

Tipps & Fallstricke
Die Mobilisation kann bis in die untere BWS durchgeführt werden.

12 Sakroiliakalgelenk (SIG)

Sergej Thiele, Jürgen Lawall

12.1 Befunderhebung

12.1.1 Anamnese

▶ 1.4.1

Schmerzen:

- Lumbal, mit homolateraler Ausstrahlung ins Gesäß, zur Rückseite des Oberschenkels, lateral und medial zum Knie, Wadenbein, Fuß lateral und medial, Ferse
- Leistenschmerz (reflektorische Verspannung der Adduktorenmuskulatur), Trochanteransatzschmerz (M. piriformis)
- Beckenkamm, Rippenbogen, thorakolumbaler Übergang (M. quadratus lumborum)

12.1.2 Orthopädische Untersuchung

▶ 1.4.2

- **Inspektion:**
  - Körperhaltung
  - Gangbild
  - Beckenstand
  - Beckenverwringung
  - Schulterstand
  - Lotrechter Aufbau der Wirbelsäule in der Sagittal- und Frontalebene
  - Bein- oder Fußdeformität
- **Palpation:**
  - Druckschmerz über dem SIG?
  - **Pseudo-Lasègue** ab 60° durch Mitbewegung der Beckenhälfte und Reizung des blockierten SIG oder Druckschmerz der reflektorisch verkürzten ischiokruralen Muskeln
- Bewegungsprüfung: aktive und passive Beweglichkeit der LWS

12.1.3 Manualmedizinische Untersuchung

Drei-Schritt-Diagnostik

▶ 1.5.2

- **Aufsuchen der Irritationspunkte:** Der Patient liegt auf dem Bauch; der Therapeut steht seitlich neben der Behandlungsliege.
  Die Irritationszone für das Segment S1, als flächig, rollenförmige Texturverhärtung, 3 Querfinger lateral der Spina iliaca posterior superior (SIPS) und 4 Querfinger kaudal der Crista iliaca im Bereich des M. gluteus medius tasten.
- **Segmentale Hypomobilität:** Zur verlässlichen Untersuchung der Hypomobilität im Bereich des SIG ist die Anwendung von mehreren Tests notwendig, da ein einzelner Test nicht ausreichend reliabel ist. Es wird daher die Untersuchung mit Darstellung von 3 positiven Tests zur Postulierung einer segmentalen Hypomobilität empfohlen.
- Prüfung des **Vorlaufphänomens:** Der Patient steht aufrecht, beide Beine werden seitengleich, hüftbreit belastet. Der Therapeut steht hinter dem Patienten, beide Daumenkuppen werden von kaudal an die SIPS jeweils rechts und links anmodelliert. Patient auffordern, sich langsam vornüberzubeugen, dabei zu-

nächst das Kinn Richtung Sternum zu neigen und von kranial nach kaudal sich einzurollen. Bei freiem Gelenkspiel werden beide Daumen durch die Bewegung des Os ilium gleichmäßig nach kranial gezogen. Ist ein SIG blockiert, gleitet der Daumen auf der betroffenen Seite durch das fehlende Gelenkspiel, den erhöhten Tonus der gleichseitigen Muskulatur und die vermehrte Spannung des Bandapparats früher nach kranial als auf der kontralateralen Seite. Das Vorlaufphänomen kann bei beidseitiger SIG-Blockierung, bei ausgeprägter Skoliose und bei fehlerhaftem Bewegungsmuster des Patienten einen falsch negativen bzw. falsch positiven Befund ergeben.

- **Spine-Test** (Rücklaufphänomen): Der Patient steht aufrecht vor dem Therapeuten, die Beine werden gleichmäßig belastet. Den Daumen einer Hand von kaudal auf die SIPS einer Seite legen (Punctum mobile) und den anderen Daumen als Referenzpunkt auf gleicher Höhe an der Crista mediana des Os sacrum anmodellieren (Punctum fixum). Den Patienten auffordern, auf der palpierten Seite die Hüfte maximal zu beugen. Darauf achten, dass bei der Hüftbeugung Ausweichbewegungen vermieden werden. Bei freiem Gelenkspiel gleitet der Daumen mit der Spina iliaca, nach Beendigung der Bewegung im Hüftgelenk durch die Dorsalrotation des Os ilium im Verhältnis zum Referenzpunkt nach kaudal. Liegt eine Blockierung vor, bleiben beide Daumen auf gleicher Höhe. Da es im Einbeinstand häufig zu starken Ausgleichsbewegungen aufgrund einer fehlenden Koordination kommen kann, kann der **Spine-Test** auch am sitzenden Patienten durchgeführt werden, wobei hier direkt das Os ilium durch die Dorsalrotation mitgenommen wird.
- **Federungstest:** Der Patient befindet sich in Bauchlage. Der Therapeut steht seitlich neben der Behandlungsliege. Den Mittelfinger der kopfnahen Hand mit der anderen Therapeutenhand schienen und in Höhe der SIPS senkrecht am Os sacrum anmodellieren. Dabei den Mittelfinger nicht zu weit kranial anlegen, um eine Irritation des Lig. iliolumbale zu vermeiden. Unter gehaltener Vorspannung mit dem Mittelfinger wiederholt Druck nach ventral geben und die Federung des Os sacrum gegenüber dem Os ilium testen. Bei freiem Gelenkspiel ist der Widerstand fest-elastisch. Liegt eine Blockierung vor, zeigt sich ein harter unelastischer Widerstand. Ein Federungsweg mit Stufenbildung deutet auf eine Hypermobilität hin.
- **Derbolowsky-Test** (Prüfung der variablen Beinlängendifferenz): Der Patient liegt auf dem Rücken, der Therapeut steht am Fußende. Mit der Schwimmhaut beider Hände die Malleolen des Patienten umfassen, sodass die Daumen jeweils medialseitig auf gleicher Höhe liegen. Den Patienten auffordern, sich unter Zuhilfenahme seiner Arme aufzusetzen. Dabei dem Patienten das Beingewicht abnehmen, um auftretende Reibungswiderstände an der Behandlungsliege beim Aufsetzen zu vermeiden. Liegt eine SIG-Blockierung oder eine Beckenverwringung vor, verschieben sich die Beine unterschiedlich weit nach kaudal, und die Daumen liegen nicht mehr auf gleicher Höhe. Der Test ist also nicht spezifisch nur bei einer Blockierung des SIG, sondern auch bei einer Beckenverwringung positiv. Es empfiehlt sich, zur Vermeidung eines durch asymmetrisches Aufrichten des Patienten falsch positiven Befunds, den Test mehrfach zu wiederholen. Registriert wird, welches Bein sich vermehrt vorschiebt, es zeigt sich eine sog. variable Beinlängendifferenz, die empfehlenswerterweise direkt behandelt werden sollte. Die weitere Untersuchung wird zur Behandlung der variablen Beinlängendifferenz direkt unterbrochen und eine Mobilisation nach Derbolowsky durchgeführt. Ggf. kann dieses Manöver in abgewandelter Form durchgeführt werden, wobei eine Dehnung im

12

Verlauf der Beckenbänder, der Lig. iliolumbale, Lig. sacrospinale und Lig. sacrotuberale erfolgt, was dem Patienten als Eigenübung zur weiteren Anwendung angelernt werden kann.

- **Therapie der variablen Beinlängendifferenz:**
  - Patient in Rückenlage, Therapeut begibt sich auf die Seite des „länger werdenden" Beins, das bei der Untersuchung vorgeschoben wurde.
  - Einstellung des vermeintlich kürzeren Beins in der „Vierer-Position" mit sanfter Unterstützung der Dehnung der Adduktorenmuskulatur mit der fußnahen Therapeutenhand unter Stabilisation des Beckens am Beckenkamm mit der kopfnahen Hand und Halten für mindestens 20 Sekunden. Anschließende Rückpositionierung in die gestreckte Beinhaltung.
  - Nun Hinwendung zum „länger werdenden" Bein und Beugung in der Hüfte auf 90°. Nun erfolgt eine bogenförmige Dehnung in Richtung hin zur gegenüberliegenden Schulter und Halten der Spannung für ca. 20 Sekunden. Ggf. kann begleitend durch PIR und MET-Techniken eine Intensivierung der Bänderdehnung erreicht werden. Der Verlauf entspricht der Ausrichtung des Lig. sacrotuberale.
  - Nach Rückbewegung in die Ausgangsstellung mit 90° gebeugtem Hüftgelenk erfolgt nun eine Dehnung hin zum gegenüberliegenden Ellenbogengelenk entsprechend dem Verlauf des Lig. sacrospinale ebenfalls für ca. 20 Sekunden.
  - Abschließend aus erreichter Ausgangsstellung Dehnung zum gegenüberliegenden Hüftgelenk unter Stabilisation des Beckens zur Dehnung des Lig. Iliolumbale.
- **Funktionelles Verhalten der segmentalen Irritation:** Unter Palpation des entsprechenden Irritationspunkts das SIG funktionell untersuchen. Bei einer Blockierung bewirkt die Provokation der eingeschränkten Richtung eine Tonuserhöhung des Irritationspunkts:
  Der Patient befindet sich in Bauchlage; der Therapeut steht seitlich neben ihm. Den jeweiligen Irritationspunkt tasten und eine Rotations-, Flexions- und Extensionsprüfung durchführen:
  - Kranialisierung: über das Os sacrum tangential einen Schub nach kranial geben oder einen Zug über das gleichseitige gestreckte Bein nach kaudal durchführen.
  - Kaudalisierung: über das Os sacrum tangential einen Schub nach kaudal geben oder einen Schub über das gleichseitige gestreckte Bein nach kranial ausführen.
  - Ventralisierung: über das Os sacrum der betroffenen Seite einen Schub nach ventral geben.
  - Dorsalisierung: über das Os sacrum der Gegenseite diagonal oberhalb der Drehachse einen Ventralschub durchführen.
- Anschließend den erhobenen Befund als Formel dokumentieren.

12.1.4 Differenzialdiagnostik

Erkrankungen, die sich hinter rezidivierenden Blockierungen im Bereich des SIG verbergen können:

- **Funktionell:** Wirbelsäulenerkrankungen (z. B. Skoliose), reflektorisch im Rahmen einer Atlasblockierung, lumbale bzw. lumbosakrale Gefügelockerung, Hüftgelenkerkrankungen (z. B. Koxarthrose), Beckenverwringung, Beinlängendifferenz, Genu valgum/varum, Genu recurvatum, Fußdeformitä-

ten, muskuläre Dysbalance (z. B. bei sternosymphysealer Belastungshaltung), postpartal, posttraumatisch
- **Reflektorisch-viszeral:** Erkrankungen des Urogenitalsystems (Nieren, Harnleiter, Uterus, Adnexe), Tumoren (Prostata, Ovar, unterer Gastrointestinaltrakt)
- **Entzündlich:**
  - Beidseitig: Sakroiliitis, Spondylitis ankylopoetica, Arthritis psoriatica, Morbus Reiter, Morbus Crohn, Colitis ulcerosa
  - Einseitig: bakteriell, Gicht, Tuberkulose
- **Vasogen:** arterielle Verschlusskrankheit, Thrombosen
- **Neurogen:** Irritation des Plexus lumbalis, Irritationen des Segments L5/S1, Paresen
- **Psychosomatisch**

12.2 Manuelle Techniken

▶ 1.5

Anatomie

- **Gelenktyp:** Amphiarthrose, echtes Gelenk, das durch straffe Bänder gehalten und in der Beweglichkeit stark eingeschränkt wird.
- **Gelenkpartner:** Os sacrum → Os ilium.
- **Stellung der Gelenkflächen:**
  - In der *Sagittalebene:* Die Abweichung der Gelenkflächen im Sinne der Flexion variiert zwischen 30° und 90°.
  - In der *Frontalebene:* Rechte und linke Gelenkfläche bilden einen nach kranial offenen Winkel von ca. 60°.
  - In der *Transversalebene:* Die Gelenkflächen bilden einen nach ventral offenen Winkel von ca. 70°.
- **Bewegungsfreiheitsgrade:** Es sind nur minimale Bewegungen im Sinne von Verwringungen der Gelenkpartner möglich. Die Bewegung verläuft nahezu ausschließlich in der Sagittaleben und wird in Nutation und Kontranutation sowie Kranialisierung und Kaudalisierung unterteilt.
  Die Nutation/Kontranutation kann als Schwankbewegung verstanden werden, bei der sich die Basis des Sakrums im Rahmen der Nutation nach ventral bewegt, während es in der Kontranutation zu einer Dorsalisierung kommt. Begleitend erfolgt eine Kranialisierungs- und Kaudalisierungstendenz mit ebenfalls nur geringer Wegstrecke.
- **Mobilisations- und Manipulationsrichtungen:** Traktion im Rahmen der „Klaff-Griffe", die durch Lösen der Adhäsion der Gelenkpartner ein translatorisches Bewegungsspiel ermöglichen und sich als sehr effektiv in der Behandlung zeigen, Schub nach kranial und kaudal sowie ventral für die Nutation und dorsal für die Kontranutation.
  Alle Manipulationstechniken können nach den entsprechenden Behandlungsregeln auch mobilisierend durchgeführt werden und sind deshalb nicht gesondert als Mobilisationstechniken dargestellt.
- **Besonderheiten:**
  - Das SIG befindet sich paarig beidseitig zwischen Os sacrum und den Ossa Ilia.
  - Es handelt sich um eine Amphiarthrosis mit großer inter- und intraindividueller Varianz der Gelenkoberfläche.

  - Der ventrale Anteil entspricht den Baumerkmalen eines synovialen Gelenks mit ventral und kaudal anliegender Gelenkkapsel und knorpelbedeckter Facies auricularis ossis ilii et sacrii.
  - Im dorsalen Gelenkbereich finden sich die Insertion der Ligg. interossea und sacroiliaca posteriores als extrasynoviale Anteile mit straffer ligamentärer Führung. Die Bewegungen im SIG sind stark eingeschränkt.
  - Unterschieden werden die Nutations- und Kontranutationsbewegung sowie eine Kranialisierung und Kaudalisierung.
  - Als topografische Orientierung dient die palpable Spitze der Spina iliaca posterior superior (SIPS). Sie ist der dorsal-kaudalste Punkt des Os ilium und tastbarer Zugang zum SIG.
  - Aufgrund der straffen Bandführung und dem resultierenden geringen Bewegungsumfang ist gerade ein ungestörtes Gelenkspiel von herausragender Bedeutung für die Funktion.

- **Funktion des SIG in Abhängigkeit der Belastung:**
  - Im Stand kommt es durch Anspannung der Kapsel und Bänder zu einer Verriegelung der Kreuzdarmbeingelenke, um die Stabilität im Stand zu gewährleisten.
  - Im Gang zeigt sich eine abwechselnde Aktion der unteren Extremitäten mit rhythmisch-alternierendem begleitendem Schwung von Rumpf und Armen, um eine Fortbewegung balanciert durchzuführen. Dabei bleibt ein Bein immer am Boden, während das andere in die Schwungphase übergeht. Für das SIG bedeutet dies, dass die wechselnde Be- und Entlastung zu einer Nutations- und Kontranutationsbewegung sowie zu einer kraniokaudalen Bewegung führen.
  - Die dreidimensionale Anordnung und Struktur erlauben ein Gelenkspiel nur bei entspannter Umgebung, was im Stand unter Belastung nicht möglich ist.
- Eine funktionelle Störung führt über einen neurophysiologischen Rückkoppelungsweg zu einer Spannungszunahme der anliegenden Muskulatur und Bänder. Im Rahmen der neurophysiologischen Darstellung einer Blockierung eines Gelenks hat sich gezeigt, dass der segmental zugeordnete nozizeptiv gesteuerte Muskelhartspann auf die nozizeptive Wahrnehmung im Rahmen der Nozizeptoren angewiesen ist. Diese sind am Gelenk insbesondere im Bereich der Kapsel zu finden. Da das SIG nur im ventralen Anteil eine Gelenkkapsel aufweist, sind die wahrnehmenden Schmerzrezeptoren an einer anderen Stelle zu suchen. Es lässt sich aktuell vermuten, dass diese Rezeptoren sich in der Faszie finden lassen, die über Nozizeptoren verfügt.

12.2.1 Schwungtraktion am SIG

> ⚠ **Warnhinweis**
> Dieser Griff darf als Manipulation nur vom Arzt durchgeführt werden.

Indikation SIG-Blockierung S1, Kaudalisierungsempfindlichkeit im SIG.
Lagerung Der Patient befindet sich in Bauchlage auf der flach eingestellten Behandlungsliege. Der Therapeut steht seitlich zur Behandlungsliege mit Blickrichtung zum Fuß des Patienten.

Tiefenkontakt Mit beiden Händen den distalen Unterschenkel der betroffenen Seite flächig umfassen, sodass die Malleolen des Patienten in der Hohlhand des Therapeuten liegen.
Manipulation Bei gestrecktem Hüftgelenk den Unterschenkel des Patienten im Kniegelenk beugen und unter Aufnahme von Traktion wieder strecken. Diesen Vorgang mehrmals wiederholen, bis der Patient entspannt ist. Aus gehaltener Vorspannung (Traktion bei gestrecktem Bein) einen kurzen Manipulationsimpuls nach kaudal geben (▶ Abb. 12.1).

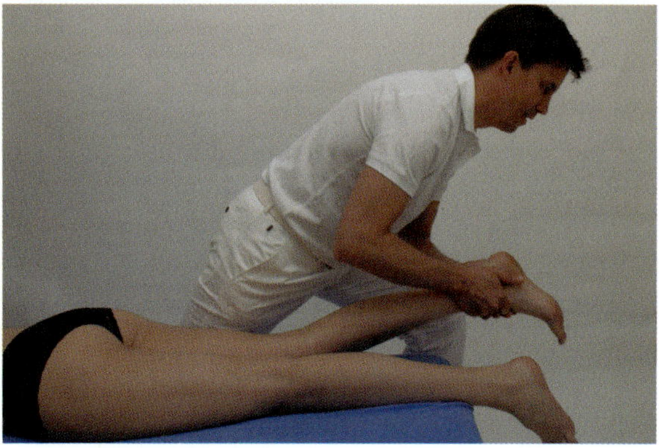

Abb. 12.1 Schwungtraktion über das Os ilium

12.2.2 Tangentialer Schub am SIG nach kranial

> **Warnhinweis**
> Dieser Griff darf als Manipulation nur vom Arzt durchgeführt werden.

Indikation SIG-Blockierung bei S1, Kaudalisierungsempfindlichkeit im SIG.
Lagerung Der Patient befindet sich in Bauchlage. Die Behandlungsliege ist flach eingestellt bei federndem Beckenteil. Der Therapeut steht auf der Behandlungsseite im Ausfallschritt seitlich neben der Behandlungsliege mit Blickrichtung zum Kopf des Patienten.
Tiefenkontakt Die fußnahe Hand mit der Ulnarkante unter Ausstreichen und Kompression der verschieblichen Weichteile von kaudal an die Sakrumkyphose der betroffenen Seite anmodullieren. Die freie Hand wird doppelnd auf das Handgelenk der Anlagehand angelegt.
Manipulation Vorspannung aufnehmen durch tangentiale Schubverstärkung über die Anlagehand nach kranial. Nach einem mobilisierenden Probezug aus gehaltener Vorspannung einen kurzen tangentialen Manipulationsimpuls in die kraniale Richtung geben (▶ Abb. 12.2).

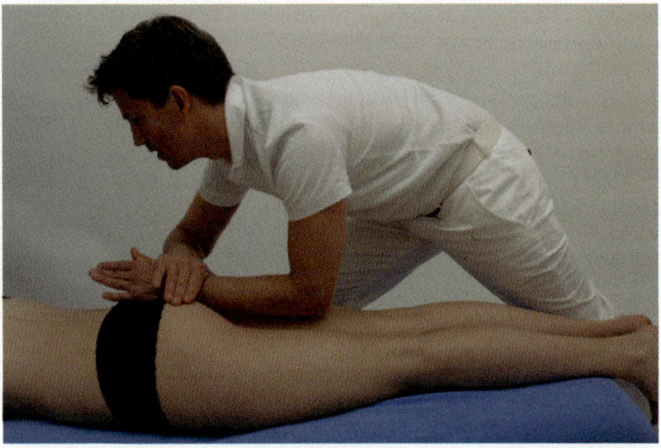

Abb. 12.2 Kranialisierender Schub am Os sacrum

12.2.3 Schub am Os ilium nach kaudal

Warnhinweis
Dieser Griff darf als Manipulation nur vom Arzt durchgeführt werden.

Indikation SIG-Blockierungen bei S1, Kaudalisierungsempfindlichkeit im SIG.
Lagerung Der Patient befindet sich in Bauchlage. Die Behandlungsliege ist flach eingestellt bei federndem Beckenteil. Der Therapeut steht auf der Behandlungsseite im Ausfallschritt seitlich neben der Behandlungsliege mit Blickrichtung zum Fußende.
Tiefenkontakt Auf der blockierten Seite die körperferne Arbeitshand mit der Ulnarkante unter Weichteilschutz am Beckenkamm anmodellieren. Die andere Hand wird als Stütze neben das Becken der Gegenseite angelegt und stabilisiert damit das gesamte Becken.
Manipulation Vorspannung aufnehmen durch tangentiale Schubverstärkung über die Arbeitshand nach kaudal und einen Probeschub durchführen. Aus gehaltener Vorspannung einen kurzen tangentialen Manipulationsimpuls in die kaudale Richtung geben (▶ Abb. 12.3).

12.2.4 Manipulation Ilium gegen Sakrum

Warnhinweis
Dieser Griff darf als Manipulation nur vom Arzt durchgeführt werden.

Indikation SIG-Blockierungen bei S1, Kaudalisierungsempfindlichkeit im SIG.
Lagerung Der Patient befindet sich in Bauchlage. Die Behandlungsliege ist flach eingestellt bei federndem Beckenteil. Der Therapeut steht auf der Behandlungsseite neben der Behandlungsliege im Ausfallschritt, das vorgestellte Knie an der Bank abgestützt.

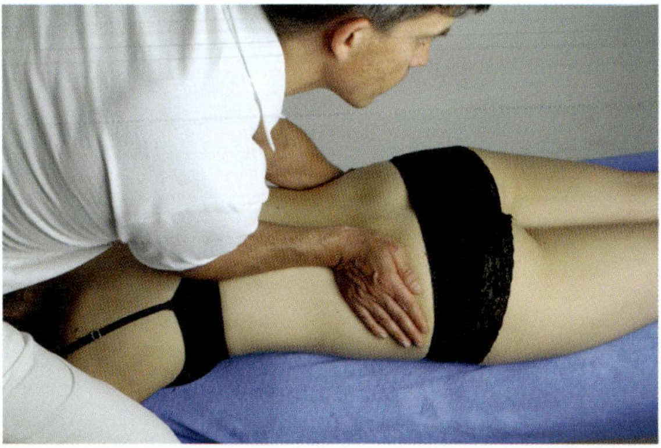

Abb. 12.3 Schub am Os ilium nach kaudal

Tiefenkontakt Auf der blockierten Seite die kopfnahe Hand mit der Ulnarkante unter Weichteilschutz von kranial am Beckenkamm nach kaudal anmodellieren. Die fußnahe Hand mit der Ulnarkante von kaudal nach kranial vor der Sakrumkyphose auf der betroffenen Seite anlegen.
Manipulation Vorspannung durch tangentiale Schubverstärkung nach kaudal bzw. kranial aufnehmen. Nach einem Probeschub aus gehaltener Vorspannung einen kurzen gegenläufigen Manipulationsimpuls geben (▸ Abb. 12.4).

12.2.5 Manipulation Sakrum gegen Sakrum

Warnhinweis
Dieser Griff darf als Manipulation nur vom Arzt durchgeführt werden.

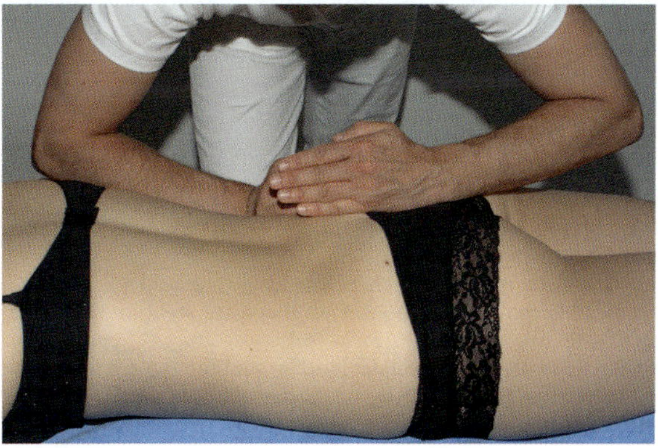

Abb. 12.4 Manipulation Ilium gegen Sakrum

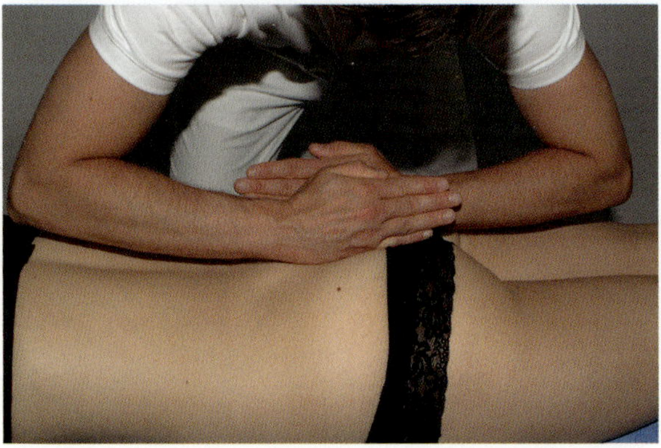

Abb. 12.5 Manipulation Sakrum gegen Sakrum

Indikation SIG-Blockierungen bei S1, Kaudalisierungs- oder Kranialisierungsempfindlichkeit im SIG.
Lagerung Der Patient befindet sich in Bauchlage. Die Behandlungsliege ist flach eingestellt bei federndem Beckenteil. Der Therapeut steht im Ausfallschritt neben dem Patienten. Das vorstehende Knie des Therapeuten lehnt an der Behandlungsliege.
Tiefenkontakt Beide Hände mit der Ulnarkante entsprechend der Empfindlichkeit von kranial oder von kaudal beidseits der Sakrumkyphose tangential anmodellieren.
Manipulation Vorspannung aufnehmen durch tangentiale Schubverstärkung nach kaudal bzw. kranial und einen Probeschub im Sinne einer Druckverstärkung durchführen, wobei kein realer Weg erreicht werden kann. Aus gehaltener Vorspannung einen kurzen gegenläufigen Manipulationsimpuls geben (▶ Abb. 12.5).

12.2.6 Kombination: Schub über das Sakrum, Zug über das Ilium

Warnhinweis
Dieser Griff darf als Manipulation nur vom Arzt durchgeführt werden.

Indikation SIG-Blockierungen bei S1, Kaudalisierungs- oder Kranialisierungsempfindlichkeit im SIG.
Lagerung Der Patient befindet sich in Bauchlage. Die Behandlungsliege ist flach eingestellt bei federndem Beckenteil. Der Therapeut steht am Fußende auf der blockierten Seite.
Tiefenkontakt Das Patientenbein der blockierten Seite zwischen den Oberschenkeln des Therapeuten fixieren, Ferse vom Boden abheben und Beine leicht anwinkeln. Die Ulnarkante der liegennahen Arbeitshand von kaudal tangential an die Sakrumkyphose der blockierten Seite anmodellieren und mit der anderen Hand doppeln.

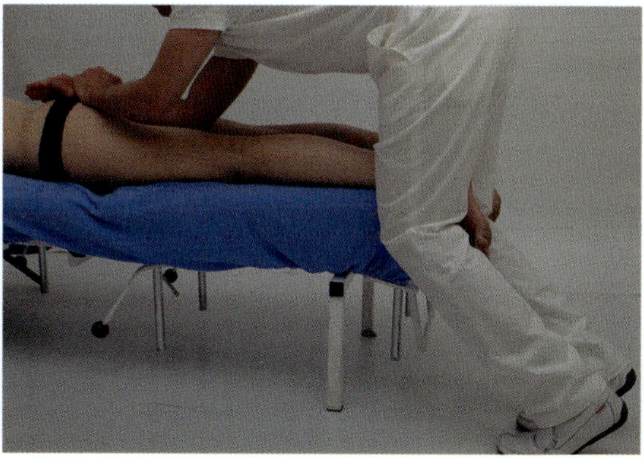

Abb. 12.6 Kombination Schub über das Sakrum und Zug über das Ilium

Manipulation Die Traktion am Ilium über das Patientenbein durch Strecken des Therapeutenbeins und Absenken der Fersen verstärken und das Sakrum über den Arbeitsarm tangential vorschieben. Nach einem Probeschub aus gehaltener Vorspannung unter gleichzeitigem Zug über das Ilium und Schub über das Sakrum einen kurzen Manipulationsimpuls geben (▶ Abb. 12.6).

12.2.7 Adduktionsschergriff (Manipulation)

Warnhinweis
Dieser Griff darf als Manipulation nur vom Arzt durchgeführt werden.

Indikation SIG-Blockierung bei S1.
Lagerung Der Patient liegt auf dem Bauch. Der Therapeut befindet sich auf der Gegenseite der Blockierung mit Blick zum Fußende. Sein inneres Bein kniet auf dem Behandlungstisch neben dem Becken des Patienten zur Stabilisation des Beckens.
Tiefenkontakt Auf der blockierten Seite den durch Dopplung gefestigten Daumenballen der kopfnahen Hand unter Schub in die ventrolaterale Richtung an der Spina dorsalis posterior superior des Iliums anlegen. Mit der fußnahen Hand das Bein der blockierten Seite von lateral oberhalb des Kniegelenks umfassen und in Adduktion sowie geringer Hyperextension einstellen.
Manipulation Vorspannung aufnehmen durch Verstärkung des Ventrolateralschubs über die Spina und der Adduktion des Beins. Nach einem Probezug aus gehaltener Vorspannung einen kurzen Manipulationsimpuls aus dem Beckenschwung geben (Schub nach ventrolateral und passive Verstärkung der Adduktion; ▶ Abb. 12.7).

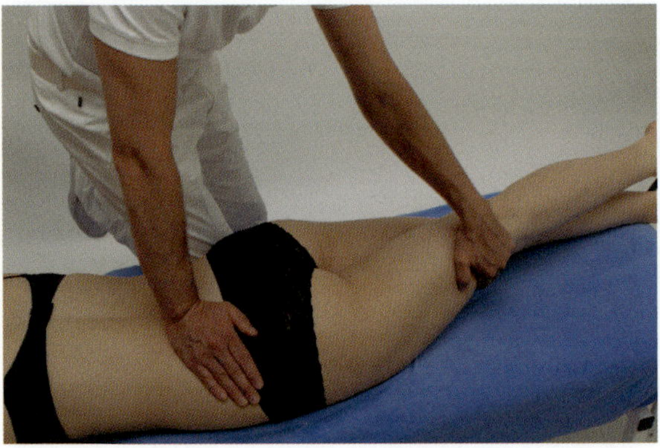

Abb. 12.7 Adduktionsschergriff

12.2.8 Kontranutierende Dorsalisierung von S1 durch Ventralisierung über S3 der Gegenseite

Warnhinweis
Dieser Griff darf als Manipulation nur vom Arzt durchgeführt werden.

Indikation SIG-Blockierung bei S1 und Nutations-(Ventralisierungs-)empfindlichkeit.
Lagerung Der Patient befindet sich in Bauchlage. Die Behandlungsliege ist flach eingestellt bei federndem Beckenteil. Der Therapeut steht in Grätschstellung auf der Seite der Blockierung.
Tiefenkontakt Die Ulnarkante der Arbeitshand über S3 der Gegenseite anmodellieren und mit der anderen Hand doppeln. Die Arme sind nahezu gestreckt und verriegelt.
Manipulation Das Gewicht durch Aufrichten auf den Vorfuß federnd über die Arme auf S3 verlagern (Vorspannung). Nach einem mobilisierenden Probeschub aus gehaltener Vorspannung einen kurzen Manipulationsimpuls auf S3 nach ventral geben (▶ Abb. 12.8).

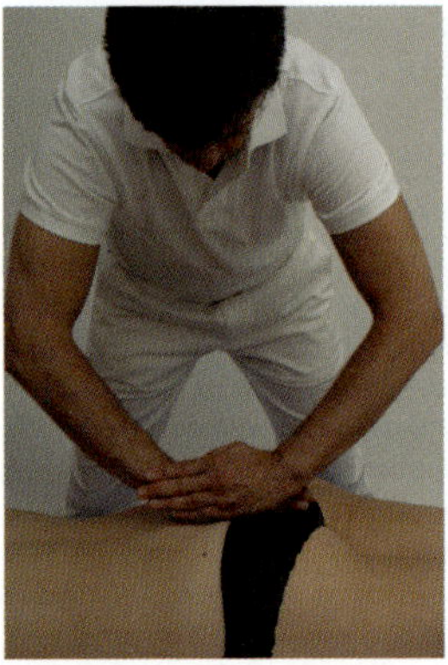

Abb. 12.8 Kontranutierende Dorsalisierung von S1 durch Ventralisierung über S3 der Gegenseite

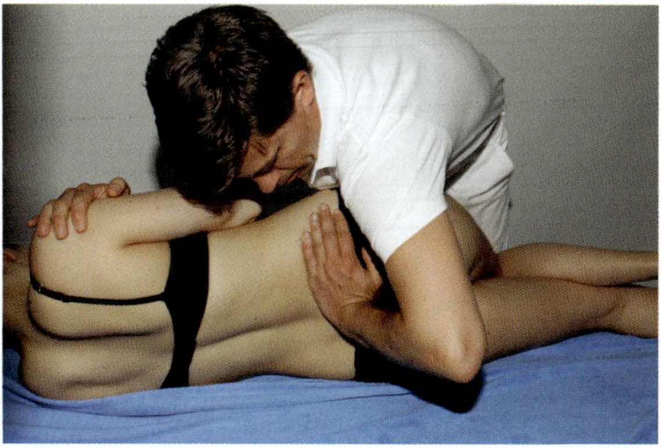

Abb. 12.9 Manipulation über das Os ilium oder S3 der Gegenseite aus der Seitlage

12.2.9 Manipulation über das Os ilium oder S3 der Gegenseite aus der Seitlage

Warnhinweis
Dieser Griff darf als Manipulation nur vom Arzt durchgeführt werden.

Indikation Blockierung im SIG.
Lagerung Der Patient befindet sich in Seitlage, die blockierte Seite ist nach oben gerichtet. Der Therapeut steht vor dem Patienten. Das kopfnahe Knie des Therapeuten lehnt in Höhe des Patientenunterbauchs an der Behandlungsliege. Das oben liegende Bein des Patienten ist in 60–70° in der Hüfte gebeugt, der Fußrücken liegt in der Kniekehle des gestreckten unten liegenden Beins.
Tiefenkontakt Auf der blockierten Seite die fußnahe Hand mit dem Kleinfingerballen von dorsal über der SIPS mit Schubrichtung nach ventral anlegen. Die Wirbelsäule des Patienten durch Gegenrotation über den Thorax verriegeln und das oben liegende Patientenbein über den fußnahen Oberschenkel des Therapeuten bodenwärts rotieren.
Manipulation Vorspannung aufnehmen durch Verstärkung des Ventralschubs an der Spina und der Rotation des oben liegenden Beins. Nach einem Probezug aus gehaltener Vorspannung einen kurzen Manipulationsimpuls geben. Hierbei Atemhilfstechniken nutzen (▶ 1.5.2 Erleichterungstechniken).
Variante: Ventralisierung über S3 der Gegenseite bei ansonsten gleicher Durchführung des Therapiegriffs (▶ Abb. 12.9).

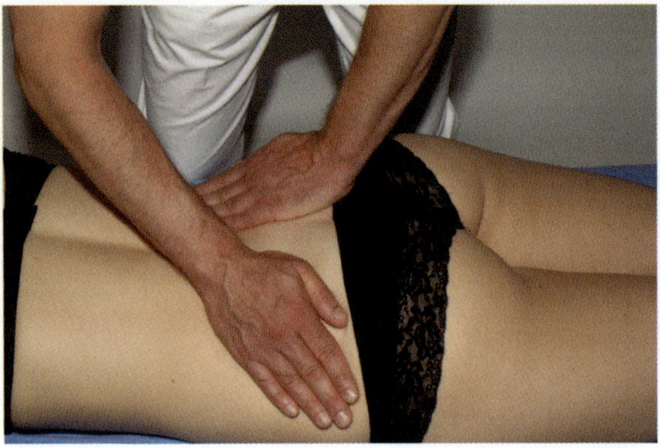

Abb. 12.10 Kreuzgriff am Sakroiliakalgelenk

12.2.10 Kreuzgriff

Warnhinweis
Dieser Griff darf als Manipulation nur vom Arzt durchgeführt werden.

Indikation SIG-Blockierung bei S1 und Nutations-(Ventralisierungs-)empfindlichkeit, Rotation oder Verwringung im SIG.
Lagerung Der Patient befindet sich in Bauchlage. Die Behandlungsliege ist flach eingestellt bei federndem Beckenteil. Der Therapeut steht auf der Gegenseite der Blockierung.
Tiefenkontakt Den Daumenballen der kopfnahen Hand auf der blockierten Seite an der Spina dorsalis posterior superior unter Druck nach ventrolateral anmodellieren. Mit der Ulnarkante der fußnahen Hand über S3 der Gegenseite einen ventralisierenden Schub geben.
Manipulation Vorspannung aufnehmen durch Verstärkung des ventrolateralen Schubs an der Spina der blockierten Seite und des Ventralschubs über S3 der Gegenseite. Nach einem Probeschub aus gehaltener Vorspannung einen kurzen Manipulationsimpuls geben (▶ Abb. 12.10).

12.2.11 Vibrationstraktion über das Bein

Indikation SIG-Blockierungen bei S1, Kaudalisierungsempfindlichkeit im SIG.
Lagerung Der Patient liegt auf dem Bauch. Der Therapeut steht am Fußende der Behandlungsliege.
Tiefenkontakt Mit beiden Händen den distalen Unterschenkel der blockierten Seite auf Höhe des Sprunggelenks flächig umfassen und die Pektoralismuskulatur anspannen.
Manipulation Eine Traktion in Verlängerung der Beinlängsachse durchführen. Die Traktion halten und mit einer feinschlägigen Vibration kombinieren. Über den Kaudalzug am Bein erfolgt indirekt eine Kranialisierung des Os sacrum (▶ Abb. 12.11).

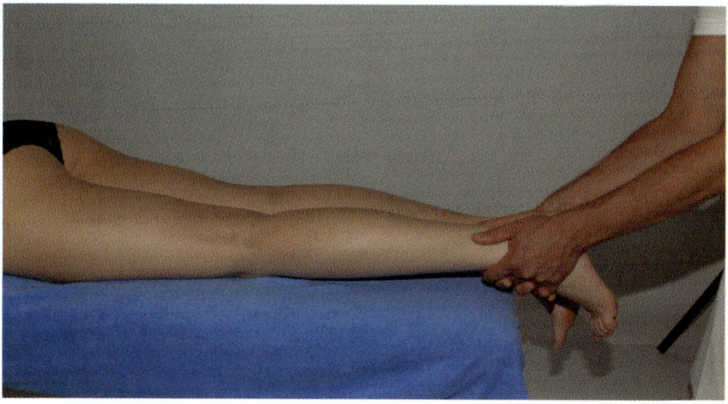

Abb. 12.11 Vibrationstraktion über das Bein

Tipps & Fallstricke

- Bei der Handanlage auf eine flächige Verteilung des Drucks über die Hohlhand und Anspannung der Pektoralismuskulatur achten, um Periostschmerzen zu vermeiden.
- Das Hüftgelenk bei der Vibrationstraktion *nicht* überstrecken, da es sonst zu einer Ventralrotation am Os ilium kommt.
- Bei Bedarf kann der Patient unterlagert werden.

12.2.12 Kaudalisierender Schub am Os sacrum

Indikation Kranialisierungsempfindlichkeit im SIG.
Lagerung Der Patient befindet sich in Bauchlage. Der Therapeut steht in Schrittstellung neben der Behandlungsliege auf der blockierten Seite mit Blickrichtung zum Fußende.
Tiefenkontakt Die kopfnahe Hand auf der blockierten Seite mit der Ulnarkante von kranial am Os sacrum anmodellieren. Mit der fußnahen Hand doppeln und den Ellenbogen in Schubrichtung absenken.
Mobilisation Aus der Schrittstellung heraus über die Ulnarkante der Anlagehand weich und rhythmisch federnd nach kaudal mobilisieren (▶ Abb. 12.12).

12.2.13 Kaudalisierung des Os sacrum, Kranialisierung des Os ilium

Indikation Kranialisierungsemfindlichkeit im SIG
Lagerung Der Patient liegt in Bauchlage. Der Therapeut steht auf der blockierten Seite mit Blickrichtung zum Patienten.
Tiefenkontakt Die kopfnahe Hand auf der blockierten Seite mit der Ulnarkante von kranial am Os sacrum anmodellieren. Die Hohlhand der fußnahen Hand von kaudal auf das gleichseitige Tuber ossis ischii legen. Beide Ellenbogen in Schubrichtung absenken.

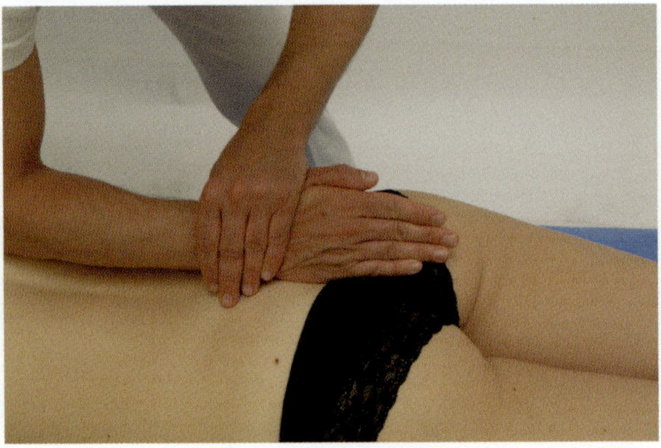

Abb. 12.12 Kaudalisierender Schub am Os sacrum

Mobilisation Unter Anspannen der Pektoralismuskulatur Vorspannung aufnehmen und über einen weichen gegenläufigen Schub auf das Os sacrum nach kaudal und das Os ilium nach kranial mobilisieren (▶ Abb. 12.13).

12.2.14 Dorsalmobilisation über das Os ilium

Indikation Blockierung im SIG, Kontranutations-(Dorsalisierungs-)empfindlichkeit.

Lagerung Der Patient liegt auf der *nicht* betroffenen Seite. Das obere Bein ist mindestens 90° flektiert und leicht abduziert, die Oberschenkellängsachse ist senkrecht zum Os sacrum eingestellt. Der Therapeut steht auf Beckenhöhe vor dem Patienten. Das obere flektierte Knie des Patienten liegt angelegt an den Oberschenkeln des Therapeuten.

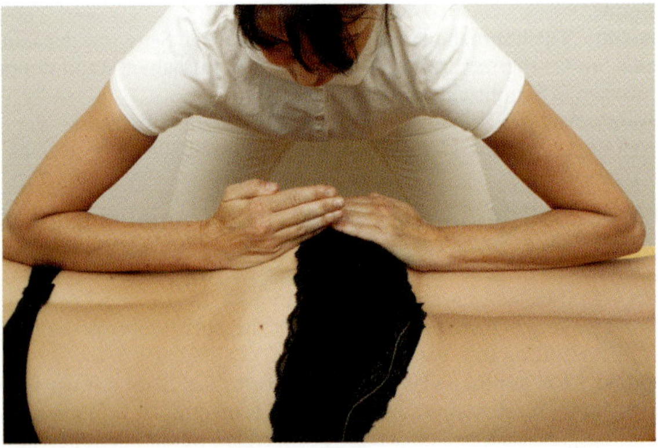

Abb. 12.13 Gegenläufige Mobilisation: Os sacrum nach kaudal, Os ilium nach kranial

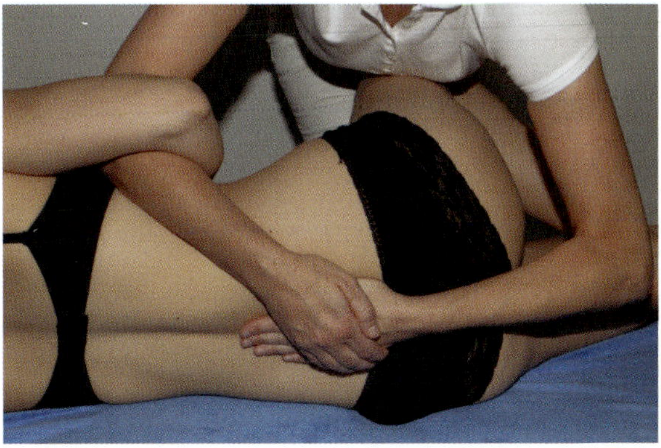

Abb. 12.14 Nutierende Dorsalmobilisation über das Os ilium

Tiefenkontakt Flächige Anlage der gedoppelten fußnahen Hand in Höhe von S1 am Sakrum.
Mobilisation Vorspannung aufbauen mittels Dorsalschub über das Patientenbein in Verlängerung der Oberschenkelachse und weich rhythmisch federnde Mobilisation des Os ilium gegen das fixierte Os sacrum nach dorsal mit resultierender Nutationsmobilisation des Sakrums (▶ Abb. 12.14).

Tipps & Fallstricke

- Darauf achten, dass die Flexion in der Patientenhüfte mindestens 90° beträgt, um eine Lordosierung im lumbosakralen Übergang zu vermeiden.
- Den Krafteinsatz während der Mobilisation möglichst gering halten. Auch als gegenläufige Mobilisation möglich.

12.2.15 Dorsalmobilisation über das Os ilium (Variante)

Indikation Blockierungen im SIG, bei denen eine Dorsalmobilisation des Os ilium über das Patientenbein nicht möglich ist.
Lagerung Der Patient liegt auf der *nicht* betroffenen Seite. Die Patientenbeine sind in mittlerer Flexion. Der Therapeut sitzt hinter dem Patienten auf der Behandlungsliege.
Tiefenkontakt Die Mobilisationshand von ventral im Bereich der SIAS am Beckenkamm der blockierten Seite anlegen. Mit dem Daumenballen der Fixationshand am Os sacrum in Höhe S1 einen Gegenhalt geben.
Mobilisation Aus gehaltener Vorspannung wiederholt einen weichen Schub am Beckenkamm nach dorsal geben. Dabei auf eine ausreichende Fixation des Os sacrum achten, um eine Rotation des Beckens zu vermeiden.

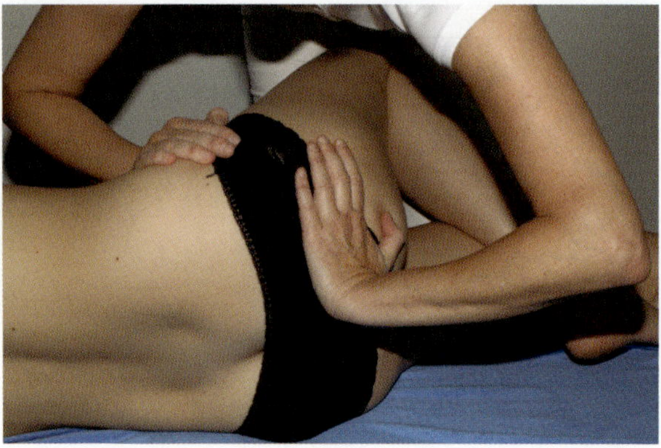

Abb. 12.15 Rotationsmobilisation aus der Seitlage: Os ilium nach dorsal

12.2.16 Rotationsmobilisation am Os ilium: Ilium nach dorsal

Indikation Kontranutations-(Dorsalisierungs-)empfindlichkeit des Sakrums in Höhe S1.

Lagerung Der Patient liegt auf der *nicht* betroffenen Seite. Das untere Patientenbein ist gestreckt, das obere Bein gebeugt. Der Therapeut steht vor dem Patienten und hält das flektierte Knie an seinen Oberschenkel angelegt.

Tiefenkontakt Die Hohlhand der kopfnahen Hand von ventral über der SIAS am Beckenkamm anmodellieren und die fußnahe Hand entgegengesetzt von dorsal im Bereich der SIPS anlegen, sodass die Finger beider Hände in die jeweilige Mobilisationsrichtung zeigen.

Mobilisation Aus gehaltener Vorspannung über eine Dorsalbewegung mit der kopfnahen Hand (Aufrichtung des Beckens) und über eine Ventralbewegung mit der fußnahen Hand im Sinne der Rotation mobilisieren. Die Rotationsbewegung kann durch Verstärkung der Flexion im Hüftgelenk unterstützt werden (▶ Abb. 12.15).

12.2.17 Rotationsmobilisation am Os ilium: Ilium nach ventral

Indikation Nutations-(Ventralisierungs-)empfindlichkeit des Sakrums in Höhe S1

Lagerung Der Patient liegt auf der *nicht* betroffenen Seite. Das untere Bein des Patienten ist maximal flektiert, das obere Bein ist gestreckt. Der Therapeut steht in Beckenhöhe vor dem Patienten.

Tiefenkontakt Die kopfnahe Hand von dorsal am Beckenkamm anmodellieren. Die fußnahe Hand von ventral über dem unteren Beckenbereich bzw. über dem Trochanter major anlegen, sodass die Finger beider Hände in die jeweilige Mobilisationsrichtung zeigen.

Mobilisation Aus gehaltener Vorspannung über eine Ventralbewegung mit der kopfnahen Hand (Beckenkippung) und über eine Dorsalbewegung mit der fußnahen Hand im Sinne der Rotation mobilisieren (▶ Abb. 12.16).

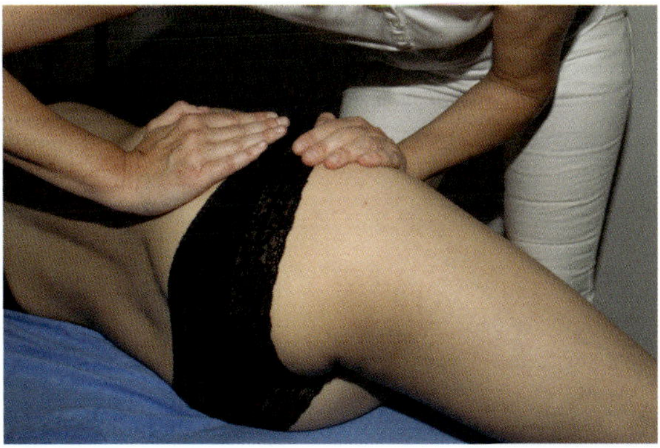

Abb. 12.16 Rotationsmobilisation aus der Seitlage: Os ilium nach ventral

Tipps & Fallstricke

- Die Mobilisation erfolgt bei fixiertem Therapeutenoberkörper aus einer Ganzkörperbewegung heraus.
- Das gestreckte Bein evtl. unterlagern, wenn eine Adduktionskomponente unerwünscht ist.
- Nur eine gute Widerlagerung über das untere Bein verhindert unerwünschte weiterlaufende Bewegungen.

12.2.18 Aufdehnen aus der Seitlage

Indikation Blockierung im SIG.

Lagerung Der Patient liegt auf der *nicht* betroffenen Seite. Der Fuß des flektierten oberen Beins befindet sich in der Kniekehle des leicht angewinkelten unteren Beins. Der Therapeut steht vor dem Patienten in Beckenhöhe. Der fußnahe Oberschenkel des Therapeuten liegt am oberen flektierten Patientenknie.

Tiefenkontakt Mit der kopfnahen Hand das Os sacrum über eine dorsale Gegenrotation des Patienten oder über Gegenspannung des Patienten fixieren. Die fußnahe Hand oder den fußnahen Unterarm flächig am Os ilium anmodellieren. Das obere Bein des Patienten mit dem Oberschenkel des Therapeuten leicht adduzieren.

Mobilisation Vorspannung aufnehmen durch einen ventrolateralen Zug am Os ilium in Verlängerung der Oberschenkelachse. Aus gehaltener Vorspannung den Zug am Ilium und die Adduktion des oberen Patientenbeins gleichzeitig verstärken (▶ Abb. 12.17).

Tipps & Fallstricke

- Bei Fixation des Sakrums über eine Gegenrotation den Patienten so weit rotieren, bis die Bewegung das Os sacrum erreicht.
- Bei sehr mobilen Patienten die Fixation über Handanlage am Os sacrum durchführen.

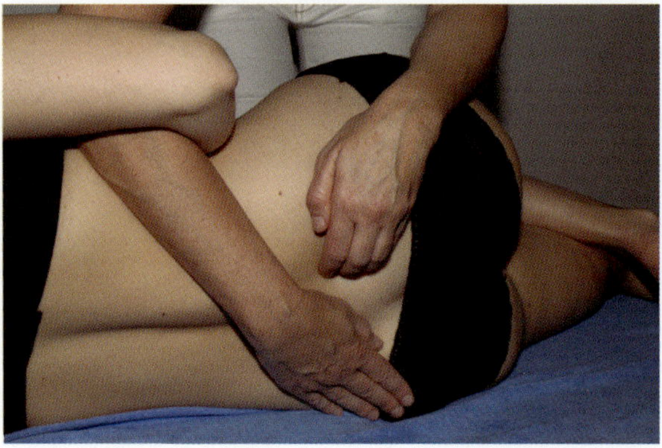

Abb. 12.17 Aufdehnen aus der Seitlage

- Um eine stabile Seitlage zu gewährleisten, den gesamten Körper des Patienten vor Aufnahme des Tiefenkontakts leicht nach dorsal rotieren.
- Bei starken Leistenschmerzen (z. B. im Rahmen von Hüftgelenkserkrankungen) auf die Adduktion des Patientenbeins verzichten. Adduktionsschmerz kann über postisometrische Relaxation (PIR) oder Querdehnung des M. piriformis evtl. vermindert werden.

13 Manuelle Medizin bei Kindern

Wilfrid Coenen, Andeas Sammer

13.1 Merkmale der kindlichen Entwicklung

Im Gesamtkonzept der Manuellen Medizin nimmt die Behandlung von Kindern eine Sonderstellung ein. Beim Kind variieren diagnostisches und therapeutisches Vorgehen in Abhängigkeit von Alter, Reifezustand und mentaler Entwicklung. Daraus ergibt sich die Forderung nach speziellen Kenntnissen sowie spezifischen Untersuchungs- und Behandlungstechniken. Im Folgenden werden einige wichtige Aspekte der kindlichen Entwicklung in knapper Form dargelegt.

13.1.1 Organreifung und Gestaltwandel

Das ausdifferenzierte Bewegungssystem des Erwachsenen unterscheidet sich in wesentlichen Merkmalen von denen des Kindes. Bis zum Wachstumsabschluss erlebt das Kind einen gesetzmäßig ablaufenden Gestaltwandel, in dem sich **Fülleperioden** mit **Streckphasen** abwechseln (▶ Tab. 13.1).
Dieser Reifungsprozess des Bewegungssystems mit den sich stetig ändernden Größen- und Belastungsverhältnissen verlangt eine genaue funktionelle Abstimmung zwischen Muskulatur, Bindegewebe, Gelenkverbindungen und Skelettstrukturen, wodurch das System in besonderer Weise störanfällig wird.

13

Tab. 13.1 Reifungsprozess

1.–4. Lj.	1. Fülleperiode
5.–7. Lj.	1. Streckphase
8.–10. Lj.	2. Fülleperiode
11.–15. Lj.	2. Streckphase
16.–20. Lj.	3. Fülleperiode

13.1.2 Sensomotorische Programmierung

Gestaltwandel und Organreifung gehen einher mit der Differenzierung sensomotorischer Programme für die Stütz- und Zielmotorik, also für Körperkontrolle und Handgeschick – ein Prozess, der sich die enorme Neuroplastizität des kindlichen Zentralnervensystems (ZNS) zunutze macht und in bestimmten Phasen seine Entsprechung in der Änderung der Körperproportionen findet:

- Die frühkindliche Phase der ZNS-Entwicklung, die Markreifung, ist mit 4 Jahren abgeschlossen. Gleichzeitig endet die erste Fülleperiode.
- In der Mitte der ersten Streckphase mit 6 Jahren sind die Basisprogramme für die Grob- und Feinmotorik ausgebildet, das Kind ist schulreif.
- Die zweite Fülleperiode zwischen dem 8. und 10. Lj. ist gekennzeichnet durch die zunehmende Komplexität und Variabilität der grob- und feinmotorischen Bewegungssteuerung vor allem in qualitativer Hinsicht.
- Präpubertät und Pubertät entsprechen der zweiten Streckphase. Die Bildung körpereigener Hormone bestimmt zunehmend die geschlechtsspezifischen Merkmale der Körperproportionen und des motorischen Verhaltens. Mit der zweiten Streckphase endet die Kindheit.

13.1.3 Mentalität und Psyche

Grundlegende Unterschiede zeigen sich auch in Mentalität und Psyche.
Der determinierten Persönlichkeit des seelisch, geistig und körperlich ausgereiften Erwachsenen mit seiner Lebenserfahrung setzt das Kind eine rückhaltlose Offenheit gegenüber der Umwelt entgegen, die es als grundsätzlich wohlgesinnt ansieht. Hinzu kommt eine enorme Aufnahmebereitschaft für Entfaltungs- und Lernimpulse, aber auch *„eine ungeschützte Beeinflussbarkeit und große Verletzlichkeit"* (J. Lutz).

> Aus diesen Gründen verlangt die manuelle Behandlung eines Kindes vom Arzt ein außerordentliches Maß an Einfühlungsvermögen, Verantwortungsbewusstsein und fachlichem Können.

13.2 Voraussetzungen für Manuelle Medizin bei Kindern

13

Die Manuelle Medizin entwickelte sich aus den Erfahrungen mit erwachsenen Patienten, deren physische und psychische Voraussetzungen mit denen des Kindes nicht ohne Weiteres vergleichbar sind. Es lassen sich daher die klassischen manualmedizinischen Behandlungstechniken nicht einfach auf Kinder übertragen, auch wenn Kind und Erwachsener ähnlichen anatomischen und neurophysiologischen Gesetzmäßigkeiten unterliegen.
Die diagnostische und therapeutische Vorgehensweise bei Kindern erfordert eine sorgsame Anpassung an Alter und Entwicklungsstand. So unterscheiden sich z. B. die neurophysiologische und funktionsdiagnostische Beurteilung eines Säuglings und auch dessen Behandlung grundlegend von denen des Vorschul- oder Schulkindes.

> **Unverzichtbare Voraussetzungen für die manualmedizinische Therapie bei Kindern**
> - Kenntnis der altersphysiologischen Merkmale und Normvarianten des Bewegungssystems und der pathologischen Abweichungen
> - Kenntnis des altersbezogenen neurophysiologischen Entwicklungsstands und der pathologischen Abweichungen
> - Große Sicherheit in der Anwendung chirotherapeutischer Griffe durch Erfahrungen, die an erwachsenen Patienten erworben wurden
> - Beherrschen kindgerechter atraumatischer Behandlungstechniken
> - Berücksichtigung der altersentsprechenden Mentalität und Psyche

Für die manualmedizinische Therapie bei Kindern sind Kenntnisse erforderlich, die nicht in den Weiterbildungskursen zur Erlangung der Zusatzbezeichnung „Chirotherapie" vermittelt werden können.
Die Ausbildung in Manueller Medizin bei Kindern ist daher einem gesonderten Kurs-Curriculum vorbehalten, das die abgeschlossene manualmedizinische Weiterbildung mit Zusatzbezeichnung „Chirotherapie" zur Voraussetzung hat (Information Sonderkurse „Integrative manual medizinische Entwicklungstherapie [MMET] bei Kindern" in Kooperation mit der ÖAMM, verantwortlich A. Sammer).

13.3 Anwendungsgebiete der Manuellen Medizin bei Kindern

Schmerztherapie, Traumatologie sowie *Prävention und Rehabilitation* sind die klassischen Indikationsgebiete der Manuellen Medizin. Die *entwicklungsneurologische Indikation* hingegen steht nicht in der manualmedizinischen Tradition, sondern stellt eine Neuentwicklung im Gesamtkonzept der Manuellen Medizin dar und eröffnet den Zugang zur Behandlung von Kindern mit sensomotorischen Störungen verschiedener Ursachen in Form einer „Integrativen manual medizinischen Entwicklungstherapie".
Die folgenden Beispiele geben eine Übersicht über häufige im Kindesalter auftretende Krankheitsbilder, die manualmedizinisch behandelt werden können.

13.3.1 Muskuloskelettale Schmerzen

- Segmentale Blockierungen der Wirbelsäule mit Nacken- und Rückenschmerzen, akuter Tortikollis
- Funktionelle Kopfschmerzen bei Dysfunktion der Kopfgelenke und/oder HWS
- Sog. Schulkopfschmerz
- Komplementär bei kindlicher Migräne
- Brachialgie bei Blockierung der unteren HWS, der 1. Rippe oder oberen BWS
- Koxalgie (SIG-Blockierung bei Beckenfehlstatik, symptomatische SIG-Blockierung bei Coxitis fugax, Morbus Perthes, Hüftdysplasie)
- Gonalgie (reflektorisch bei Blockierung der mittleren LWS mit peripatellärem Schmerzsyndrom, tibiofibulare Blockierung)

13.3.2 Posttraumatische Zustände mit funktionell bedingten neurologischen Symptomen

- Posttraumatische Blockierungen an Wirbelsäule und Extremitäten
- Vertebrobasiläre Symptome ohne Organbefund
- Schwindel, Übelkeit, Ohrgeräusche bei zervikookzipitaler Dysfunktion
- Konzentrationsstörung, Schlafstörung nach HWS-Trauma
- Gangstörung bei Kopfgelenks- oder SIG-Blockierungen
- Sekundäre funktionelle Symptome bei Armplexusparese usw.

13.3.3 Prävention und Rehabilitation

- Haltungsfehler
- Adoleszentenkyphose
- Beckenfehlstatik
- Symptomatische Skoliose (z. B. bei pelviner Dysfunktion, juveniler Ossifikationsstörung usw.)
- Idiopathische Skoliose
- Kraniomandibuläre Dysfunktion usw.

13.3.4 Entwicklungsneurologische Indikation

- Infantile Zerebralparesen (spastische Paresen, Athetose, Ataxie, hypotone Paresen)

- Sensomotorische Integrationsstörung (Störung der Körperkontrolle und der Feinmotorik, Störung der Bewegungskoordination, Konzentrationsstörung, Lernstörung, Verhaltensauffälligkeit). Diese weist Symptomähnlichkeiten zu ADS, ADHS oder auch ASD (Autismus Spektrum Disorder) auf und muss differential-diagnostisch (DD) bedacht werden. Es ändern sich in diesem Fall die therapeutischen Zielsetzungen.
- Sensomotorische Entwicklungsstörung im Säuglingsalter: Bewegungsstörung aufgrund eines dysfunktionellen Tonusasymmetrie-Syndroms (TAS) oder bei zerebraler Läsion, sensomotorische Entwicklungsstörungen anderer Ursache (Myopathie, Stoffwechselerkrankung usw.).

13.4 Richtlinien der manualmedizinischen Diagnostik bei Kindern

Die Angaben eines Kindes über körperliche Symptome oder subjektive Beschwerden sind umso ungenauer, je jünger das Kind ist. Dies betrifft sowohl die Lokalisation der Symptome als auch die Angaben über Schmerzqualität, Dauer und Häufigkeit. Mitunter deutet lediglich ein verändertes Bewegungsverhalten auf ein pathologisches Geschehen hin. Daher ist nach eingehender Befragung der Bezugsperson und Ausschluss organischer oder systemischer Ursachen ein **systematisches manualdiagnostisches Vorgehen in drei Stufen** erforderlich:

- Untersuchung der sensorischen Schlüsselregionen
- Funktionsprüfung der Extremitätengelenke
- Orientierende neurologische Untersuchung

Sensorische Schlüsselregionen (Coenen 2001) sind die Übergangszonen des Achsenorgans. Sie spielen in der sensomotorischen Entwicklung und Körperkontrolle als Vernetzungsorte propriozeptiver Informationen eine wichtige Rolle und sind bei Schmerzzuständen regelmäßig am pathologischen Geschehen beteiligt.

13.4.1 Sensorische Schlüsselregionen

- Zervikookzipitaler Übergang (Kopfgelenke) und kraniomandibuläres System
- Zervikodorsaler Übergang mit 1. Rippe und oberer Thoraxapertur
- Segmente Th4/Th5 (Übergang Lordose/Kyphose)
- Dorsolumbaler Übergang mit Diaphragma abdominalis
- Beckenring mit Beckenboden und Sakroiliakalgelenken

Die Behandlung dieser Regionen mit manuellen Techniken zeigt immer Wirkung, selbst wenn der Ort der Behandlung nicht identisch ist mit der ursächlichen oder primären pathologischen Lokalisation. Daher sind die funktionelle und manualmedizinische Untersuchung dieser sensorischen Schlüsselregionen sowie deren Behandlung bei Kindern unverzichtbar.

13.4.2 Manualmedizinisches Untersuchungsschema (Vorschul- und Schulalter)

- Beurteilung von Kopf- und Körperhaltung, Schulterkulisse, Taillendreieck, Beckenstellung, Beinachsen
- Prüfen der Kiblerfalten zur orientierenden segmentalen Untersuchung an BWS und LWS
- Segmentale Beweglichkeitsprüfung der Übergangsregionen

- Vorlaufphänomene (Rippen, LWS, SIG) und Spine-Test (SIG)
- Drei-Schritt-Diagnostik (▶ 1.5.2)
- Beweglichkeitsprüfung der Extremitätengelenke (einschl. Tibiofibular- und Fußwurzelgelenke)

13.4.3 Orientierende neurologische Untersuchung

- Zehen-Hacken-Gang
- Einbeinstand
- Einbeinhüpfen
- Langsitz
- Muskeleigenreflexe, Bauchhautreflexe
- Pyramidenzeichen

13.5 Manualmedizinische Behandlungsmethoden im Kindesalter

Die einzelnen Behandlungsmethoden der Manuellen Medizin lassen sich in abgewandelter Form auch bei Kindern und Säuglingen einsetzen, wobei Auswahl und Durchführung der Technik vom Alter und Reifezustand des Kindes bestimmt werden. Vor allem bei Säuglingen und Kleinkindern weicht die Durchführung dieser Grifftechniken deutlich von der bekannten Vorgehensweise ab, weswegen sie den Sonderkursen vorbehalten sind.

Folgende kindgerecht modifizierte Methoden kommen zum Einsatz:

- Atlastherapie nach Arlen
- Segmentale chirotherapeutische Manipulation
- Weiche Mobilisationstechniken
- Myofasziales Lösen
- Osteopathie einschl. Kraniosakraltherapie
- Strain-Counterstrain-Technik (bei kooperationsfähigen Kindern)
- Muskel-Energie-Technik (bei kooperationsfähigen Kindern)

> **Merksätze & Definitionen**
>
> **Grundsätzlich ist bei der manualmedizinischen Behandlung von Kindern zu beachten:**
>
> - Die Behandlung von Kindern erfordert ein hohes Maß an Geduld und Einfühlungsvermögen.
> - Kinder sind verletzlich, seelisch wie körperlich.
> - Chirotherapie lässt sich an Kindern nicht üben. Man muss die Methode beherrschen.
> - Jeder verantwortungsbewusste Manualmediziner wird daher seine technische Fertigkeit zuerst durch die Behandlung von Erwachsenen vervollständigen.

13.5.1 Atlastherapie nach Arlen

Die Atlastherapie nach Arlen ist eine der wirksamsten Methoden in der Behandlung funktioneller und neuromotorischer Störungen im Kindesalter. Keines der bekannten anderen Therapieverfahren hat einen vergleichbaren Einfluss auf das

propriozeptive Afferenzmuster und damit auf zentralnervöse Vorgänge wie die Atlastherapie nach Arlen. Zur kunstgerechten Anwendung bedarf die Atlastherapie jedoch ebenfalls einer speziellen Ausbildung und ist keinesfalls mit der vereinfachten Einfingertechnik am ersten Halswirbelkörper zu verwechseln oder gleichzusetzen.
Ein ungezielter, inadäquat gesetzter Atlasimpuls kann eine rasche Verschlechterung der klinischen Symptomatik bewirken und massive vegetative Reaktionen hervorrufen. Der häufigste Fehler von Anfängern und Autodidakten ist die Ermittlung der therapeutischen Impulsrichtung über die Palpation des Atlasquerfortsatzes. Die Fehlerquote beträgt über 70 %, zum einen wegen der zahlreichen anatomischen Varianten des Proc. transversus atlantis, zum anderen wegen der Vielzahl denkbarer Kombinationen von therapeutisch wirksamen Impulsrichtungen, die für jeden Patienten individuell zu ermitteln sind. Hierzu war früher ein a.p. Röntgenbild des zervikookzipitalen Übergangs erforderlich. Da inzwischen mit dem Drei-Zeichen-Test nach Coenen eine zuverlässige klinische Methode zur Bestimmung der therapeutischen Impulsrichtung zur Verfügung steht, ist bei Säuglingen und Kindern eine Röntgenaufnahme aus rein therapeutischen Gründen obsolet.
Diagnostik und Impulstechnik der Atlastherapie werden im Rahmen der Sonderkurse „Manuelle Medizin bei Kindern" gelehrt.

13.5.2 Praktische Empfehlungen zur therapeutischen Vorgehensweise bei Kindern

Ausgehend von der Tatsache, dass jede Dysfunktion in der Peripherie eine Quelle pathologischer Propriozeption darstellt, hat sich folgendes Prozedere bewährt:

- Manuelle Behandlung der primären segmentalen Dysfunktionen und der Schlüsselregionen mit kindgerechten, schonenden Techniken
- Behandlung funktionsgestörter Extremitätengelenke
- Behandlung der Tender- und Triggerpunkte (z. B. Strain-Counterstrain-Technik, Muskel-Energie-Technik)

Es sollten nach Möglichkeit Behandlungstechniken aus der Mittelstellung der Wirbelsäule ohne Endrotation oder Endflexion angewendet werden, um Gewebsverletzungen zu vermeiden. Dies gilt besonders für jüngere Kinder.

⚠

Hinweise für Manualmediziner ohne Zusatzausbildung in manueller Medizin bei Kindern

Größte Vorsicht ist geboten bei der Behandlung der HWS und der Kopfgelenke mit klassischen chirotherapeutischen Griffen. Bei Kindern < 14 Jahren sollten weiche Techniken eingesetzt werden.
Ausdrücklich gewarnt sei vor der Behandlung von Kindern mit neurologischen Symptomen. Dies gilt ebenso für die Behandlung von Kleinkindern und Säuglingen. Hierzu ist die Ausbildung in *Atlastherapie* und *Manueller Medizin bei Kindern* unverzichtbar.

13.6 Manipulative und mobilisierende Behandlungstechniken an den sensorischen Schlüsselregionen des Achsenorgans

Die hier beschriebenen Griffe sind Beispiele und für Kinder ab 7 Jahren geeignet. Bei den manipulativen Techniken muss im Einzelfall entschieden werden, ob Konstitution und emotionale Situation des Kindes die Anwendung des Griffs erlauben.

13.6.1 Myofasziales Lösen des zervikookzipitalen Übergangs

Indikation Kopfgelenkblockierung, Kopfschmerzen, Nackenschmerzen.
Lagerung Der Patient liegt auf dem Rücken. Der Therapeut sitzt am Kopfende, seine Unterarme liegen entspannt auf dem Kopfteil der Liege.
Grifftechnik Der Therapeut legt seine Hände schalenförmig an den Hinterkopf des Patienten an, Ring- und Mittelfinger liegen beidseits in Höhe C1 und C2. Der Mittelfinger tastet den Dornfortsatz des Axis, der Ringfinger den Unterrand des Okziputs. Nach Ermittlung des dysfunktionellen Gewebsverhaltens (M. semispinalis capitis) erfolgt zunächst ein transversales Lösen, bis das Gewebe nachgibt. Dann beugt der Therapeut die Fingerkuppen beider Hände hakenförmig und legt sie nebeneinander vertikal am zervikookzipitalen Übergang an. Diese Position wird gehalten, bis eine Entspannung spürbar wird. Die Fingerkuppen sinken bei zunehmender Entspannung immer mehr in die subokzipitale Muskulatur ein. Es erfolgt dann ein sanfter Zug über die Fingerkuppen nach kranial durch sachte Beugung der Finger. Diese sanfte Traktion wird gehalten, bis die Gewebsspannung in Längsrichtung nachlässt (▶ Abb. 13.1).

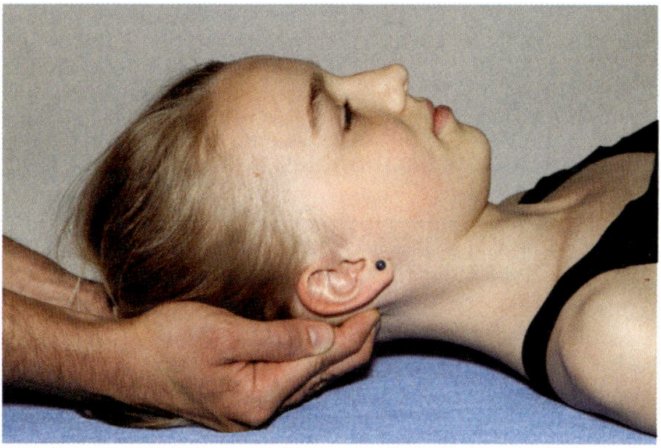

Abb. 13.1 Myofasziales Lösen des zervikookzipitalen Übergangs

13.6.2 Traktionsmanipulation des Kiefergelenks

Warnhinweis
Dieser Griff darf nur vom Arzt durchgeführt werden.

Indikation Kraniomandibuläre Dysfunktion, Dysbalance der Kiefermuskulatur, subsidiär bei Kopfgelenkblockierung, Kopfschmerzen.
Lagerung Der Patient sitzt aufrecht auf dem Hocker, der Therapeut steht hinter ihm.
Grifftechnik Der Patient wird aufgefordert, den Mund maximal weit zu öffnen. In dieser Position des Kiefers legt der Therapeut seine beiden Daumen an den Mandibulahinterrand, seine beiden Mittelfinger umfassen ringförmig das Kinn des Patienten. Mit dem eigenen Kinn fixiert der Therapeut die Stirn des Patienten, um ein Vorneigen des Kopfs im Augenblick des Impulses zu vermeiden.
Die maximale Mundöffnung ist erforderlich, um Daumen und Mittelfinger exakt zu platzieren. Da in dieser Kieferstellung der Discus articularis nach ventral-kaudal in Richtung Tuberculum articulare geglitten ist und unter Spannung steht, wird der Patient aufgefordert, *den Mund jetzt wieder halb zu schließen*. Aus dieser mittleren Öffnungsstellung des Kiefergelenks erfolgt nach kurzer Vorspannung ein trockener, streng nach kaudal gerichteter Traktionsimpuls (▶ Abb. 13.2).

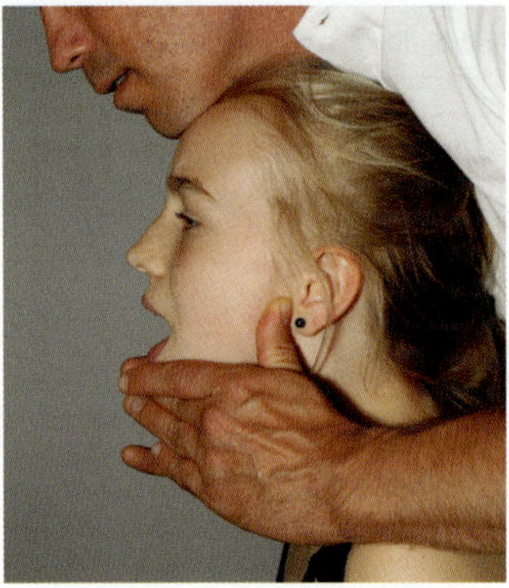

Abb. 13.2 Traktionsmanipulation des Kiefergelenks

13.6.3 Repetitive Mobilisation des zervikodorsalen Übergangs (C7–Th2)

Indikation Segmentblockierung des zervikodorsalen Übergangs, Schulterschmerz, Brachialgie, Vorbereitung zur Manipulation der 1. Rippe.
Lagerung Der Patient sitzt auf einem Hocker (oder einer verstellbaren Liege), der Therapeut ihm gegenüber.
Grifftechnik Der Patient legt seinen Ellenbogen der *nicht* rotationsempfindlichen Seite auf den Oberarm des Therapeuten, während der Therapeut, um den Patienten herumgreifend, Mittel- und Ringfinger hakelförmig von der rotationsempfindlichen Seite an den Dornfortsatz des funktionsgestörten Wirbels anmodelliert. Der Patient wird nun aufgefordert, seinen Ellenbogen rhythmisch gegen den Oberarm des Therapeuten nach unten zu bewegen. Der Therapeut bleibt dabei in Tiefenkontakt mit dem Dornfortsatz. Auf diese Weise wird eine repetitive Mobilisation in die blockierte Richtung durchgeführt (▶ Abb. 13.3).

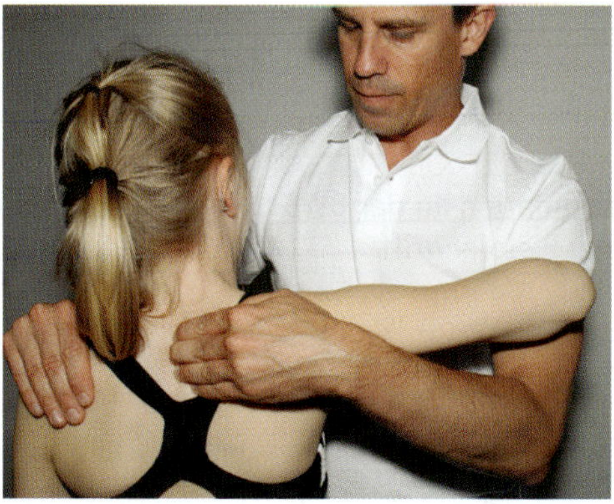

Abb. 13.3 Repetitive Mobilisation des zervikodorsalen Übergangs

Tipps & Fallstricke
Bei Druckempfindlichkeit des Dornfortsatzes kann die Mobilisation auch durch Umkehrung der Griffanlage in die freie Richtung erfolgen.

13.6.4 Manipulation der ersten Rippe mittels „Halb-Pharao"-Griff

Warnhinweis
Dieser Griff darf nur vom Arzt durchgeführt werden.

Indikation Blockierung der 1. Rippe, Kopfschmerzen, Schulterschmerzen, Brachialgie.

Lagerung Der Patient steht oder sitzt auf einem erhöhten Hocker (Liege), der Therapeut steht hinter ihm.

Grifftechnik Der Patient legt die Hand der blockierten Seite auf seine gleichseitige Schulter. Der Therapeut umfasst von hinten mit beiden Händen muldenförmig das Olekranon des maximal flektierten Patientenellenbogens und fordert den Patienten auf, einzuatmen und beim Ausatmen den Kopf zur Gegenseite zu drehen. Am Ende der Ausatmung erfolgt über den gebeugten Ellenbogen ein nach kranial gerichteter manipulativer Impuls (▶ Abb. 13.4).

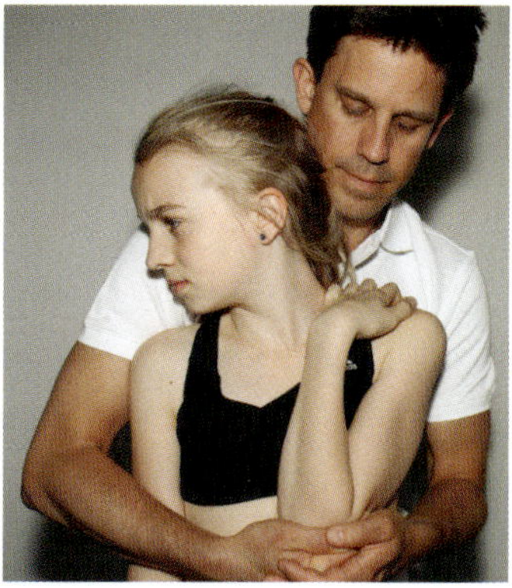

Abb. 13.4 Manipulation der ersten Rippe mittels „Halb-Pharao"-Griff

Merksätze & Definitionen
Die „Drei-K-Regel“ ist hier unbedingt zu beachten: **k**leine Kraft, **k**urzer Weg, **k**urze Zeit!

13.6.5 Manipulation an der BWS über den therapeutischen Querfortsatz: Pistolengriff

Warnhinweis
Dieser Griff darf nur vom Arzt durchgeführt werden.

Indikation Lordosierungs-Rotations-Blockierung an der BWS, Schmerzen zwischen den Schulterblättern, Brachialgia paraesthetica (Segment Th4/5!).

Lagerung Der Patient liegt auf dem Rücken, die Arme überkreuzt, Hände auf der jeweils gegenseitigen Schulter („Pharaohaltung“). Der Therapeut steht auf der Seite des zuvor ermittelten therapeutischen Querfortsatzes und dreht den Patienten auf die blockierte Seite. Er formt seine manipulierende Hand zur „Pistole“ (Daumen abduziert, Zeigefinger gestreckt, III. bis V. Finger maximal gebeugt), modelliert das Mittelglied des flektierten Ringfingers an den therapeutischen Querfortsatz und dreht den Patienten wieder auf den Rücken, sodass der Patient auf der manipulierenden Hand liegt (Tiefenkontakt). Das Sternum des Therapeuten kommt dabei auf den Ellenbogen des Patienten zu liegen.

Grifftechnik Mit der freien Hand umfasst der Therapeut den Hinterkopf des Patienten und führt eine Flexion durch, um eine Kyphosierung der BWS zu erreichen.

Der Patient soll einatmen, ausatmen und am Ende der Ausatmung den Kopf aktiv nach vorn beugen. In diesem Moment übt der Therapeut bei gehaltenem Tiefenkontakt mit seinem Sternum einen kurzen, zur manipulierenden Hand gerichteten Impuls über die Ellenbogen des Patienten aus (▶ Abb. 13.5).

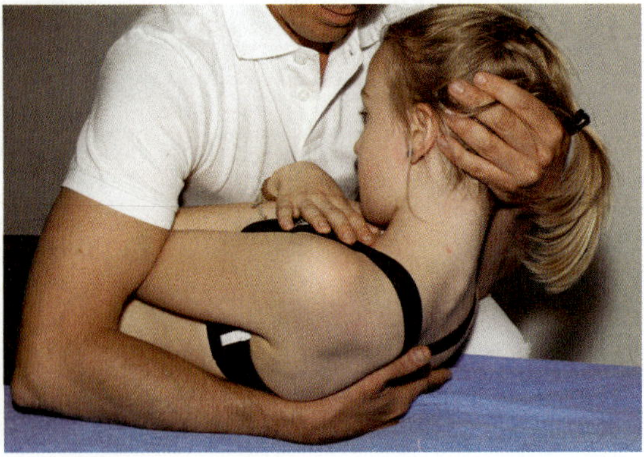

Abb. 13.5 Manipulation an der BWS über den therapeutischen Querfortsatz: Pistolengriff

Tipps & Fallstricke

Die Beachtung der „Drei-K-Regel“ ist auch hier von größter Wichtigkeit. Auf keinen Fall darf der Therapeut zu viel Kraft ausüben, im Impuls hängen bleiben oder den richtigen Zeitpunkt verpassen (aktive Kopfflexion am Ende der Ausatmung)!

13.6.6 Myofasziales Lösen am dorsolumbalen Übergang (Fascia thoracolumbalis)

Indikation Blockierung im dorsolumbalen Übergang, reflektorische Koxalgie, Beckentorsion, Skoliose, Funktionsstörung des Diaphragma abdominale.

Lagerung Der Patient liegt auf dem Bauch, der Therapeut steht seitlich an der Behandlungsliege und legt seine Hände schmetterlingsförmig beidseits der Mittellinie auf die Dorsolumbalregion, Daumen parallel zur Dornfortsatzreihe.

Grifftechnik Mit den Händen wird ein mittlerer bis kräftiger Druck nach ventral ausgeübt, wobei sie einen jeweils lateral gerichteten Zug durchführen. Die Haut zwischen den Händen soll etwas weiß werden. Sobald das Gewebe nachgibt, führen die Hände sachte rotierende Bewegungen nach kranial und kaudal durch, um die nächste Blockierungsbarriere zu ermitteln und an der Barriere zu verharren, bis das Gewebe nachgibt (▶ Abb. 13.6).

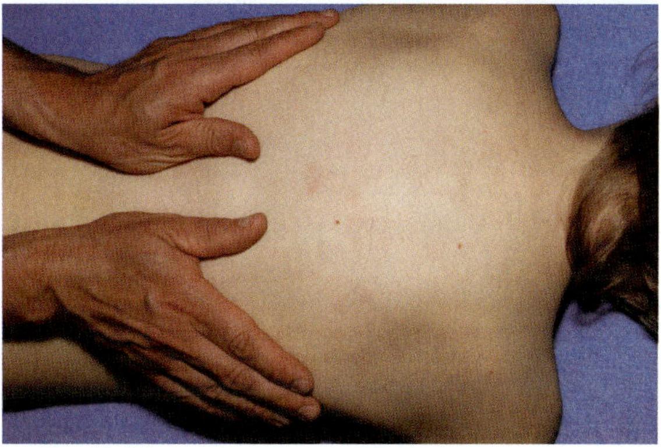

Abb. 13.6 Myofasziales Lösen am dorsolumbalen Übergang (Fascia thoracolumbalis)

Diese einfache, aber wirkungsvolle Technik gilt im Myofascial-Release-Konzept nach Ward als unspezifischer „Point of Entry“.

13

13.6.7 Unspezifische Manipulation der SIG über das Tuber ossis ischii (nach Schott)

Indikation SIG-Blockierung (Vorlaufphänomen und Spine-Test positiv).
Lagerung Der Patient liegt auf den Bauch. Der Therapeut steht auf der nicht blockierten Seite.
Grifftechnik Der Therapeut modelliert den Daumenballen der fußnahen Hand von medial an das Tuber ossis ischii der blockierten, also gegenüberliegenden Seite. Die andere Hand umfasst den Rumpf unmittelbar oberhalb des Beckens von dorsal und führt Schaukelbewegungen des Rumpfs um die Längsachse durch. Nach einigen Schaukelbewegungen wird in dem Moment, in dem der Therapeut das Becken zu sich bewegt, mit dem Daumenballen ein manipulativer Impuls über das Tuber nach lateral ausgeführt (▶ Abb. 13.7).

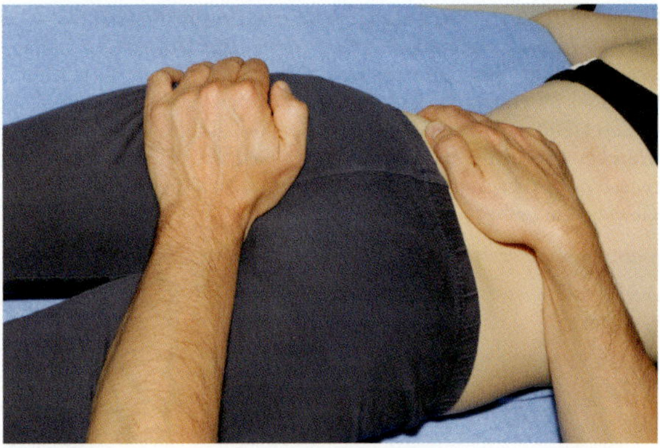

Abb. 13.7 Unspezifische Manipulation der SIG über Tuber ossis ischii (n. Schott)

Tipps & Fallstricke
Die Kontaktaufnahme mit dem Tuber darf nicht zu stark sein und nicht zu lange dauern, da sonst ein Periostschmerz ausgelöst wird.

Die unter ▶ 12.2 dargestellten Behandlungstechniken am SIG, die aus der Bauchlage des Patienten durchgeführt werden, sind mit der gebotenen Vorsicht auch bei Schulkindern anwendbar: Sie werden daher hier nicht näher erläutert.

Neben den Kopfgelenken, die in den Sonderkursen abgehandelt werden, spielen im Wachstumsalter die Strukturen des Beckenrings eine wichtige Rolle für die Stellung des Rumpfs und die Bewegungskoordination der unteren Extremitäten. Der **Beckenring** des Kindes weist wegen der noch unvollständigen Ossifikation der einzelnen Skelettanteile und der relativ lockeren symphysalen und sakroiliakalen Verbindungen eine vermehrte Elastizität und Verwindungsbereitschaft auf.
SIG-Blockierungen sind im Kindesalter daher recht häufig und treten regelmäßig im Zusammenhang mit segmentalen Dysfunktionen an anderen Wirbelsäulenre-

gionen auf. Auch sind sie ständige Begleiter sog. Haltungsfehler und von Skoliosen unterschiedlicher Art, aber auch von Hüftgelenkaffektionen wie Hüftdysplasie, Coxitis fugax, Morbus Perthes usw.
Die pelvinen Dysfunktionen verdienen daher besondere Aufmerksamkeit, da sie auch als Therapiehindernis für die erfolgreiche Behandlung weiter kranial gelegener Blockierungen infrage kommen.

13.7 Muskel-Energie-Technik (MET) bei Beckendysfunktionen (nach Mitchell)

In Ergänzung der manipulativen und mobilisierenden Techniken am SIG (▶ 12.2) werden im Folgenden ausgewählte MET nach F. Mitchell vorgestellt, deren Anwendung sich bei hartnäckigen oder rezidivierenden Beckenfunktionsstörungen im Kindesalter bewährt haben und die eine erfolgreiche Manipulation mitunter erst ermöglichen.
Erläutert wird die Muskel-Energie-Technik bei folgenden Dysfunktionen:

- Os pubis kaudal/kranial
- Ilium-Upslip/-Downslip
- Ilium-Inflare/-Outflare
- Ilium posterior/anterior

13

13.7.1 Untersuchung

- Prüfen des Vorlaufphänomens S1 und S3 im Sitzen (Ischiokruralmuskeln entspannt).
- Dann Lagerung des Patienten auf dem Rücken, Rumpf und Beine durchgehend gerade. Der Therapeut steht seitlich der Untersuchungsliege mit dem Rücken zum Fußende. Begonnen wird mit der Palpation des Oberrands der Symphyse (Tubercula ossis pubis). Geprüft wird, ob beide Tuberkula in gleicher Höhe stehen oder die Symphyse eine Stufe aufweist (eine Seite also kaudal, die andere kranial steht).
- Anschließend palpatorische und visuelle Beurteilung (dominantes Auge!) der Spinae iliacae anteriores superiores (SIAS): Stehen beide SIAS in gleicher Höhe und in gleichem Abstand von der Mittellinie? Oder steht
  - eine Spina näher zur Mittellinie (= *Inflare*) oder weiter davon entfernt (= *Outflare*),
  - eine Spina höher (= *posterior*) oder tiefer (= *anterior*) als auf der Gegenseite?
- Nun dreht sich der Patient auf den Bauch. Mit den Ulnarkanten der Daumenendglieder werden die Tubera ossis ischii palpiert und auf ihren Gleichstand geprüft:
  - Hochstand (Hochkantung) bedeutet *Upslip*
  - Tiefstand (Tiefkantung) bedeutet *Downslip*.

Die Benennung der Dysfunktion (Inflare, Outflare, Upslip, Downslip usw.) richtet sich nach der *Seite des Vorlaufphänomens!*

13.7.2 Befund: Os pubis kaudal (rechts)

(Vorlaufphänomen rechts positiv)

Lagerung Der Patient liegt auf dem Rücken. Der Therapeut steht auf der Gegenseite der Dysfunktion.
Grifftechnik Der Therapeut beugt das Hüftgelenk des Patienten, bis die Bewegung am Tuber ossis ischii ankommt. Die andere Hand umfasst die SIPS (Handballen können beidseits des Sitzbeins liegen). SIG in Mittelstellung.
Der Patient soll das Hüftgelenk gegen isometrischen Widerstand strecken (ca. 6 Sek.) und dann entspannen. Nach 10 Sek. Pause erneute Beugung des Hüftgelenks bis an die nächste Barriere: Strecken der Hüfte gegen Widerstand, entspannen etc. 3- bis 5-mal wiederholen (▸ Abb. 13.8).

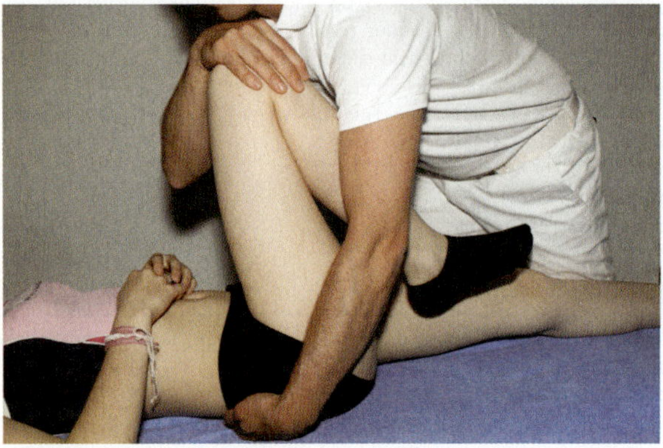

Abb. 13.8 MET bei Os pubis kaudal (rechts)

13

13.7.3 Befund: Os pubis kranial (links)

(Vorlaufphänomen links positiv)

Lagerung Patient in Rückenlage, Therapeut auf der Seite der Dysfunktion.
Grifftechnik Die tischnahe Hand des Therapeuten tastet die SIAS der Gegenseite, die andere fasst den Oberschenkel der dysfunktionellen Seite von ventral (den Unterschenkel des Patienten hält der Therapeut locker zwischen seinen Beinen fest) und führt eine sachte Streckung im Hüftgelenk durch, bis die Bewegung an der gegenseitigen SIAS ankommt und die „Barriere" erreicht ist!
Der Patient beugt nun sein Hüftgelenk in leichter Adduktion gegen den Widerstand der Therapeutenhand: isometrische Anspannung 5–6 Sek., volle Ent-

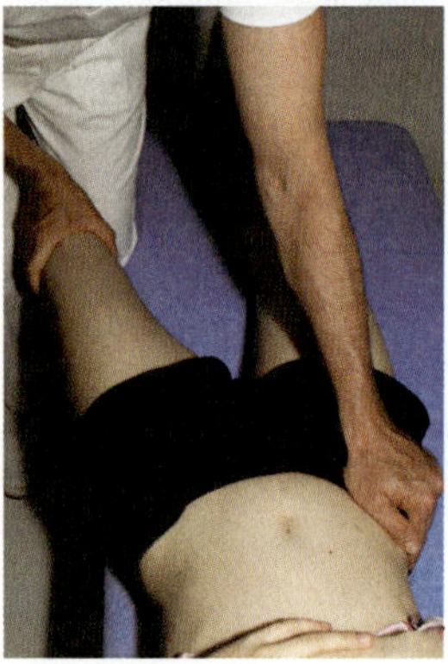

Abb. 13.9 MET bei Os pubis kranial (links)

spannung für ca. 10 Sek. Erneutes Herangehen an die Barriere und Wiederholung des Manövers etwa 3-mal. Befundkontrolle, ggf. Wiederholung des Vorgehens (▶ Abb. 13.9).

13.7.4 Befund: Upslip rechts (Hochkantung des rechten Iliums)

(Vorlaufphänomen rechts positiv, Tuber ossis ischii steht rechts höher als links)

Lagerung Patient in Bauchlage, der Therapeut steht am Fußende des Patienten.

Grifftechnik Der Therapeut umfasst das Sprunggelenk des betroffenen Beins, das Bein wird im Hüftgelenk leicht abduziert, innenrotiert und extendiert. Langsamer, beständiger Zug am Bein, um Vorspannung aus Hüfte und Knie herauszunehmen. Aus gehaltenem Zug erfolgt ein ultrakurzer Traktionsimpuls in Längsrichtung, ggf. gebahnt durch einen Hustenstoß des Patienten (▶ Abb. 13.10).

> Es handelt sich hierbei um eine Manipulation, nicht um Muskel-Energie-Technik!

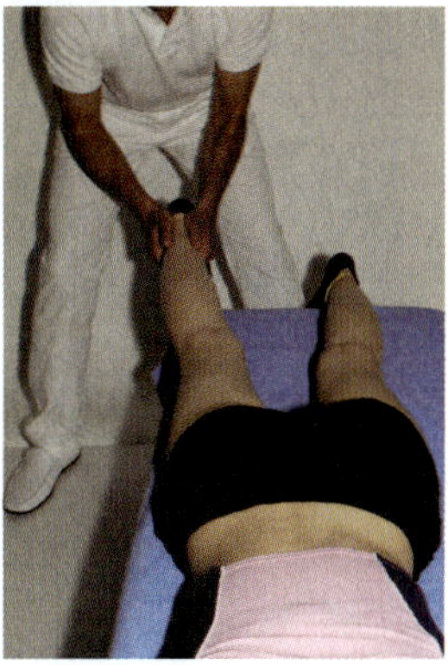

Abb. 13.10 MET bei Ilium-Upslip (rechts)

13

13.7.5 Befund: Downslip rechts (Tiefkantung Ilium rechts)

(Vorlaufphänomen rechts positiv, Tuber ossis ischii rechts tiefer als links)

Lagerung Der Patient liegt auf der nicht blockierten Seite.

Grifftechnik ▶ Abb. 13.11 zeigt nicht die klassische Griffanlage, sondern eine dem Kind entsprechende (und juristisch annehmbare) Modifikation:

- Die fußnahe Hand modelliert sich am Tuber ossis ischii an, die kopfnahe fixiert den Körper an der Schulter.
- Der Behandler übt einen permanenten Druck kopfwärts aus und bringt das Ilium zusammen mit der Atembewegung nach kranial. Vorherige Behandlung des Lig. iliolumbale bahnt diese Technik.

Klassische Technik: Der Oberschenkel des Patienten wird auf die Therapeutenschulter gelegt, der Therapeut umfasst mit beiden Händen in der Leiste den Sitzbeinhöcker und das Schambein und führt die Behandlung wie beschrieben durch.

> Bei Kindern ist vom klassischen Vorgehen wegen der Griffanlage im Intimgebiet abzuraten!

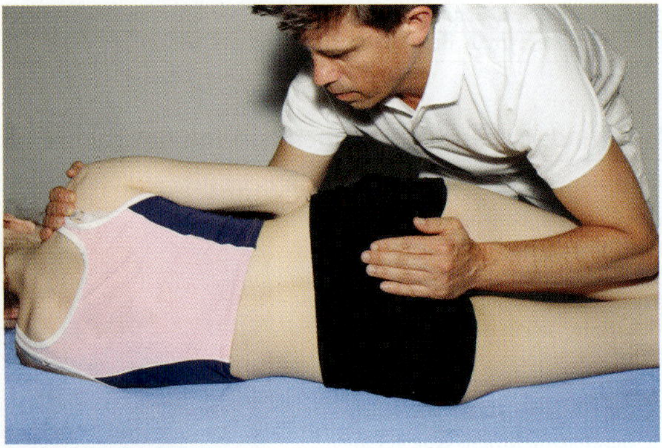

Abb. 13.11 MET bei Ilium-Downslip (rechts)

13.7.6 Befund: Inflare links (Zuklappung linkes Ilium)

(Vorlaufphänomen links positiv, Abstand SIAS von der Mittellinie links kleiner als rechts)

Lagerung Patient in Rückenlage, der Therapeut steht auf der Blockierungsseite.
Grifftechnik Die kopfnahe Hand des Therapeuten umfasst die SIAS der Gegenseite. Die Hüfte der dysfunktionellen Seite wird gebeugt, außenrotiert und abduziert, bis die Bewegung an der gegenseitigen SIAS ankommt und die Barriere erreicht ist (▶ Abb. 13.12).
Variante: Der Therapeut umfasst das Sprunggelenk des abduzierten Beins, der Unterarm liegt auf dem Unterschenkel des Patienten, Ellenbogen am Knie. Der Patient adduziert den Oberschenkel gegen den Widerstand des Therapeuten (Hand oder Ellenbogen), 5–6 Sek. isometrische Anspannung, 10 Sek. volle Entspannung. Nächste Barriere ermitteln und Wiederholung des Manövers etwa 3-mal, dann Befundkontrolle.
Beenden des Vorgangs: Unter Beibehalten der Abduktion und Außenrotation im Hüftgelenk wird das Bein gestreckt und in die Normalposition zurückgebracht.

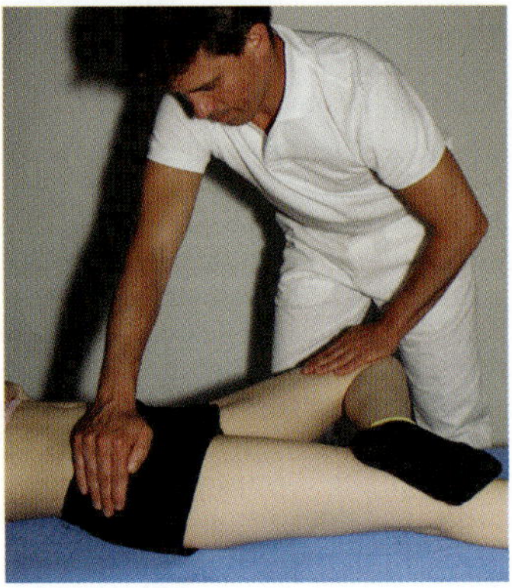

Abb. 13.12 MET bei Ilium-Inflare (links)

13.7.7 Befund: Outflare links (Aufklappung linkes Ilium)

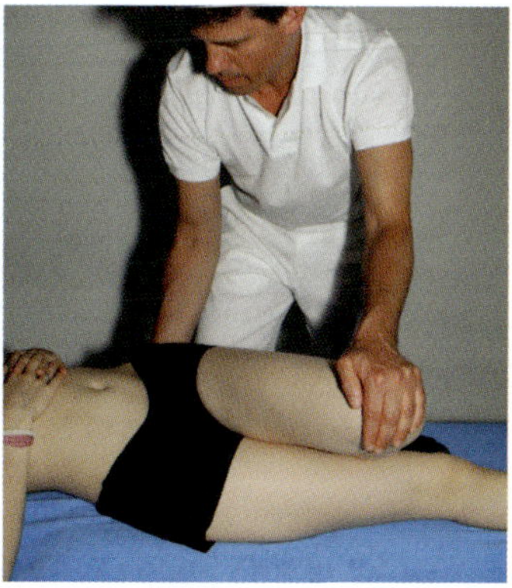

Abb. 13.13 MET bei Ilium-Outflare (links)

(Vorlaufphänomen links positiv, Abstand SIAS zur Mittellinie links größer als rechts)

Lagerung Patient in Rückenlage, der Therapeut steht auf der Blockierungsseite.

Grifftechnik Die kopfnahe Hand des Therapeuten umfasst mit den Fingerspitzen hakelförmig die SIPS der gleichen Seite und zieht sie auf sich zu. In Beugestellung von Hüft- und Kniegelenk (die Fußsohle aufgestellt) wird der Oberschenkel des Patienten im Hüftgelenk adduziert, bis die Bewegung am Ilium ankommt. Der Patient führt eine isometrische Abduktion des Oberschenkels gegen die Hand des Therapeuten durch: 5–6 Sek. anspannen, 10 Sek. entspannen. Wiederholung des Manövers in üblicher Weise (▶ Abb. 13.13).

13.7.8 Befund: Ilium posterior rechts (Beckentorsion)

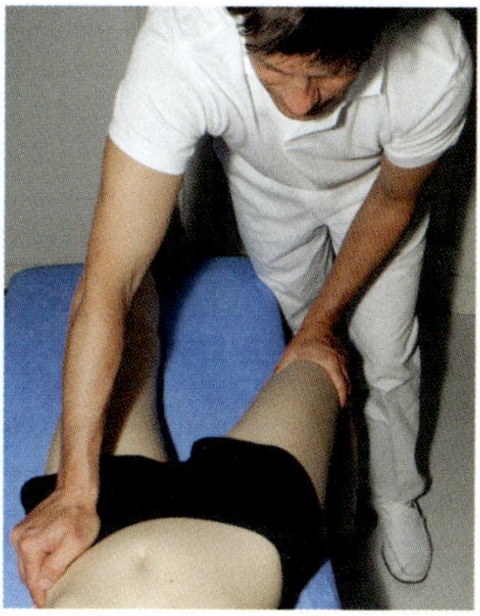

Abb. 13.14 MET bei Ilium posterior (rechts)

(Vorlaufphänomen rechts positiv, die rechte SIAS steht höher als die linke)

Lagerung Patient in Rückenlage, der Therapeut steht auf der Blockierungsseite.

Grifftechnik Der Therapeut umfasst mit der tischnahen Hand die SIAS der Gegenseite, die andere Hand umfasst den Patientenoberschenkel von ventral und führt ihn in leichter Innenrotation fußbodenwärts, bis die Bewegung an der gegenseitigen SIAS ankommt. Der Patient führt über 5–6 Sek. eine isometrische Beugung im Hüftgelenk durch. Dann 10 Sek. entspannen, nächste Barriere ermitteln usw. (▶ Abb. 13.14).

13.7.9 Befund: Ilium anterior rechts (Beckentorsion)

(Vorlaufphänomen rechts positiv, die rechte SIAS steht tiefer als die linke)

Lagerung Der Patient liegt auf der nicht blockierten Seite, den Blick zum Therapeuten gewandt.

Grifftechnik Die tischnahe Hand des Therapeuten palpiert die SIPS, die tischferne Hand umfasst das Knie des Patienten und beugt bei flektiertem Knie das Hüft-

gelenk der blockierten Seite so weit, bis die Bewegung am Ilium ankommt (Palpation der Spina dorsalis). Unterschenkel und Fuß des Patienten lehnen sich dabei an die Hüfte des Behandlers.
Aus dieser Stellung führt der Patient für die Dauer von 5–6 Sek. eine isometrische Streckbewegung im Hüftgelenk gegen den Widerstand des Behandlers durch. Dann entspannen und nach 10 Sek. erneutes Heranführen an die Barriere usw. (▶ Abb. 13.15).

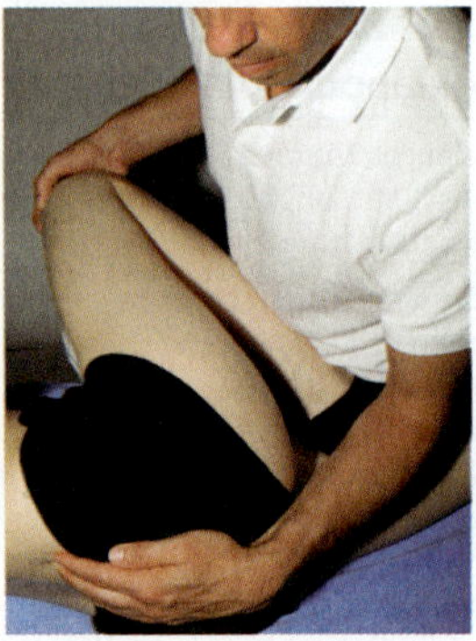

Abb. 13.15 MET bei Ilium anterior (rechts)

13.7.10 Hinweise zur Behandlungsstrategie

Vermeidbare Fehler bei der Anwendung der Muskel-Energie-Technik

Vonseiten des Therapeuten

- Zu harsches Angehen an die pathologische Barriere. Richtig ist ein sachtes „Anschmiegen" an die Barriere.
- Ausmaß und Richtung der isometrischen Kraft und Gegenkraft sind fehlerhaft. Der Krafteinsatz muss gering sein („50 g"!).
- Zu kurze Pause zwischen den Anspannungen, zu rasches Vorgehen!

Vonseiten des Patienten

- Zu großer Krafteinsatz
- Falsche Gegendruckrichtung
- Zu schnelles und ruckartiges Nachlassen der Anspannung.

- Bei Dysfunktionen des Beckens immer mit der Behandlung des Os pubis beginnen!
- „Slip"-Blockierungen immer vor den „Flare"-Blockierungen behandeln!
- Inflare- und Outflare-Dysfunktionen können die erfolgreiche Behandlung einer Beckentorsion (Ilium anterior oder posterior) verhindern. Sie müssen daher vor der Torsion behandelt werden!
- Der Behandlungsablauf soll ruhig, konzentriert und fließend sein, ohne Zucken und Zappeln.

Ein ausbleibender Therapieeffekt sollte nicht der Methode angelastet werden, sondern der Durchführung.

Literatur

Coenen W.. Manuelle Medizin bei bewegungsgestörten Säuglingen. In: Lohse-Busch H, Riedel M, Graf-Baumann T (Hrsg.) Das therapeutische Angebot für bewegungsgestörte Kinder. HJeidelberg: Springer; 2001, S 175–187.
Coenen W. Manuelle Medizin bei Säuglingen und Kindern. Entwicklungsneurologie, Klinik, therapeutische Konzepte. 2010; Heiderlberg: Springer; 2010.
Coenen W, Sammer A. Der 3-Zeichen-Test statt Röntgen: Fakten und Fallen. Manuelle Medizin 2020; 58: 118–123.

14 Osteopathie

Kerstin Schmidt

14.1 Basisinformationen

Osteopathie ist ein ganzheitlich orientiertes manualtherapeutisches Verfahren und gehört zur Manuellen Medizin. Sie wurde 1874 von dem amerikanischen Arzt A. T. Still begründet und basiert auf folgenden Prinzipien:

- Der Mensch ist eine **Einheit aus Körper, Seele und Geist,** die untrennbar miteinander verbunden sind und bei Diagnostik und Therapie stets mit einbezogen werden müssen.
- Es besteht eine **Wechselbeziehung zwischen Struktur und Funktion.** Die Struktur bestimmt über die Funktion und die Funktion beeinflusst ihrerseits die Struktur.
- **Leben ist Bewegung.** Kommt es zu Einschränkungen der Bewegung, entstehen Krankheiten.
- Der Körper verfügt über **Selbstheilungsmechanismen.** Solange der Organismus in seinem Gleichgewicht funktioniert, kann er Störungen aus eigener Kraft beseitigen. Wird diese Kompensationsfähigkeit durch innere und/oder äußere Einflüsse gestört, können diese Mechanismen nicht mehr optimal wirken und es kommt zu Beschwerden. Die Rolle des Therapeuten ist es, Selbstheilungsmechanismen zu fördern.
- **Gesetz der Arterien:** Eine ungestörte Funktion des Körpers ist an eine ungehinderte Zirkulation gebunden und muss bei Diagnostik und Therapie berücksichtigt werden.

Osteopathie dient zur Erkennung und Behandlung von Funktionsstörungen des gesamten Körpers. Osteopathische Therapeuten beschränken sich dabei nicht nur auf das vom Patienten beschriebene Beschwerdegebiet, sondern untersuchen den gesamten Körper mit geschulten Händen. Durch überwiegend „weiche" Techniken wird die Selbstheilungskapazität des Organismus unterstützt und angeregt. Die Anwendung osteopathischer Medizin setzt genaueste Kenntnisse der Anatomie und Embryologie voraus und erfordert ein hohes Maß an Palpationsfähigkeit und Erfahrung im Umgang mit verschiedensten Gewebetypen und Körperreaktionen in einem ganzheitlichen Kontext.

Innerhalb der Osteopathie werden **drei didaktische Teilbereiche** unterschieden, denen bestimmte Regionen des Organismus zugeordnet werden: der parietale (▶ 14.2), der viszerale (▶ 14.3) und der kraniosakrale Bereich (▶ 14.4). Die Osteopathie mit ihren Bereichen wird in diesem Leitfaden kurz vorgestellt. Mit dem umfangreicheren parietalen Teil soll dem Manualmediziner der Einstieg in die osteopathische Denk- und Behandlungsweise erleichtert und darüber der Zugang zu den anderen Bereichen vermittelt werden. Es ist nicht Zweck dieses Abschnitts, diese Bereiche in gebührender Ausführlichkeit zu beleuchten; dafür wird auf die inzwischen vielfältige Fachliteratur verwiesen.

In Deutschland ist Osteopathie nach geltender Rechtsauffassung Heilkunde. Sie darf daher nur von Ärzten und Heilpraktikern ausgeführt werden.

Ärztliche osteopathische Behandlungen werden nach dem Regelwerk der GOÄ abgerechnet. Hinweise hierzu geben die Deutsch-Amerikanische Akademie für Osteopathie (DAAO e. V.) sowie der Berufsverband Deutscher Osteopathischer Ärztegesellschaften (BDOÄ e. V.).

14.1.1 Osteopathie-Fortbildung für Ärzte

Die Fortbildung Osteopathie wird durch Ärzteseminare organisiert, die sich zur Deutschen Gesellschaft für Manuelle Medizin (DGMM e. V.) zusammengeschlossen haben und Weiterbildungen für Ärzte und Physiotherapeuten auf dem Gebiet der Manuellen Medizin anbieten. Voraussetzungen zur Teilnahme an der Fortbildung Osteopathie z. B. bei der DAAO sind für Ärzte die Approbation als Arzt und der Nachweis der Zusatzweiterbildung „Manuelle Medizin/Chirotherapie". Die Ausbildung für diesen Bereich erfolgt in einem standardisierten Kurssystem mit einem Umfang von insgesamt mindestens 390 Stunden (1 h à 45 min). Ein Kurs sollte nicht mehr als 30 Stunden umfassen. Die Ausbildungszeit sollte 18 Monate bis zum Erwerb des „Diploms Osteopathische Medizin" nicht unterschreiten. Erforderlich ist die Teilnahme an folgenden Kursen:

- Einführungskurs über theoretische Grundlagen und Untersuchungsmethoden der Osteopathie von 30 Stunden Dauer
- 6 Kurse zur Vermittlung von Grundkenntnissen und -fertigkeiten der osteopathischen Diagnostik und Therapie in den Bereichen der parietalen, viszeralen und kraniosakralen Osteopathie von jeweils 30 h Dauer
- Integrationskurs zur Wiederholung des Gelernten und Eingliederung der Techniken in die Behandlung bestimmter Krankheitsbilder, Umfang 30 h
- 3 Aufbaukurse zur Vermittlung von vertiefenden und ergänzenden Fähigkeiten und Fertigkeiten der osteopathischen Diagnostik und Therapie von jeweils 30 Stunden Dauer
- Absolvierung einer klinischen Woche an einer anerkannten osteopathischen Lehranstalt mit Abschluss durch eine mündliche, schriftliche und praktische Abschlussprüfung, Umfang insgesamt 60 Stunden Dauer

Zertifikat Osteopathische Medizin

Dieses Zertifikat wird nach Abschluss eines Grundprogramms mit 8 Kursblöcken und mindestens 240 Stunden Umfang zur Vermittlung von Grundfertigkeiten osteopathischer Diagnostik und Therapie erlangt.

Abschlusszertifikat Ärztliche Osteopathie

Das Abschlusszertifikat wird nach Abschluss eines Aufbauprogramms und einer Abschlussprüfung mit mindestens 150 Stunden Umfang zur Vermittlung vertiefender Fähigkeiten der osteopathischen Diagnostik und Therapie erlangt. Es berechtigt zur Teilnahme an einem Postgraduiertenprogramm mit dem Erwerb von speziellen Zusatzqualifikationen.

> **Wichtige Zusatzinformationen**
> Das Lernen von Techniken für die Osteopathie sollte man wie das Lernen des Alphabets beim Lesen betrachten. Ohne das Alphabet erfolgt kein Zugang zum Lesenlernen.
> Zum Alphabet des Osteopathie-Lernens gehören in erster Linie Anatomie, Embryologie, Physiologie, Pathologie sowie entsprechende Handhaltungen als Zugang für die Praxis des Begreifens und Spürens. Zur Ausübung der Osteopathie, dem „Lesen des Körpers", gehört allerdings mehr.
> Man sollte ein Gefühl entwickeln lernen, wie sich die unterschiedlichsten Gewebetypen unseres Organismus in ihrer Physiologie anfühlen, um später auch Pathologien zu erkennen, zu unterscheiden und zunehmend in die Komplexität des Organismus einordnen zu können.
> Die im Anschluss beschriebenen Palpationszugänge und Techniken sind als Teile des Alphabets zu verstehen, mit denen man in heutiger Zeit den Körper zu „lesen" beginnt. Innerhalb des wahren osteopathischen Kontexts sollten sich Techniken nicht verselbstständigen, sondern vorrangig als primäres Zugangsmittel verstanden werden, um komplexere Wahrnehmungen zu erreichen. Techniken sollten immer nur als anonyme Empfehlung gesehen werden. Wie man dann dem individuellen Organismus – unseren Patienten – damit begegnet, sollte die tägliche Aufgabe im persönlichen Praxisalltag sein und ist nicht Aufgabe dieses Leitfadens.

14.1.2 Osteopathische Grundbegriffe

Somatische Dysfunktion

Eine somatische Dysfunktion (Blockierung) ist eine eingeschränkte oder veränderte Funktion von Bestandteilen des Körpers. Sie ist eine fehlende Regulation oder Dysregulation einer Struktur, eines Gewebes, Gelenks, Organs oder Organsystems. Meist betrifft eine somatische Dysfunktion viele – wenn nicht gar alle – Gewebeschichten gleichzeitig.

Diagnostische Kriterien (TART)

Vier diagnostische Kriterien dienen zur Beschreibung einer somatischen Dysfunktion:

- **T** = *Tenderness* (Schmerzempfindlichkeit)
- **A** = *Asymmetry* (Asymmetrie) von knöchernen, muskulären, ligamentären Strukturen
- **R** = *Range of Motion* (Bewegungsumfang)
- **T** = *Tissue Texture Changes* (Gewebeveränderungen)

Durch die Anwendung dieser Kriterien kann man eine somatische Dysfunktion lokalisieren, einschätzen und unterscheiden, ob sie akut oder chronisch und für den aktuellen Zustand des Patienten von Bedeutung ist.

Fryette-Regeln

Der amerikanische Osteopath H. Fryette untersuchte die physiologischen Bewegungen der Wirbelsäule, auf die sich Osteopathen für die Diagnose und Therapie der somatischen Dysfunktion beziehen. Die Koppelung von Rotation und Seitneigung hängt davon ab, ob sich die Wirbelsäule in neutraler (aufrechter) oder nichtneutraler Position befindet. Er entwickelte dafür drei Regeln, die nach ihm benannt sind:

- **Regel 1 nach Fryette** (Typ-1-Mechanik): Bei Neutralstellung der Wirbelsäule verlaufen Seitneigung und Rotation eines Wirbels in entgegengesetzte Richtung (typische Mechanik für C0/C1 und C7–L5). Gruppendysfunktionen sind fast immer Typ-1-Dysfunktionen.
- **Regel 2 nach Fryette** (Typ-2-Mechanik): Sobald sich ein Teil der Wirbelsäule in Hyperflexion oder -extension befindet, erfolgen Rotation und Seitneigung eines Wirbels in die gleiche Richtung (typische Mechanik für C2–C7).
- **Regel 3 nach Fryette** (Typ-3-Mechanik): Sobald an der Wirbelsäule eine Bewegung in einer Richtung stattfindet, ist die Bewegung in allen anderen Richtungen eingeschränkt.

Barrieremodell

Der Endpunkt des aktiven Bewegungsausmaßes wird **physiologische Barriere** (freie Richtung) genannt. Die Barriere, die die Bewegung in Richtung des Bewegungsdefizits behindert (gesperrte Richtung), heißt **restriktive Barriere.**

Nomenklatur/Terminologie

Im Gegensatz zur Chirotherapie wird in der Osteopathie die somatische Dysfunktion nach der freien Richtung benannt. Es wird jeweils die Stellung des oberen zu dem darunter liegenden Wirbel beschrieben. Eine somatische Dysfunktion wird entsprechend den TART-Kriterien (▶ 14.1.2, Diagnostische Kriterien) dreidimensional untersucht und dokumentiert. Bei Typ-1-Dysfunktionen nach Fryette (▶ 14.1.2, Fryette-Regeln) steht nach der Angabe des Segments zuerst „N“ für neutrale Mechanik, dann „S“ für Seitneigung und „R“ für Rotation mit entsprechender Seitenangabe: L1/2 $NS_{li}R_{re}$. Bei Typ-2-Dysfunktionen nach Fryette steht zuerst „F“ oder „E“ für Flexion oder Extension, dann „R“ für Rotation und „S“ für Seitneigung: L1/2 $F_{re}RS_{re}$.

Release

Release bezeichnet die Entspannung/Auflockerung eines Gewebes während einer Therapie.

Motrizität, Mobilität, Motilität

- **Motrizität:** passive Verlagerung von Organen, die durch die Willkürmotorik des Bewegungsapparats entsteht
- **Mobilität:** passive Verlagerung von Organen, die durch die Atembewegung und Herzaktion entsteht
- **Motilität:** eigenständige aktive Bewegung von Organen mit langsamer Frequenz und geringer Amplitude (viszeraler Rhythmus)

Direkte/indirekte Techniken

Direkte Techniken arbeiten direkt in Richtung der restriktiven Barriere, **indirekte Techniken** arbeiten weg von der restriktiven Barriere in Richtung der physiologischen Barriere (freie Richtung). Im Folgenden werden die wichtigsten Techniken kurz skizziert.

14.1.3 Befunderhebung

Spezifika der osteopathischen Anamnese

Der Osteopath befasst sich in der Anamnese neben der Analyse der akuten Beschwerden und deren möglicher Auslöser zusätzlich intensiv mit

- zurückliegenden Traumata (Stürzen auf Kopf, Gesäß, Wirbelsäule, Umknickverletzungen, Knochenbrüchen, Unfällen),
- Narben durch Operationen,
- abgelaufenen Entzündungen, chronischen Erkrankungen,
- Ablauf der Schwangerschaft, Dauer und Verlauf der Geburt,
- Entwicklung des Neugeborenen und Kleinkinds,
- persönlichen Lebensumständen und -gewohnheiten, Ernährung, sportlichen Aktivitäten, sozialem Umfeld sowie emotionalen Belastungen im beruflichen und privaten Kontext.

Der Osteopath denkt nicht in Fachgebieten, sondern ganzheitlich in Ereignisketten.

Spezifika der osteopathischen Untersuchung

Unabhängig von den geschilderten Symptomen untersucht der Osteopath stets den gesamten Körper. Nach der Inspektion des Gangbilds werden im Stehen, Sitzen und in Rückenlage Asymmetrien hinsichtlich ihrer Funktion beurteilt. Bei der Palpation kommt neben der in der Manualmedizin angewandten aktiven Palpation auch die passive Palpation mit einem hohen Stellenwert zum Einsatz. Dabei handelt es sich um ein „Zuhören", bei dem die Hand des Therapeuten vollkommen passiv bleibt und die Informationen des Körpers aufnimmt. Dies wird besonders im viszeralen und kraniosakralen Bereich genutzt. Bei der Befundung u. a. benutzte Begriffe:

14

- **Araberposition:** Patient wird gebeten, aus der Bauchlage heraus mit dem Gesäß auf die Fersen zu kommen, der Oberkörper bleibt auf der Liege (entspricht der Gebetsposition der Araber, deshalb so genannt). Position für Test BWS-/LWS-Flexion in Bauchlage.
- **Sphinxposition/-test:** Patient wird gebeten, in der Bauchlage die Ellenbogen auf die Liege zu stützen und das Kinn in die Hände zu legen. Position/Test für BWS-/LWS-Extension, Sakrumtests.

14.1.4 Osteopathische Techniken

Techniken

- **Strain-Counterstrain-Technik:** indirekte Weichteiltechnik mit Verwendung von Tenderpunkten, die durch entlastende Positionierung des Körpers beseitigt werden können. Die Punkte werden aufgesucht und der Körper um den Tenderpunkt „herumgewickelt", bis die Spannung am Punkt um mindestens 70 % abnimmt. Diese Position wird ca. 90 Sek. bzw. bis zur Entspannung gehalten. Für jede Dysfunktion gibt es anteriore und posteriore Punkte, die palpiert und ggf. behandelt werden müssen. Bezüglich eines Überblicks über alle Punkte ▶ Abb. 14.1, ▶ Abb. 14.2.
- **Myofasziale Auflockerungstechnik:** indirekte Entspannungstechnik für Bindegewebe, Muskulatur, Faszien, Organe. Gewebespannungen werden durch dreidimensionale Positionierung in Richtung der physiologischen Barriere bis zum Release gehalten.

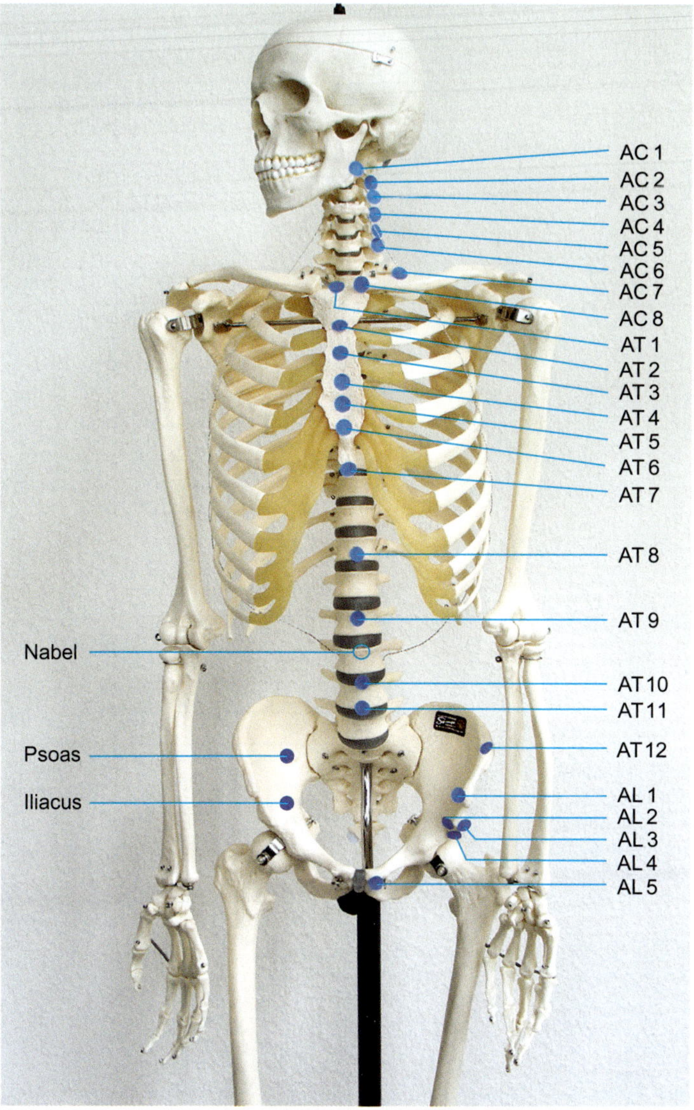

Abb. 14.1 Strain-Counterstrain-Technik: anteriore Tenderpunkte

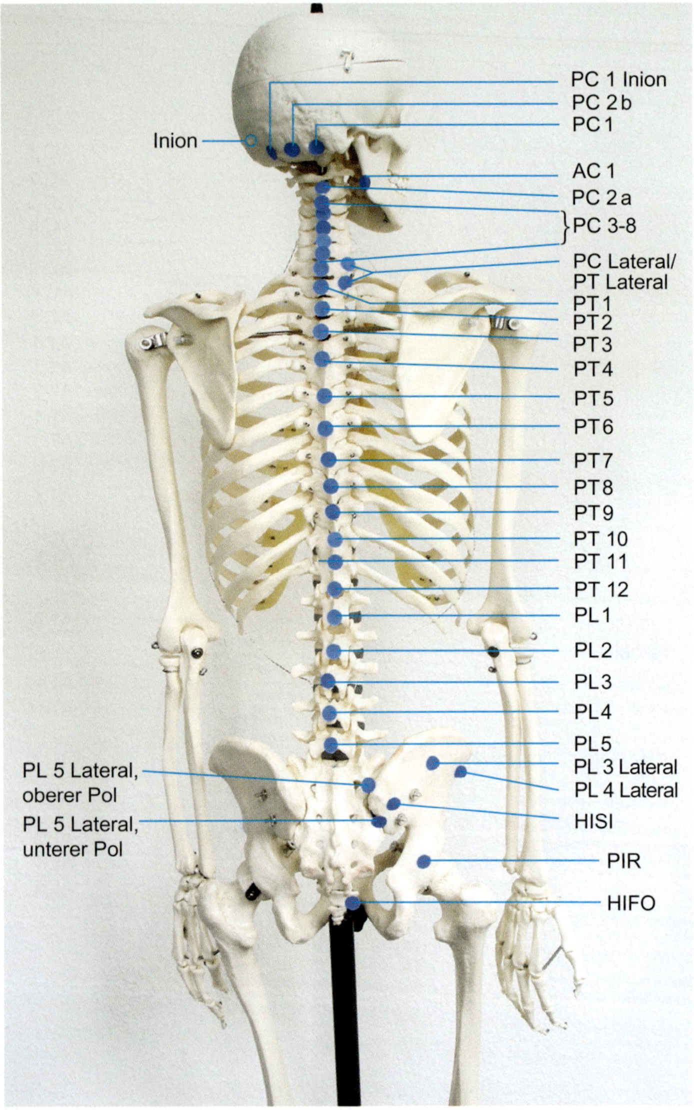

Abb. 14.2 Strain-Counterstrain-Technik: posteriore Tenderpunkte

- **Muskel-Energie-Technik:** direkte Technik, bei der der Patient eine willkürliche Muskelkontraktion in eine vom Therapeuten genau vorgegebene Richtung gegen den Widerstand des Therapeuten ausführt. Die Anspannung wird 5–6 Sek. gehalten. In der Entspannungsphase wird eine neue restriktive Barriere eingestellt und um erneute Anspannung gegen Widerstand gebeten. 3- bis 4-mal wiederholen. Nachtesten.
- **Ligamentous-Articular-Strain-Technik (LAS-Technik):** indirekte Technik. Durch präzise Positionierung wird die Spannung in den Ligamenten eines Gelenks so weit wie möglich minimiert und ausbalanciert. Diese Spannung wird gehalten, bis eine Auflockerung eintritt.
- **Viszerale Techniken:** vorwiegend indirekte Techniken für innere Organe mit ihren Fasziensystemen und ihrer Zirkulation (▶ 14.3).
- **Kraniosakrale Techniken:** vorwiegend indirekte Techniken für den kraniosakralen Bereich (▶ 14.4).
- **High-Velocity-Low-Amplitude-Technik:** Manipulationstechnik der Osteopathie, die im Gegensatz zur Chirotherapie in Richtung der restriktiven Barriere (gesperrte Richtung) ausgeführt wird.

Indikationen

Der Osteopath arbeitet ganzheitlich und behandelt keine Krankheitsbilder, sondern den Menschen als Ganzes. Solange der Selbstheilungsmechanismus im Körper angeregt werden kann, sind osteopathische Behandlungen sinnvoll. Sämtliche Problematiken der Wirbelsäule und Extremitäten, der inneren Organe und des Schädels bei Erwachsenen und Kindern können durch osteopathische Behandlungen positiv beeinflusst werden.

Kontraindikationen

Bei akuten Entzündungen, Unfällen, schweren Erkrankungen, Tumoren und psychiatrischen Problemen ist die Osteopathie nicht die Behandlungsform der ersten Wahl, kann aber neben der Schulmedizin begleitend eingesetzt werden. Wird dies berücksichtigt, gibt es keine wirklichen Kontraindikationen für Osteopathie.

Vorgehensweise

Der Osteopath untersucht stets alle Bereiche der Osteopathie (parietal ▶ 14.2, viszeral ▶ 14.3, kraniosakral ▶ 14.4), um die sog. *key lesion* (primäre Dysfunktion) zu finden. Diese wird behandelt. Danach benötigt der Körper Zeit, um seine Selbstheilungsmechanismen entfalten und Funktionsstörungen beseitigen zu können. Osteopathische Behandlungen werden deshalb in eher größeren Zeitabständen (fallabhängig zwischen 1 und 4 Wochen) durchgeführt. Nach der ersten Behandlung kann es zu einer Erstverschlimmerung kommen, die sich jedoch selbstständig zurückbildet.

14.2 Parietale Osteopathie

Das parietale System stellt das Stützsystem unseres Körpers dar. Es umfasst Knochen, Gelenke, Muskulatur, Sehnen und Bänder. Auf parietaler Ebene arbeiten auch Chiro- und Physiotherapeuten, jedoch mit unterschiedlichen Techniken.

14.2.1 Halswirbelsäule (HWS)

Die HWS kann in zwei sowohl anatomisch als auch mechanisch unterschiedliche Abschnitte unterteilt werden: die obere HWS mit den Segmenten C0/C1 und C1/C2 und die mittlere und untere HWS mit den Segmenten C2–C7. Die obere HWS ist zwar als funktionelle Einheit zu betrachten, ihre Segmente sollten jedoch stets einzeln untersucht werden. Speziell das Segment C0/C1 als Übergangs- und Verbindungsstelle zum Schädel/zur HWS stellt eine hoch beanspruchte Gegend dar und unterliegt ständigen Spannungen. Alle Fasziensysteme setzen in diesem Bereich an und sind bei Funktionsstörungen lokal und systemisch mit betroffen.
Die anatomischen und biomechanischen Besonderheiten der HWS bedingen verschiedene Dysfunktionen und damit unterschiedliche Diagnostiken nach den TART-Kriterien (▶ 14.1.2, Diagnostische Kriterien).

Segment C0/C1 (Atlantookzipitalgelenk): Befunderhebung

Typisch sind Typ-1-Dysfunktionen, die nicht in Neutralstellung stehen, sondern in Flexion oder Extension bewegen. Getestet wird auf Bewegungseinschränkungen in Flexion/Extension, Rotation und Seitneigung mit dem jeweiligen Gewebegefühl an der Barriere.

14

Tipps & Fallstricke

Schnelles Screening

Hyperton palpable Regionen in der subokzipitalen Muskulatur weisen bereits auf ein untersuchungsbedürftiges Segment hin. Oftmals lässt sich schon allein durch die Haltung des Kopfs im Liegen (speziell die Lageabweichung des Kinns nach einer Seite) auf die C0/C1-Region schließen. Ein kurzer aktiver „Nicktest" ermöglicht eine schnelle und allgemeine Orientierung: Der Patient wird gebeten, ein Doppelkinn zu machen (Nicken = Flexion des Okziputs mit Gleiten der Okziputkondylen nach posterior) und danach das Kinn etwas nach hinten zu überstrecken (= Extension des Okziputs mit Gleiten der Kondylen nach anterior). Eine Abweichung des Kinns nach links bei Flexion zeigt eine C0/C1-Dysfunktion in ESR_{li}, eine Kinnabweichung nach links bei Extension ein C0/C1 in FSR_{li} an.

Lagerung Der Therapeut steht am Kopfende des in Rückenlage liegenden Patienten. Der Kopf liegt nah am oberen Rand der Behandlungsliege.
Kontakt Die Fingerspitzen beider Hände liegen subokzipital nebeneinander, der Kopf ruht stabil in den Handflächen, die Daumen liegen auf den Wangenknochen. Der Therapeut hält seine Arme und den Kopf des Patienten dicht am eigenen Körper.
Ausführung Die Hände am Kopf führen eine Flexion mit einer kombinierten Seitneigung/Rotation durch eine seitliche Bewegung (Translation) des Okziputs nach links und rechts aus. Anschließend: Extension und Translation des Okziputs nach links und rechts. Ein Widerstand in eine Bewegungsrichtung und eine Bewegungseinschränkung weisen auf eine Dysfunktion hin.
Beispiel **Bei Flexion von C0/C1:** Einschränkung der Okziputtranslation von links nach rechts. Translation von links nach rechts bringt das Segment in Seitneigung nach links, die bei Flexion eingeschränkt ist. Da C0/C1 immer in Typ-1-Mechanik (▶ 14.1.2, Fryette-Regeln) funktioniert, kann man auf eine Einschränkung der gegenläufigen Rotation schließen. Das bedeutet: C0 steht auf C1 in Extension, Linksrotation und Rechtsseitneigung (C0/C1 $ES_{re}R_{li}$).

Segment C1/C2 (Atlantoaxialgelenk) – Befunderhebung

Typisch sind Typ-1-Dysfunktionen mit eingeschränkter Rotation zu einer Seite. Die Bewegungsausschläge in Seitneigung und in Flexion/Extension sind so gering, dass sie in Befundung und Therapie vernachlässigt werden können. Getestet werden das Ausmaß der Rotation und das Gewebegefühl an der Barriere.

Lagerung Der Therapeut steht am Kopfende des in Rückenlage liegenden Patienten. Der Kopf liegt nah am oberen Rand der Behandlungsliege.
Kontakt Den Kopf mit beiden Händen in Hyperflexion halten, um die anderen Segmente zu verriegeln.
Ausführung Die Hände induzieren eine Links- und Rechtsrotation des Kopfs bei gehaltener Hyperflexion. Vergleich von Bewegungsausmaß und Endgefühl auf beiden Seiten.
Beispiel Rotiert der Kopf mehr und leichter nach links, dann steht der Atlas auf dem Axis nach links rotiert (C1/C2 R_{li}).

Merksätze und Definitionen

Tenderpunkte für Strain-Counterstrain-Technik: obere HWS (▶ Abb. 14.1, ▶ Abb. 14.2)
- **PCI Inion:** ca. 2,5–3 cm unterhalb und leicht lateral der Protuberantia occipitalis externa (= Inion) am Okziput
- **PCI:** auf Linea nuchae inferior (lateral des Tenderpunkts PCI Inion), ca. 4 cm lateral der Medianlinie im Ansatz des M. obliquus capitis superior am Okziput
- **AC1:** am posterioren Rand des aufsteigenden Mandibula-Asts, ca. 1 Querfinger oberhalb des Angulus mandibulae, Druckausübung von posterior nach anterior

14

Segmente C2–C7: Befunderhebung

An den sog. typischen HWS-Segmenten C2–C7 treten bevorzugt nichtneutrale Dysfunktionen auf (Typ-2-Mechanik nach Fryette [▶ 14.1.2, Fryette-Regeln]). Getestet werden (wie bei C0/C1) Flexion/Extension, Rotation und Seitneigung mit dem jeweiligen Gewebegefühl an der Barriere. Hyperton palpable Regionen in der tiefen prävertebralen Halsmuskulatur weisen bereits auf untersuchungsbedürftige Segmente hin.

Lagerung Der Therapeut steht am Kopfende des in Rückenlage liegenden Patienten. Der Kopf liegt nah am oberen Rand der Behandlungsliege.
Kontakt Beide Hände halten das Okziput und den Proc. mastoideus mit den Handflächen, die Daumen ruhen vor den Ohren auf dem Jochbogen.
Ausführung Palpation und Bewegungsprüfung der Gelenkfortsätze der Segmente: Die Hände am Kopf führen eine Flexion/Extension und kombinierte Seitneigung/Rotation durch eine seitliche Bewegung (Translation) am Segment aus. Ein Widerstand in eine Bewegungsrichtung und eine Bewegungseinschränkung weisen auf eine Dysfunktion hin.
Beispiel **Test C3 auf C4.** Einschränkung der Translation von rechts nach links bei Extension im Segment. Translation von rechts nach links bringt das Segment in Seitneigung nach rechts, die bei Extension eingeschränkt ist. Da C2–C7 immer in Typ-2-Mechanik funktionieren, kann man auf eine Einschränkung der Rotation zur gleichen Seite schließen. Das bedeutet: C3 steht auf C4 in Flexion, Linksrotation und Linksseitneigung (C3/C4 FRS_{li}).

Merksätze und Definitionen

Tenderpunkte für Strain-Counterstrain-Technik, mittlere/untere HWS (▶ Abb. 14.1, ▶ Abb. 14.2)

- **PC2a:** oberhalb des Dornfortsatzes von C2.
- **PC2b:** Bereich der Linea nuchae inferior mittig zwischen PCI Inion und PCI.
- **PC3–8:** Bereich des Dornfortsatzes und/oder im Bereich zwischen Dornfortsatz und Querfortsatz des entsprechenden Segments.
- **AC2–6:** auf anteriorer Seite des Querfortsatzes des entsprechenden Segments. Druckausübung von lateral nach medial.
- **AC7:** ca. 2–3 cm lateral des Sternoklavikulargelenks, am Ansatz des klavikulären Anteils des M. sternocleidomastoideus. Druckausübung von posterior nach anterior und kaudal. Vorliegen des Punkts weist auf Dysfunktion des M. sternocleidomastoideus hin.
- **AC8:** am medialen Ende der Klavikula, in Richtung Incisura jugularis am sternalen Ansatz des M. sternocleidomastoideus. Druckausübung von medial nach lateral.

Tipps & Fallstricke

Die Untersuchung der HWS kann am sitzenden und liegenden Patienten durchgeführt werden. Da die gesamte Region im Liegen besser entspannen kann, ist die Diagnostik in Rückenlage des Patienten sinnvoller.

14

Strain-Counterstrain-Technik C0/C1

Tenderpunkte der HWS werden meist in Rotation und Seitneigung weg vom Tenderpunkt positioniert, anteriore Tenderpunkte in Flexion, posteriore in Extension. Zur Ausführung der Strain-Counterstrain-Technik wird auf die Grundprinzipien der Positionierung (▶ 14.1.4, Techniken) verwiesen. Zur schnellen Orientierung dienen die Therapie-Abbildungen (▶ Abb. 14.3, ▶ Abb. 14.4).

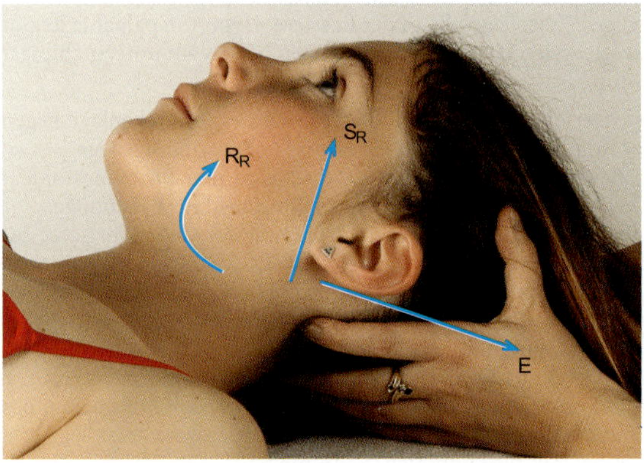

Abb. 14.3 Strain-Counterstrain-Technik PC1

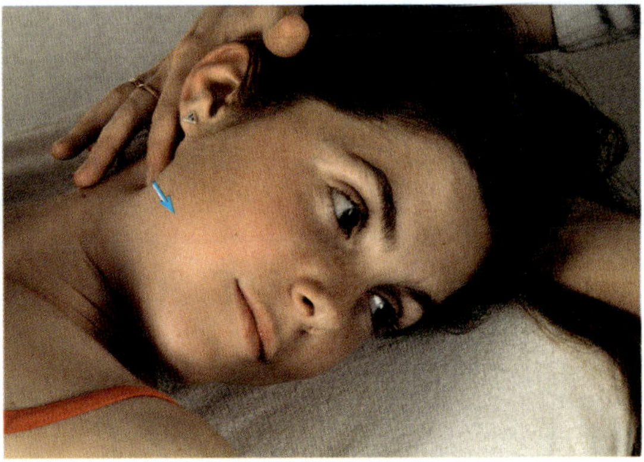

Abb. 14.4 Strain-Counterstrain-Technik AC1

Myofasziale Technik C0/C1

Indikation Funktionsstörungen von HWS, Schädel und Os sacrum/Os coccygis, Kiefergelenkprobleme, Spannungen und Schmerzen im Nacken-, Hals- und Kopfbereich, Entwicklungsstörungen, Saugprobleme und 3-Monats-Koliken bei Säuglingen, viszerale Probleme.

Lagerung Patient in Rückenlage. Der Therapeut sitzt am Kopfende der Liege.

Kontakt Beide Hände liegen wie eine Schale unter dem Okziput, die Daumen weisen Richtung Kiefergelenke.

Ausführung Unter leichter Traktion und mit minimaler Flexion in C0/C1 wird die Region entsprechend den vorhandenen Spannungen dreidimensional in die freie Richtung bewegt und bis zum Release gehalten (▶ Abb. 14.5).

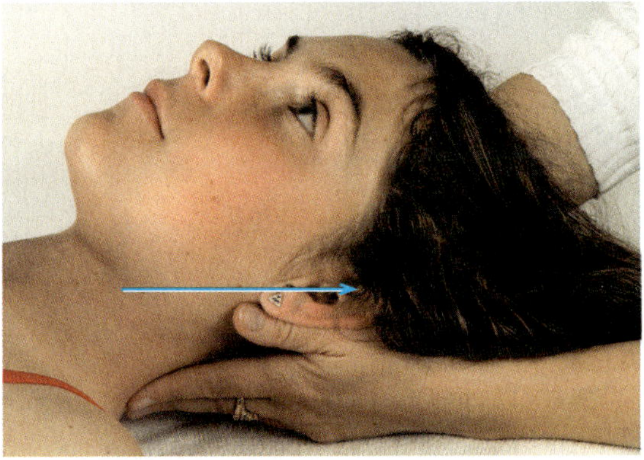

Abb. 14.5 Myofasziale Technik C0/C1

Muskel-Energie-Technik

C0/C1

Indikation Segmentale Funktionsstörung der oberen HWS in Typ-1-Mechanik nach Fryette.

Beispiel C0/C1 in ESR_{li}.

Lagerung Patient in Rückenlage. Der Therapeut sitzt am Kopfende der Liege.

Kontakt Die rechte Hand liegt unter dem Okziput, die Fingerspitzen über der subokzipitalen Muskulatur. Die linke Hand umgreift das Kinn des Patienten von links. Daumen und Zeigefinger liegen auf dem Kinn, der Mittelfinger unter dem Unterkiefer. Der Kopf wird vom rechten Unterarm stabilisiert.

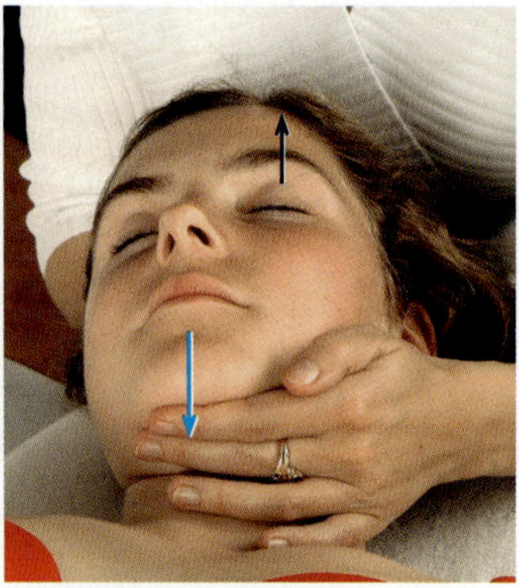

Abb. 14.6 Muskel-Energie-Technik C0/C1 in ESR_{li}

Ausführung Der Therapeut führt C0/C1 langsam in Flexion, Seitneigung links und Rotation rechts bis zur restriktiven Barriere aus. Der Patient soll den Kopf gegen den Widerstand des Therapeuten leicht nach hinten in die Extension drücken und mit den Augen zum Untersucher schauen. Die Muskelanspannung 3–6 Sek. halten. In der Entspannungsphase wird die neue restriktive Barriere durch Flexion, Seitneigung nach links und Rotation nach rechts eingestellt (▶ Abb. 14.6). Diesen Vorgang 3- bis 5-mal wiederholen.

> **Tipps & Fallstricke**
> Die Hauptbewegungen von C0/C1 sind Flexion und Extension, die deshalb bei dieser Technik therapeutisch eingesetzt werden. Um exakt segmental zu bleiben, ist nur eine geringe Nickbewegung nötig! Patienten, die eine zu große Extension ausführen, bittet man, nur mit den Augen zum Behandler oder in Richtung der eigenen Augenbrauen zu schauen.

C1/C2

Indikation Segmentale Funktionsstörung C1/C2 Typ-1-Mechanik nach Fryette.

Beispiel C1/C2 in Rotation rechts.

Lagerung Patient in Rückenlage. Der Therapeut sitzt oder steht am Kopfende der Liege.

Kontakt Den Kopf lateral mit beiden Handflächen ca. 30° gebeugt halten. (Zur Stabilisierung kann der Kopf am Bauch des Therapeuten abgestützt werden.)

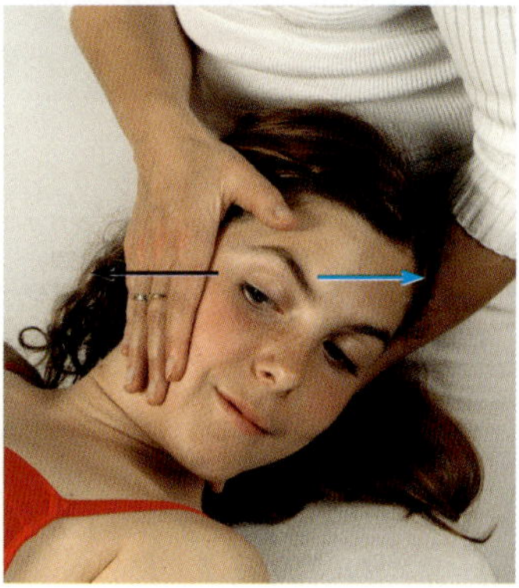

Abb. 14.7 Muskel-Energie-Technik C1 in Rotation rechts

Ausführung Der Therapeut rotiert den Kopf mit beiden Händen nach links bis zur restriktiven Barriere. Der Patient soll den Kopf gegen den Widerstand des Therapeuten leicht nach rechts drehen und mit den Augen nach rechts schauen. Die Muskelanspannung 3–6 Sek. halten. In der Entspannungsphase wird eine neue restriktive Barriere durch Rotation nach links eingestellt. Diesen Vorgang 3- bis 5-mal wiederholen (▶ Abb. 14.7).

Strain-Counterstrain-Technik C2–C7

Strain-Counterstrain-Technik C0/C1. Eine Ausnahme davon ist die Einstellung von AC7 (▶ Abb. 14.8).

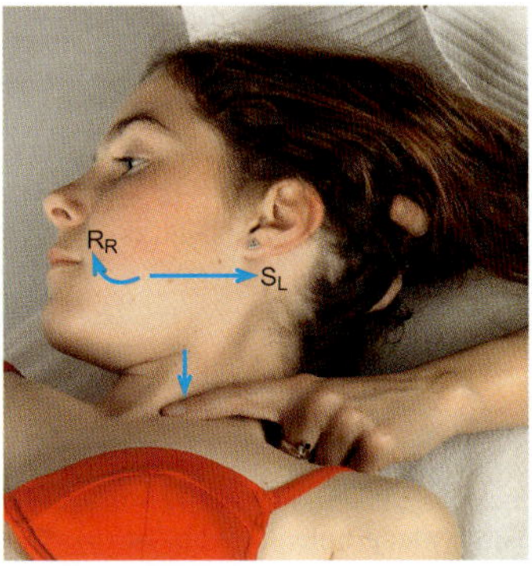

Abb. 14.8 Strain-Counterstrain-Technik AC7 in Rückenlage

Segmentale myofasziale Technik C2–C7

Indikation Segmentale Funktionsstörung der HWS.
Beispiel C6/C7 in FRS_{re}.
Lagerung Patient in Rückenlage. Der Therapeut sitzt am Kopfende der Liege.
Kontakt Die Mittelfinger nehmen von posterior Kontakt mit den Querfortsätzen von C6 auf.
Ausführung C6 wird in FRS_{re} positioniert: Einstellung der Rotation nach rechts durch Druck des linken Mittelfingers auf den linken Querfortsatz nach anterior und der Seitneigung nach rechts durch Druck des linken Querfortsatzes nach kaudal. Gleichzeitige Positionierung in Flexion durch Halten der Querfortsätze am oberen Rand nach kaudal-anterior. Halten dieser dreidimensionalen Positionierung in freie Richtung bis zum Release (▶ Abb. 14.9).

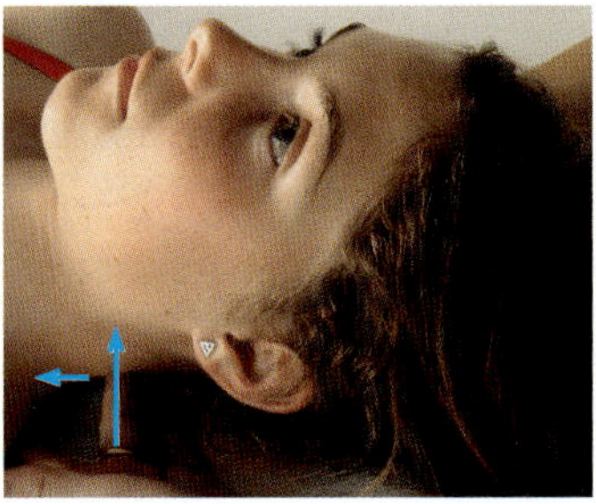
Abb. 14.9 Segmentale myofasziale Technik C6/C7 FRS_{re}

Muskel-Energie-Technik C2–C7

Indikation Segmentale Funktionsstörung der unteren HWS in Typ-2-Mechanik nach Fryette.
Beispiel C3/C4 in FRS_{li}.
Lagerung Patient in Rückenlage. Der Therapeut sitzt am Kopfende der Liege.
Kontakt Daumen und Zeigefinger der linken Hand liegen in Kontakt an den Querfortsätzen von C3, das Okziput liegt in der Handfläche. Die rechte Hand umgreift das Kinn des Patienten von rechts, der Kopf wird vom rechten Unterarm stabilisiert.
Ausführung Die linke Hand bringt C3 durch leichten Schub nach anterior in Extension bis zur restriktiven Barriere. Die rechte Hand rotiert und neigt den Kopf seitlich nach rechts, bis an C3 die Bewegungsgrenze erreicht wird. Der Patient soll den Kopf gegen den Widerstand des Therapeuten leicht nach links drehen und mit den Augen nach links schauen. (Im Falle einer akuten schmerzhaften Dysfunktion soll der Patient den Kopf nach rechts gegen den Widerstand des Therapeuten drehen = reziproke Inhibition.) Muskelanspannung 3–6 Sek. halten. In der Entspannungsphase wird eine neue restriktive Barriere durch Rotation nach

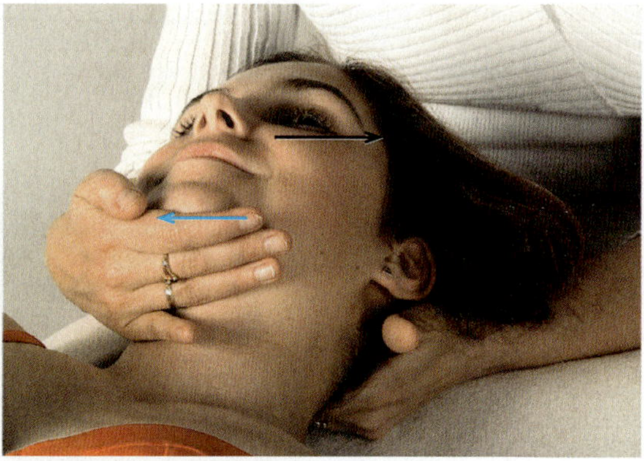

Abb. 14.10 Muskel-Energie-Technik C3/C4 in FRS_{li}

rechts, Seitneigung nach rechts und Extension eingestellt. Diesen Vorgang 3- bis 5-mal wiederholen (▶ Abb. 14.10).

Tipps & Fallstricke

Bei rezidivierenden Funktionsstörungen im Segment C3 unbedingt das Hyoid kontrollieren und freimachen.

Ligamentous-Articular-Strain-Technik (LAS) HWS

Indikation Funktionsstörungen von HWS, Schädel und Os sacrum/Os coccygis, Kiefergelenkprobleme, Spannungen und Schmerzen im Nacken-, Hals- und Kopfbereich, Entwicklungsstörungen, Saugprobleme und 3-Monats-Koliken bei Säuglingen, viszerale Probleme.

Lagerung Patient in Rückenlage. Der Therapeut sitzt am Kopfende der Liege.

Kontakt Die Fingerkuppen der Mittelfinger liegen unterhalb der Region in Dysfunktion.

Ausführung Die Fingerspitzen der Mittelfinger nach anterior und superior in Richtung der Augen des Patienten in Relation zur Kompression am Kleinhirnzelt bewegen. Bis zum Release halten (▶ Abb. 14.11).

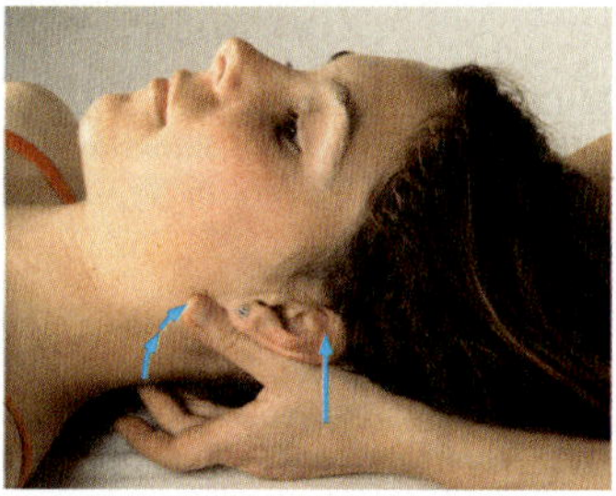

Abb. 14.11 LAS-Technik HWS

Tipps & Fallstricke

Die oberen Halswirbel sind aufgrund ihrer besonderen Anpassungsfähigkeit häufig von Spannungen und Dysfunktionen betroffen. Bevor man Techniken zu deren Korrektur anwendet, sollte man sie immer im Gesamtzusammenhang mit den Funktionen des gesamten Organismus sehen. Hier nur einige Beispiele:

- Die HWS bildet eine funktionelle Einheit mit Schädel-Unterkiefer-Schultergürtel-Hyoid. Probleme z. B. des Kiefergelenks können zu Funktionsstörungen der HWS führen und umgekehrt. Auch die Lunge hat durch die Verbindung der Pleuraaufhängung mit der HWS Einfluss auf sie. Ligamentäre Fixierungen dieses Aufhängungsmechanismus können zu zervikobrachialen Syndromen fuhren. Erkrankungen von Lunge und Pleura können Dysfunktionen der HWS/BWS hervorrufen.
- Die oberen 3 Halswirbel nehmen großen Einfluss auf das nervale und hormonelle Gleichgewicht des Organismus. Demzufolge sollte man bei rezidivierenden Funktionsstörungen in der Anamnese z. B. auf depressive Verstimmungen, Ängste und Hormonstörungen achten.
- Funktionsstörungen des viszeralen Systems (Zwerchfell-, Leberprobleme) können die Segmente C3–C5 über den N. phrenicus und die Segmente C0–C2 über den N. vagus beeinflussen und umgekehrt. Nierenfunktionsstörungen können rezidivierende Kopfgelenksblockaden bedingen.
- Funktionsstörungen des kraniosakralen Systems können die Segmente C0 und C2 über die Anheftung der Dura mater beeinflussen; deshalb sollte für eine ganzheitliche Therapie dieser Region immer auch das Sakrum befundet und therapiert werden. Die „Gründerväter der Osteopathie" lösten erst das Sakrum, damit der Atlas die Möglichkeit des „Schaukelns" zurückerhalten kann.
- Bei hartnäckigen Nackenproblemen sollte der 4. Brustwirbel in Diagnostik und Therapie einbezogen werden (▶ 14.2.2)

14

14.2.2 Brustwirbelsäule (BWS)

Osteopathische Befunderhebung BWS

An der BWS sind Typ-1- und Typ-2-Mechaniken möglich. Für die Beurteilung bedienten sich Osteopathen der Diagnostik über die Querfortsätze der einzelnen Segmente. Ihre Position wird im Seitenvergleich in Neutralposition, Flexion und Extension verglichen. Einen Querfortsatz, der nach posterior prominent palpiert werden kann, nennt man „Posteriorität".

Lagerung Patient sitzend oder in Bauchlage auf der Behandlungsliege.
Kontakt Der Therapeut hat mit den Daumen beidseits paravertebral Kontakt an den Querfortsätzen der BWS.
Ausführung

- **Test Rotation durch Druck auf Querfortsatz:** Wird Druck auf die Posteriorität nach anterior ausgeübt, wird der Wirbel in Richtung der restriktiven Barriere gedreht, und es besteht eine Bewegungseinschränkung. Bei Druck auf den Querfortsatz der Gegenseite wird der Wirbel in seine freie Richtung gedreht und kann ohne Enschränkung bewegen.
- **Test Flexion/Extension durch Vor-** (Araberposition, ▶ 14.1.3, Spezifika der osteopathischen Untersuchung) **und Rückbeuge** (Sphinxposition, ▶ 14.1.3, Spezifika der osteopathischen Untersuchung): Wenn sich eine Posteriorität in Flexion vermindert und in Extension verstärkt, besteht Flexionsdysfunktion. Wenn sich eine Posteriorität in Extension vermindert und in Flexion verstärkt, besteht Extensionsdysfunktion.

- **Test Seitneigung durch Translation der Querfortsätze:** Daumen lateral neben die Querfortsätze anlegen, Querfortsätze nach links und rechts verschieben. Bei Bewegungseinschränkung in Translation von rechts nach links steht das Segment in Seitneigung nach links. Bei Bewegungseinschränkung in Translation von links nach rechts steht das Segment in Seitneigung nach rechts.

Tipps & Fallstricke

Lagerung und Ausführung der Tests für die BWS

- **Obere BWS:** im Sitzen; Bewegungen werden über den Kopf induziert.
- **Mittlere BWS:** im Sitzen; der Patient verschränkt die Hände im Nacken, Kontakt an Ellenbogen, Testen über Rumpfbewegungen.
- **Untere BWS:** in Bauchlage, Extension über Sphinxposition (Rückbeuge), Flexion über Araberposition (Vorbeuge) testen.

Merksätze und Definitionen

Tenderpunkte für Strain-Counterstrain-Technik BWS (▸ Abb. 14.1, ▸ Abb. 14.2)

Im posterioren Bereich liegen Tenderpunkte nahe der Mittellinie im Bereich des jeweiligen Dornfortsatzes und/oder lateral im Bereich zwischen Dornfortsatz und Querfortsatz des entsprechenden Segments. Im anterioren Bereich gibt es zwei Gruppen:

- Die Gruppe der Tenderpunkte AT1–6 liegt mittig im Sternumbereich.
- Die Gruppe der Tenderpunkte AT7–12 liegt nahe der Mittellinie und/oder lateral davon im Bauchbereich.

Strain-Counterstrain-Technik BWS

Zur Ausführung der Strain-Counterstrain-Technik wird auf die Grundprinzipien der Positionierung, wie am Anfang des Kapitels beschrieben (▸ 14.1), verwiesen. Zur schnellen Orientierung verweisen wir auf die nachfolgenden Therapie-Abbildungen (▸ Abb. 14.12, ▸ Abb. 14.13).

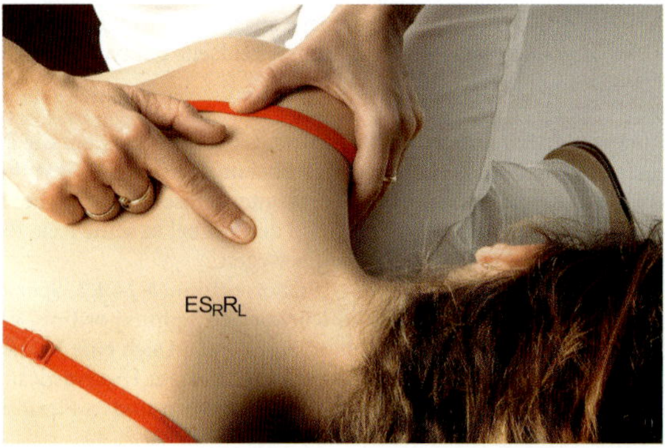

Abb. 14.12 Strain-Counterstrain-Technik PT1–9 in Bauchlage

Myofasziale Technik BWS

Indikation Funktionsstörungen der BWS, Spannungen und Schmerzen im Wirbelsäulen- und Rippenbereich, viszerale Probleme.

Lagerung Patient in Bauchlage. Seine Füße ragen über das Ende der Liege hinaus. der Kopf ist zur für den Patienten angenehmeren Seite gedreht. Die Arme hängen seitlich an der Liege herab.

Kontakt Der Therapeut steht in Beckenhöhe neben der Liege, Blickrichtung zum Kopf des Patienten. Beide Handflächen breitflächig über BWS auflegen. Die Daumen liegen vertikal neben den Dornfortsätzen und zeigen kopfwärts.

Ausführung Die gesamte Hand übt eine komprimierende Kraft auf die BWS aus, während die linke Hand gegen den Uhrzeigersinn, die rechte Hand im Uhrzeigersinn eingestellt und gehalten wird, bis fühlbare Entspannung eintritt (▶ Abb. 14.14).

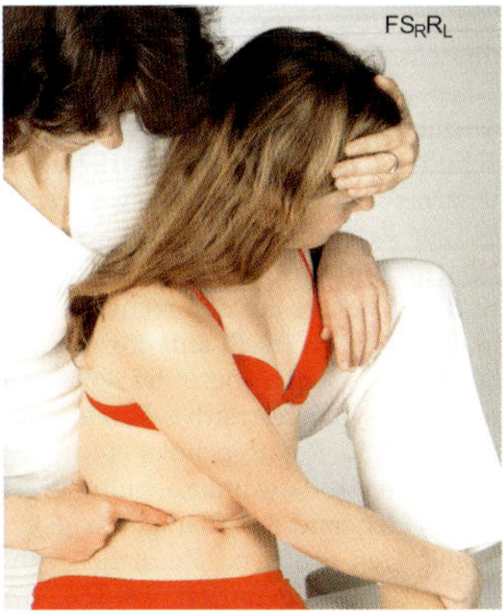

Abb. 14.13 Strain-Counterstrain-Technik AT7–9 im Sitzen

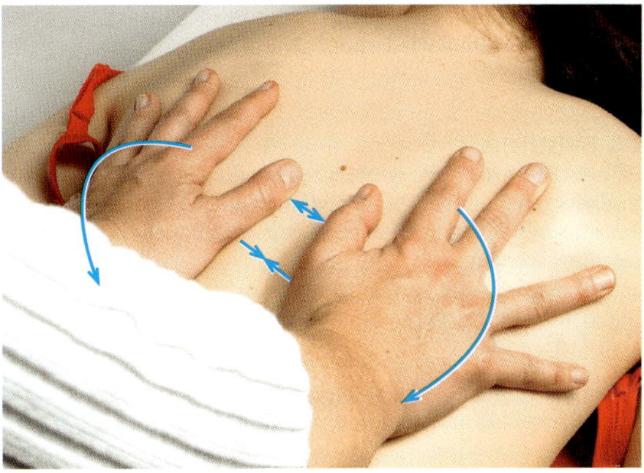

Abb. 14.14 Myofasziale Technik BWS

Muskel-Energie-Technik BWS

Indikation Segmentale Funktionsstörung der BWS in Typ-1-Mechanik nach Fryette.

Beispiel Th5/Th6 in NSR_{re}.

Lagerung Der Patient sitzt auf der Untersuchungsliege, die Arme vor dem Thorax verschränkt. Der Therapeut steht links hinter dem Patienten.

Kontakt Der Therapeut legt den rechten Thenar auf den rechten Querfortsatz von Th5. Er führt den linken Arm unterhalb des linken Patientenarms durch und

legt die linke Hand auf der rechten Patientenschulter oder dem rechten Ellenbogen ab.
Ausführung Anheben der linken Schulter mithilfe des linken Therapeutenarms induziert Seitneigung rechts bis zur Bewegungsgrenze im Segment. Gleichzeitig wird durch Druck des rechten Thenars auf den rechten Querfortsatz von Th5 nach anterior und Rotation des Oberkörpers des Patienten nach links die restriktive Barriere des Segments in Rotation links eingestellt. Der Patient soll die linke Schulter gegen den Widerstand des Therapeuten leicht nach unten drücken. (Zusätzlich kann der Patient aufgefordert werden, den Oberkörper gegen den Widerstand des Therapeuten nach rechts zu drehen.) Die Muskelanspannung 3–6 Sek. halten. In der Entspannungsphase wird eine neue restriktive Barriere im Segment durch Seitneigung nach rechts und Rotation nach links eingestellt. Diesen Vorgang 3- bis 5-mal wiederholen (▶ Abb. 14.15).

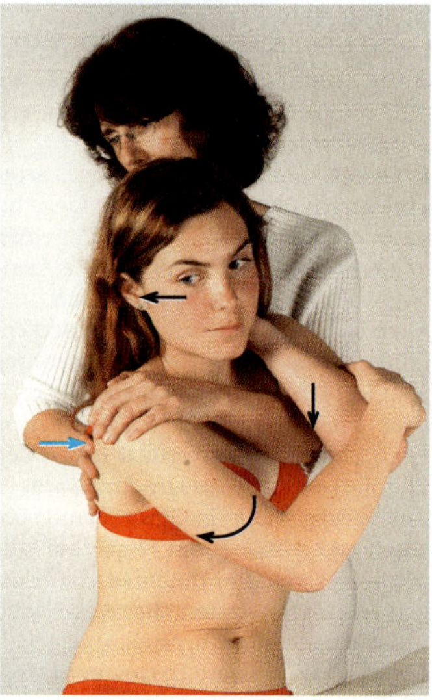
Abb. 14.15 Muskel-Energie-Technik Th5/Th6 in NSR_{re}

14

Tipps & Fallstricke

- Die meisten Muskel-Energie-Techniken für die BWS werden am sitzenden Patienten durchgeführt. Sie können jedoch entsprechend den Erfordernissen des Patienten auch in Rücken-, Bauch- oder Seitenlage ausgeführt werden.
- Für ein effektives und segmentgenaues Arbeiten muss der Patient bei den muskulären Anspannungen gut durch den Körper des Therapeuten stabilisiert werden.
- Bei Funktionsstörungen in Typ-2-Mechanik muss zusätzlich in die Flexions- bzw. Extensionsbarriere positioniert werden.

Ligamentous-Articular-Strain-Technik BWS

Indikation Funktionsstörungen der BWS, Spannungen und Schmerzen im Wirbelsäulen- und Rippenbereich, viszerale Probleme.
Lagerung Patient in Rückenlage. Der Therapeut sitzt am Kopfende der Liege.
Kontakt Die Fingerspitzen beider Hände haben prävertebral Kontakt mit den Querfortsätzen des entsprechenden Segments.
Ausführung Die Fingerspitzen halten den entsprechenden Wirbel mit gleichmäßigem Druck nach anterior und superior, bis Entspannung eintritt. Sind mehrere Wirbel in Dysfunktion, beginnt man mit der Behandlung des kaudalsten Wirbels (▶ Abb. 14.16).

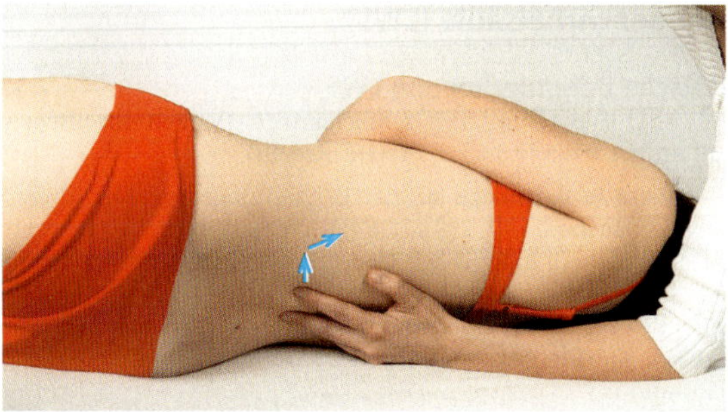

Abb. 14.16 LAS-Technik BWS

Tipps & Fallstricke

Funktionsstörungen des viszeralen und faszialen Systems können Fixationen der BWS hervorrufen und/oder unterhalten.

Wichtige Zusatzinformationen

Einige Gründe für rezidivierende BWS-Dysfunktionen

- Bei anhaltenden Funktionsstörungen der oberen BWS sollte man den 7. Halswirbel und die obere Thoraxapertur in die Diagnostik mit einbeziehen und möglichst im Vorfeld der BWS behandeln (Ganglion stellatum).
- Allein über das Zwerchfell hat die BWS vielfältige Beziehungen zum viszeralen System: Das Zwerchfell ist mit seiner Pars lumbalis, die den Hiatus oesophageus bildet, mit BWK 10 verbunden. Der Ösophagus im Hiatus oesophageus führt wiederum den N. vagus mit.
- Der Treitz-Muskel bringt Informationen vom viszeralen System (Flexura duodenojejunalis) ebenfalls zur BWS, speziell zum BWK 10.
- Die Aorta liegt auf Höhe BWK 12 direkt vor der Wirbelsäule in einer tendinösen Öffnung des Zwerchfells und führt den Ductus thoracicus mit. Alle Veränderungen dieser Strukturen können die BWS irritieren und umgekehrt.
- Bewegungseinschränkungen von BWK 6–11 können Folge von Magenproblemen sein, Restriktionen der unteren BWS können von Nierenfunktionsstörungen stammen.
- Weitere Verbindungen: Leber: BWK 7–10, Niere: BWK 7, 11, Pankreas: BWK 9–11, Zwerchfell: BWK 9–LWK 2, 3.
- Hinweis: In der Osteopathie hat der 4. Brustwirbel eine besondere Bedeutung im sog. Kräftepolygon von Littlejohn (siehe weiterführende osteopathische Literatur). Er spielt als Kreuzungspunkt verschiedener Kraftlinien eine besondere Rolle in der Statik des Körpers und sollte immer in die Befundung und Therapie einbezogen werden.

14

14.2.3 Lendenwirbelsäule (LWS)

Osteopathische Befunderhebung LWS

An der LWS sind Typ-1- und Typ-2-Mechaniken möglich. Ihre Beurteilung erfolgt analog der der BWS (▶ 14.1.2, Fryette-Regeln).

Lagerung Patient in Bauchlage auf der Behandlungsliege. Der Therapeut steht auf Beckenhöhe daneben.

Kontakt Der Therapeut hat mit den Daumen beidseits paravertebral Kontakt an den Querfortsätzen der LWS.

Ausführung Bewegungsprüfung der LWK durch Kontrolle der Querfortsätze in Neutralposition, Flexion (Araberposition), Extension (Sphinxposition), Seitneigung und Rotation.

Beispiel **Test Segment L3 auf L4:** Palpation Posteriorität über linkem Querfortsatz von L3. Bei Flexionsprüfung mittels Araberposition vermindert sich die Posteriorität, bei Extensionsprüfung mittels Sphinxtest verstärkt sie sich. Translation der Querfortsätze von rechts nach links ist eingeschränkt gegenüber Translation von links nach rechts: L3 steht auf L4 in Flexion, Linksrotation und Linksseitneigung (L3/4 FRS_{li}).

Tipps & Fallstricke

Variation für den Test in Flexion/Extension

Anstatt der Araber- und Sphinxposition können vom Patienten eine tiefe Einatmung (entspricht einer Flexion) und eine tiefe Ausatmung (entspricht einer Extension) gefordert werden.

Merksätze und Definitionen

Tenderpunkte für Strain-Counterstrain-Technik LWS (▶ Abb. 14.1 und ▶ Abb. 14.2)

Eine Gruppe posteriorer Tenderpunkte (PL1–5 medial) liegt nahe der Mittellinie im Bereich des jeweiligen Dornfortsatzes und/oder lateral im Bereich zwischen Dornfortsatz und Querfortsatz des entsprechenden Segments. Die andere Gruppe (PL3–5 lateral) liegt lateral im Bereich der posterioren Beckenschaufel:

- **PL3 lateral:** mittig zwischen lateralem PL4 und 5
- **PL4 lateral:** mittig zwischen Crista iliaca und Trochanter major
- **PL5 lateral – Upper Pole (UP):** superior-medial der SIPS
- **PL5 lateral – Lower Pole (LP):** 1–2 cm unterhalb der SIPS

Anteriore Tenderpunkte finden sich im Bereich der Spina iliaca anterior superior (SIAS), Spina iliaca anterior inferior (SIAI) und Symphyse.

Strain-Counterstrain-Technik LWS

Zur Ausführung der Strain-Counterstrain-Technik wird auf die Grundprinzipien der Positionierung (▶ 14.1.4, Techniken) verwiesen. Zur schnellen Orientierung siehe nachfolgende Therapie-Abbildungen (▶ Abb. 14.17, ▶ Abb. 14.18).

Myofasziale Technik LWS

Indikation Funktionsstörungen der LWS und des Sakrums, Spannungen und Schmerzen im Wirbelsäulen- und Rippenbereich, viszerale Probleme.

Lagerung Patient in Bauchlage. Die Füße ragen über das Ende der Liege hinaus, der Kopf ist zur für den Patienten angenehmeren Seite gedreht, die Arme hängen seitlich an der Liege herab.
Kontakt Der Therapeut steht in Schulterhöhe neben der Liege, Blickrichtung zum Becken des Patienten. Die fußnahe (dominante) Hand des Therapeuten liegt über dem Sakrum, die Handwurzel hat Kontakt mit dem lumbosakralen Übergang, die Finger zeigen nach kaudal. Die kopfnahe Hand liegt mittig über dem thorakolumbalen Übergang, die Finger weisen nach kaudal.
Ausführung Beide Hände führen eine Kompression auf die LWS herbei, sie bewegen sich longitudinal auseinander. Alle auftretenden Gewebebewegungen werden palpiert, ausbalanciert und bis zum Release gehalten (▶ Abb. 14.19).

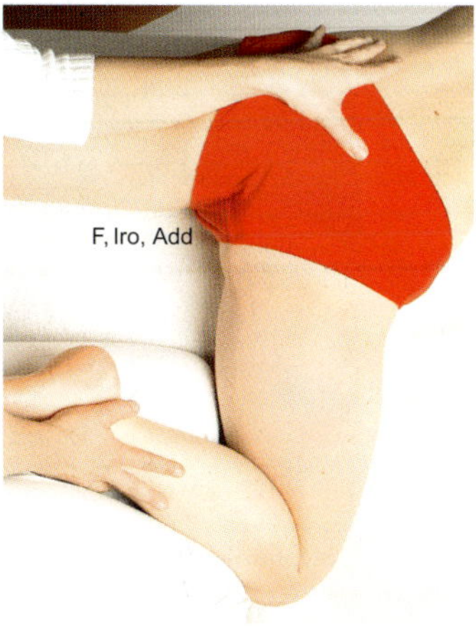

Abb. 14.17 Strain-Counterstrain-Technik PL5 lateral (Lower Pole) in Bauchlage

14

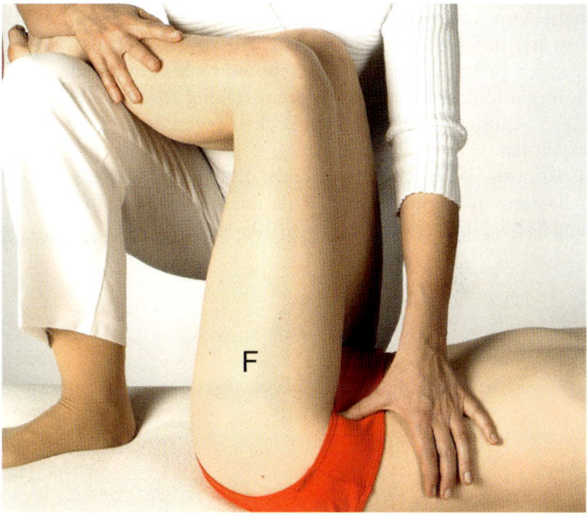

Abb. 14.18 Strain-Counterstrain-Technik AL1–5 in Rückenlage

Muskel-Energie-Technik LWS

Indikation Segmentale Funktionsstörung der LWS in Typ-1-Mechanik nach Fryette.
Beispiel L4/L5 in NSR_{re}.
Lagerung Der Patient liegt in rechter Seitenlage auf der Seite der Dysfunktion. Das linke Bein hängt von der Liege herab. Der Therapeut steht in Beckenhöhe vor dem Patienten.

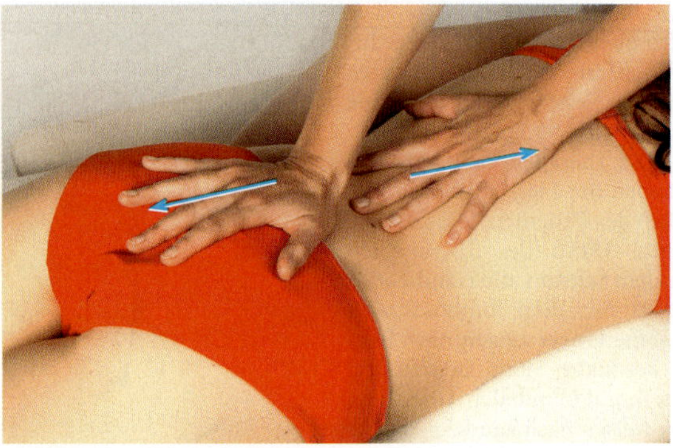

Abb. 14.19 Myofasziale Technik LWS

Kontakt Die fußnahe Hand palpiert L5, der fußnahe Unterarm liegt über dem linken Becken. Die kopfnahe Hand hat Kontakt mit dem linken Oberarm des Patienten, der Unterarm liegt auf dem Thorax.

Ausführung Der fußnahe Arm hält L5 über dem Becken in Rotation nach rechts. Der kopfnahe Arm rotiert den Oberkörper des Patienten nach links, bringt damit L4 von oben her in Rotation nach links bis zur restriktiven Barriere. Mittels des herabhängenden linken Beins wird Seitneigung rechts eingestellt. Der Therapeut drückt Schulter und Becken in dieser Voreinstellung auseinander. Der Patient soll mit der linken Schulter und dem linken Becken gegen den Widerstand des Therapeuten anspannen.

Muskelanspannung 3–6 Sek. halten. In der Entspannungsphase wird eine neue restriktive Barriere im Segment durch Rotation von L4 nach links eingestellt. Diesen Vorgang 3- bis 5-mal wiederholen (▶ Abb. 14.20).

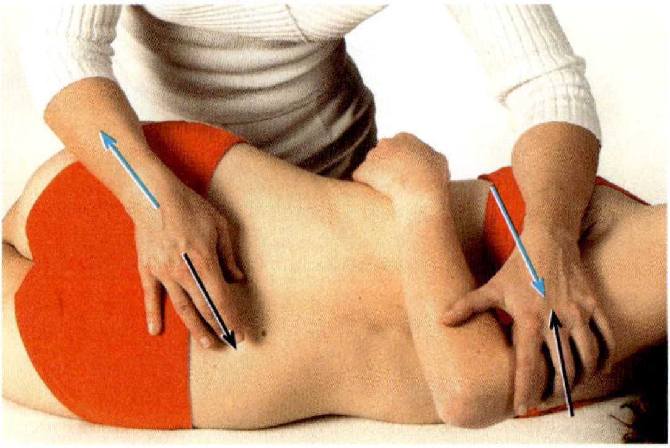

Abb. 14.20 Muskel-Energie-Technik L4/L5 in NSR_{re}

Tipps & Fallstricke
Bei einer Funktionsstörung in Typ-2-Mechanik bleiben beide Beine auf der Liege liegen. Der Therapeut drückt Schulter und Becken zueinander, der Patient soll gegenspannen.

Ligamentous-Articular-Strain-Technik LWS

Indikation Funktionsstörungen der LWS und des Sakrums, Spannungen und Schmerzen im Wirbelsäulen- und Rippenbereich, viszerale Probleme.

Lagerung Patient in Rückenlage. Der Therapeut sitzt auf Beckenhöhe neben der Behandlungsliege.

Kontakt Die dominante Hand liegt direkt unter dem Sakrum. Die andere Hand liegt mit Thenar und Fingerkuppen paravertebral am entsprechenden Wirbel.

Ausführung Das Sakrum wird dreidimensional in seine freie Beweglichkeit eingestellt. Die andere Hand hält den Wirbel gleichzeitig nach anterior und superior in Richtung der Augen des Patienten, bis Entspannung in beiden Bereichen eintritt. Sind mehrere Wirbel in Dysfunktion, beginnt man mit der Behandlung des kaudalsten Wirbels (▸ Abb. 14.21).

Tipps & Fallstricke
Funktionsstörungen des viszeralen Systems können Dysfunktionen der LWS bedingen oder unterhalten und umgekehrt, z. B.:
- Die Radix mesenterii des Dünndarms zieht über L2/L3 und kann für Irritationen sorgen.
- Restriktionen der unteren BWS/oberen LWS können von Nierenfunktionsstörungen stammen.
- Bewegungseinschränkungen von LWK 1 können z. B. Folge von Hiatushernien, Zwerchfell-, Duodenum-, Nierenproblemen sein. Harninkontinenz wirkt sich auf die Funktion der oberen LWS aus.

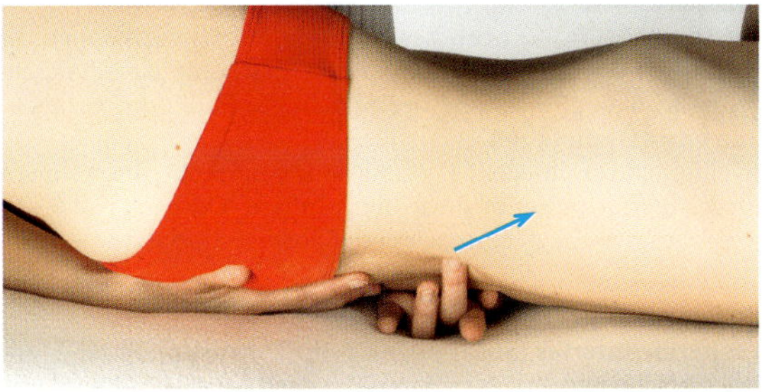

Abb. 14.21 LAS-Technik LWS

14.2.4 Becken, speziell ISG und SIG

Am Becken finden sich acht Gelenke: zwei koxofemorale Gelenke, zwei lumbosakrale Gelenke, die Symphysis pubica, ein sakrokokzygeales Gelenk, zwei Iliosakral- bzw. Sakroiliakalgelenke. Beim SIG bzw. ISG handelt es sich um *ein* Gelenk, das aus unterschiedlichen Perspektiven betrachtet werden kann:

- Die Bezeichnung *Iliosakralgelenk* (ISG) wird verwendet, wenn die Bewegung des Iliums in Bezug zum Sakrum beschrieben wird.
- Die Bezeichnung *Sakroiliakalgelenk* (SIG) wird verwendet, wenn die Bewegung des Sakrums in Bezug zum Ilium beschrieben wird.

In allen acht Gelenken können Dysfunktionen vorliegen. Sie treten selten isoliert auf. In der Praxis finden sich Kombinationen von Dysfunktionen aller angeführten Gelenke. Im Folgenden werden nur Befundung und Therapie des iliosakralen (ISG) und des sakroiliakalen Gelenks (SIG) beschrieben.

Tipps & Fallstricke

- Vor der Behandlung des Beckens sollten lumbale Dysfunktionen diagnostiziert und behandelt werden.
- Nach der Behandlung des Beckens sollte die kraniozervikale Region kontrolliert und ggf. behandelt werden, um Ausgleichskompensationen des Körpers nach kranial vorzubeugen.

14

Osteopathische Befunderhebung ISG

Grundlage der Befunderhebung am ISG sind die allgemeinen Tests der Manuellen Medizin (Vorlauftest im Stehen und Sitzen, Spine-Test, Federungstests, Untersuchung des aktiven Bewegungsumfangs, Beinlängentests). Sie werden an dieser Stelle deshalb nicht näher besprochen. Geachtet wird entsprechend den diagnostischen TART-Kriterien (▶ 14.1.2, Diagnostische Kriterien) auf Asymmetrien, veränderten Bewegungsumfang und Gewebeveränderungen.

Tipps & Fallstricke

Asymmetrien allein sind noch kein Hinweis auf Dysfunktionen. Entscheidend ist, ob die Asymmetrie funktionell ist. Erst wenn eine deutliche Bewegungseinschränkung, d. h. eine beeinträchtigte Funktion, vorliegt, spricht man von einer Dysfunktion.

Am ISG können verschiedene Dysfunktionen auftreten: Ilium superior/inferior, Ilium anterior/posterior sowie Ilium-Inflare/-Outflare. Auf welcher Seite die Dysfunktion vorliegt, entscheidet der positive Vorlauftest.

Dysfunktionen am ISG

- **Ilium superior/inferior (Shear oder Upslip/Downslip):** Shear-Dysfunktionen sind Verschiebungen einer Iliumseite nach superior oder inferior, die nur auftreten, wenn die ISG atypisch ausgebildet sind und dadurch eine Verschiebung möglich wird, oder durch ein Trauma (z. B. durch Sturz direkt auf das Gesäß mit Kranialverschiebung des Tuber ischiadicum). Die Diagnose lässt sich schnell stellen: Beim Ilium superior kommen SIAS, SIPS und Tuber ischiadicum nach superior, das Lig. sacrotuberale ist entspannt und das Bein verkürzt. Beim Ilium inferior kommen diese Referenzpunkte nach inferior. Während ein Ilium superior vorrangig vor allen anderen ISG-Dysfunktionen therapiert werden sollte, kann sich ein Ilium inferior aufgrund der Schwerkraft des Körpers selbst korrigieren.

- **Ilium anterior/posterior:** Beim Gehen rotiert jedes Ilium physiologisch abwechselnd nach anterior und posterior. Bei Drehung des Iliums nach anterior rotiert es in Relation zum Sakrum nach vorn. Dabei gehen die SIAS nach inferior, SIPS und Tuber ischiadicum nach superior. Bei Drehung des Iliums nach posterior rotiert es in Relation zum Sakrum nach hinten. Dabei gehen die SIAS nach superior, SIPS und Tuber ischiadicum nach inferior. Rotationsdysfunktionen des ISG sind sehr häufig. Meist haben sie kompensatorischen Charakter. Vor ihrer Behandlung sollten SIG-Dysfunktionen ausgeschlossen oder behandelt werden.
- **Ilium-Inflare/-Outflare:** Bei Flare-Dysfunktionen handelt es sich um „Ein- oder Ausschwingdysfunktionen", die durch atypisch ausgebildete Gelenkflächen des ISG möglich werden können, aber primär eher selten sind. Bei Rotationsdysfunktionen des Iliums nach anterior/posterior entsteht ebenfalls ein geringes Maß an Ein- bzw. Ausschwingbewegung, weshalb Rotationsdysfunktionen stets vorher ausgeschlossen oder behandelt werden sollten. Beim Ilium-Inflare rotiert das Ilium nach innen und nimmt die SIAS mit nach medial, die SIPS kommt nach lateral. Bei der Testung liefert der Abstand zwischen Nabel und SIAS im Seitenvergleich wichtige Orientierungspunkte. Bei einem Ilium-Outflare rotiert das Ilium nach außen, der Abstand zwischen Nabel und SIAS vergrößert sich, die SIPS verlagert sich nach medial.

Zu einer Übersicht über die verschiedenen ISG-Dysfunktionen und ihre Befunde ▶ Tab. 14.1.

14

Tab. 14.1 Übersicht über die Diagnostik der ISG-Dysfunktionen rechts

Tests	Diagnose					
	Ilium sup. re.	Ilium inf. re.	Ilium ant. re.	Ilium post. re.	Ilium-Inflare re.	Ilium-Outflare re.
Vorlauf im Stehen +	re.	re.	re.	re.	re.	re.
Pos. SIAS	kranial re.	kaudal re.	kaudal re.	kranial re.	medialer re.	lateraler re.
Pos. SIPS	kranial re.	kaudal re.	kranial re.	kaudal re.	lateraler re.	medialer re.
Pos. Tuber ischiadicum	kranial re.	kaudal rechts				
Lig. sacrotuberale	locker re.	angespannt re.				
Pos. Sulcus sacralis			dorsal re.	ventral re.	weit re.	schmal re.
Beinlänge	verkürzt re.	verlängert re.	verlängert re.	verkürzt re.		

ant. = anterior; inf. = inferior; Pos. = Position; post. = posterior; re. = rechts; sup. = superior

Tipps & Fallstricke

Kurzschema zur Diagnostik von ISG-Dysfunktionen:

- 1. Schritt: Vorlauftest im Stehen
- 2. Schritt: Position SIAS, SIPS, Tuber ischiadicum, Sakralsulcus
- 3. Schritt: Test Lig. sacrotuberale
- 4. Schritt: Test Beinlänge

Merksätze und Definitionen

Tenderpunkte für Strain-Counterstrain-Technik am Becken (▶ Abb. 14.1, ▶ Abb. 14.2)

Im Bereich des Beckens findet sich eine Fülle von Tenderpunkten; hier wird nur eine kleine Auswahl aufgeführt. Sie sollten bei allen Dysfunktionen des ISG/SIG überprüft werden. Die Zuordnung *einzelner* Punkte zu speziellen Dysfunktionen ist nicht sinnvoll und wird deshalb hier nicht beschrieben.

- Tenderpunkt **Psoas/Iliacus:** auf halbem Weg auf einer gedachten Linie zwischen SIAS und Mittellinie, ca. 2–3 cm oberhalb (Psoas) oder unterhalb (Iliacus) der SIAS
- Tenderpunkt **HISI** (High llium Sacroiliac): lateral der SIPS, etwa 4 cm lateral der SIPS nach medial palpieren
- Tenderpunkt **PIR** (Piriformis): auf halbem Weg zwischen SIPS und Trochanter major
- Tenderpunkt **HIFO** (High llium Flare Out): lateral des Os coccygis

Strain-Counterstrain-Technik für den Beckenbereich

Zur Ausführung der Strain-Counterstrain-Technik wird auf die Grundprinzipien der Positionierung verwiesen (▶ 14.1.4, Techniken). Zur schnellen Orientierung verweisen wir auf die nachfolgenden Therapie-Abbildungen (▶ Abb. 14.22, ▶ Abb. 14.23, ▶ Abb. 14.24).

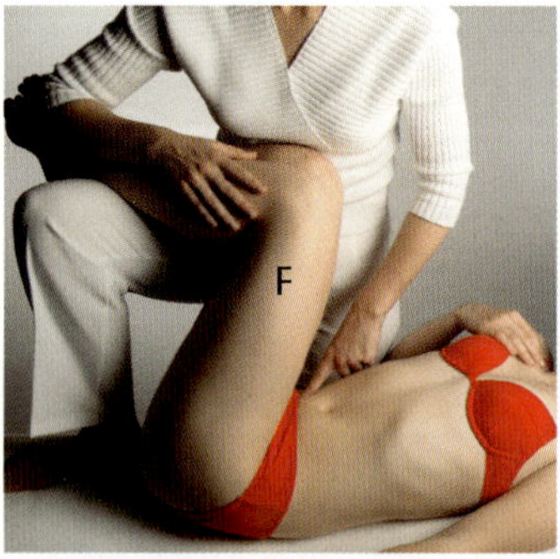

Abb. 14.22 Strain-Counterstrain-Technik Psoas rechts

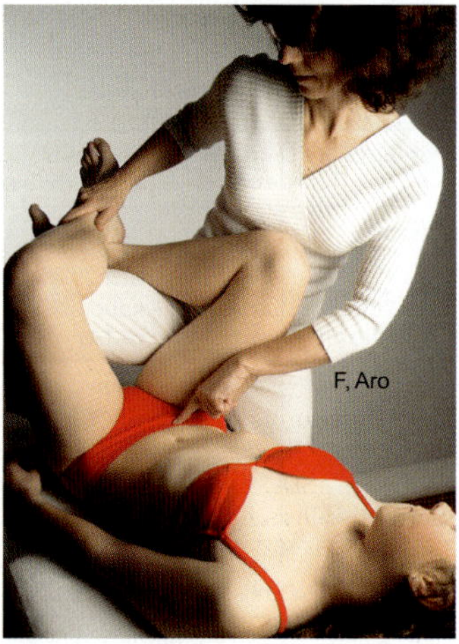

Abb. 14.23 Strain-Counterstrain-Technik Iliacus rechts

Myofasziale Technik ISG

Indikation Alle Dysfunktionen des ISG, viszerale Funktionsstörungen.

Lagerung Patient in Rückenlage. Der Therapeut steht im Ausfallschritt neben der Behandlungsliege.

Kontakt Die Hohlhand liegt mit leichtem Kontakt über der SIAS.

Ausführung Beide Hände suchen im Gewebe von oberflächlichen bis hin zu tiefen Gewebsschichten jeweils dreidimensional die freie Bewegung auf. Damit wird die indirekte Behandlungsrichtung eingestellt und in jeder Gewebsschicht bis zum Release gehalten (▸ Abb. 14.25).

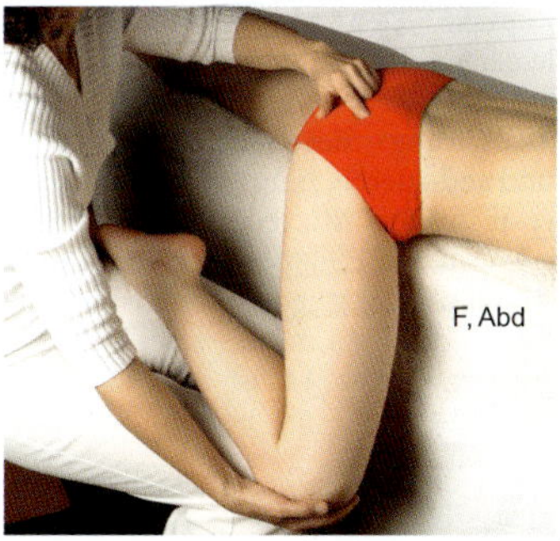

Abb. 14.24 Strain-Counterstrain-Technik PIR rechts

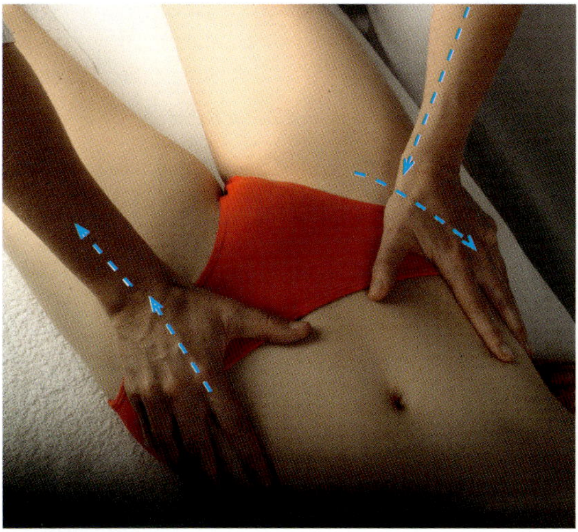

Abb. 14.25 Myofasziale Technik ISG

Muskel-Energie-Technik

Ilium superior in Rücken- oder Bauchlage

Indikation Ilium steht superior, Bewegungseinschränkung nach inferior.

Palpation SIAS, SIPS, Tuber ischiadicum und Ramus pubis rechts superior, Lig. sacrotuberale rechts entspannt, rechtes Bein kürzer.

Tests Vorlaufphänomen im Stehen rechts positiv.

Lagerung Patient in Rücken- oder Bauchlage. Beide Füße hängen über die Behandlungsliege hinaus. Therapeut steht im Ausfallschritt am Fußende mit Blickrichtung zum Kopf des Patienten.

Kontakt Der rechte Knöchel wird mit beiden Händen umfasst, sodass die Malleolen des Patienten in der Hohlhand des Therapeuten liegen. Das linke Bein wird gegen den Oberschenkel des Therapeuten gestützt.
Ausführung Bei gestrecktem Kniegelenk das rechte Bein leicht innenrotieren und abduzieren. Eine axiale Traktion des rechten Beins bis zur restriktiven Barriere ausführen. Mit jeder Ausatmung des Patienten die axiale Traktion des Beins erhöhen, bei Einatmung halten. Diesen Vorgang 3- bis 5-mal wiederholen. Nach Abschluss der Wiederholungen wird der Patient gebeten zu husten und währenddessen das Bein mittels eines zusätzlichen Impulses in Längsachse nach inferior gezogen (▶ Abb. 14.26).

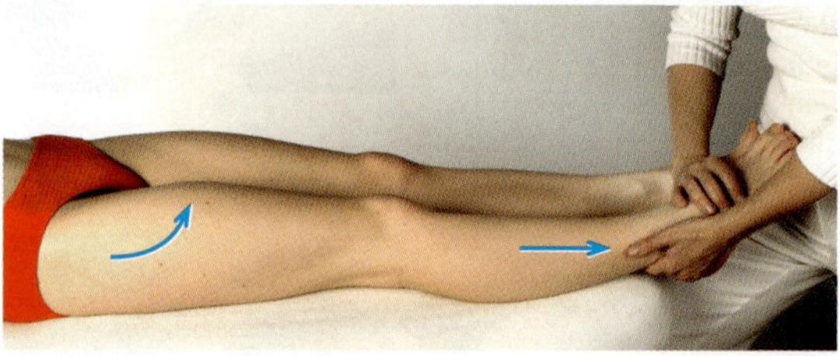

Abb. 14.26 Muskel-Energie-Technik Ilium superior rechts

Diese Technik kann sowohl in Rücken- als auch in Bauchlage ausgeführt werden. Ist ein Ilium superior mit einem Ilium anterior kombiniert, wird die Technik in Rückenlage ausgeführt, das Bein wird zusätzlich leicht in der Hüfte flektiert. Ist ein Ilium superior mit einem Ilium posterior kombiniert, werden die Technik in Bauchlage ausgeführt und das Bein zusätzlich leicht in der Hüfte extendiert.

Tipps & Fallstricke
Die Palpation des *Lig. sacrotuberale* ist ein wichtiges differenzialdiagnostisches Zeichen: Ein kürzeres Bein mit einem entspannten Ligament weist auf ein Ilium superior hin. Ein kürzeres Bein mit einem angespannten Ligament weist auf eine Dysfunktion des M. quadratus lumborum hin, der die Crista iliaca nach superior zieht und das Bein dadurch verkürzt.

Ilium anterior in Seitenlage

Indikation Ilium nach anterior rotiert, Bewegungseinschränkung nach posterior.
Palpation SIAS rechts inferior, SIPS rechts superior, Tuber ischiadicum superior, rechter Sakralsulcus dorsal, rechtes Bein länger.
Tests Vorlaufphänomen im Stehen rechts positiv.
Lagerung Patient in linker Seitenlage. Der Therapeut steht vor ihm auf Beckenhöhe.
Kontakt Die kopfnahe Hand palpiert das rechte ISG. Die fußnahe Hand hält Kontakt mit dem Knie und beugt das rechte Bein in Hüft- und Kniegelenk. Der Fuß wird an der Hüfte des Therapeuten abgestützt.
Ausführung Das rechte Bein wird so weit in Flexion und damit das Ilium in posteriore Rotation gebracht, bis die restriktive Barriere am rechten ISG erreicht ist.

Der Patient soll das rechte Bein gegen den Widerstand des Therapeuten strecken. Muskelanspannung 3–6 Sek. halten. In der Entspannungsphase wird eine neue restriktive Barriere durch Flexion (= Rotation nach posterior) eingestellt. Diesen Vorgang 3- bis 5-mal wiederholen (▶ Abb. 14.27).

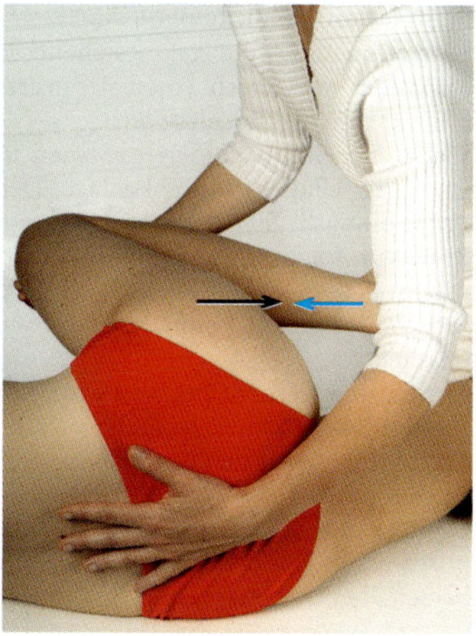

Abb. 14.27 Muskel-Energie-Technik Ilium anterior rechts

Ilium posterior in Seitenlage

Indikation Ilium nach posterior rotiert, Bewegungseinschränkung nach anterior.

Palpation SIAS rechts superior, SIPS rechts inferior, rechter Sakralsulcus ventral, rechtes Bein kürzer.

Tests Vorlaufphänomen im Stehen rechts positiv.

Lagerung Patient in linker Seitenlage. Der Therapeut steht hinter ihm auf Beckenhöhe.

Kontakt Die fußnahe Hand umgreift das rechte Bein unterhalb des Kniegelenks. Der Daumenballen der kopfnahen Hand liegt auf der rechten SIPS.

Ausführung Das rechte Bein wird so weit in Extension und damit das Ilium in anteriore Rotation gebracht, bis die restriktive Barriere an der rechten SIPS erreicht ist. Der Patient soll das rechte Bein gegen den Widerstand des Therapeuten beugen. Muskelanspannung 3–6 Sek. halten. In der Entspannungsphase wird eine neue restriktive Barriere durch Extension (= Rotation nach anterior) eingestellt. Diesen Vorgang 3- bis 5-mal wiederholen (▶ Abb. 14.28).

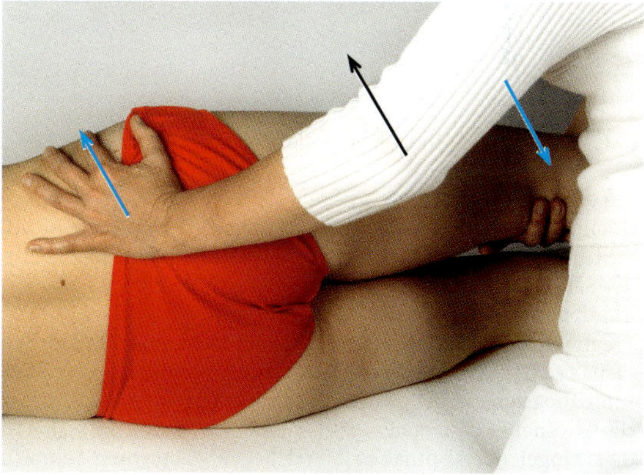

Abb. 14.28 Muskel-Energie-Technik Ilium posterior rechts

Ilium-Inflare in Rückenlage

Indikation Ilium in Inflare stehend, Bewegungseinschränkung in Outflare.

Palpation SIAS rechts medialer gegenüber links, SIPS rechts lateraler gegenüber links, rechter Sakralsulcus weit.

Tests Vorlaufphänomen im Stehen rechts positiv.

Lagerung Patient in Rückenlage. Der Therapeut steht an der rechten Seite der Behandlungsliege mit Blickrichtung zum Becken des Patienten.

Kontakt Die fußnahe Hand legt den rechten Knöchel auf den linken Oberschenkel des Patienten. Der Ellenbogen des fußnahen Arms liegt auf der Innenseite des rechten Knies. Die kopfnahe Hand stabilisiert das Becken durch Kontakt an der linken SIAS.

Ausführung Das rechte Bein wird mit der fußnahen Hand in Abduktion, Außenrotation und Flexion gebracht bis zur restriktiven Barriere. Der Patient soll das rechte Bein gegen den Widerstand des Therapeuten nach innen rotieren. Muskelanspannung 3–6 Sek. halten. In der Entspannungsphase wird eine neue restriktive Barriere durch Außenrotation eingestellt. Diesen Vorgang 3- bis 5-mal wiederholen. Beim Zurücklegen des Beins die erreichte Abduktion und Außenrotation beibehalten (▶ Abb. 14.29).

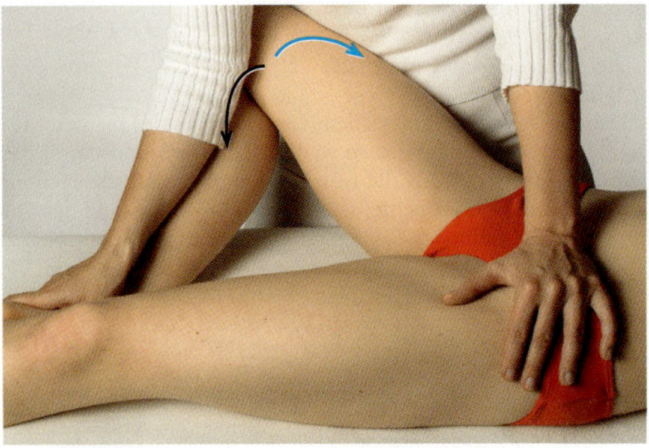

Abb. 14.29 Muskel-Energie-Technik Ilium-Inflare rechts

Ilium-Outflare in Rückenlage

Indikation Ilium in Outflare stehend, Bewegungseinschränkung in Inflare.

Palpation SIAS rechts lateraler gegenüber links, SIPS rechts medialer gegenüber links, rechter Sakralsulcus schmal.

Tests Vorlaufphänomen im Stehen rechts positiv.

Lagerung Patient in Rückenlage. Der Therapeut steht an der linken Seite der Behandlungsliege mit Blickrichtung zum Becken des Patienten. Das rechte Bein wird in Hüft- und Kniegelenk gebeugt und der rechte Fuß lateral des linken Kniegelenks platziert.

Kontakt Die Finger der kopfnahen Hand liegen im rechten Sakralsulcus. Die fußnahe Hand hält das rechte Bein an der Lateralseite des Knies.

Ausführung Die fußnahe Hand bringt das rechte Bein bis zur restriktiven Barriere in Adduktion. Der Patient soll das rechte Bein gegen den Widerstand des Therapeuten nach lateral in Abduktion anspannen. Muskelanspannung 3–6 Sek. halten. In der Entspannungsphase wird eine neue restriktive Barriere durch Adduk-

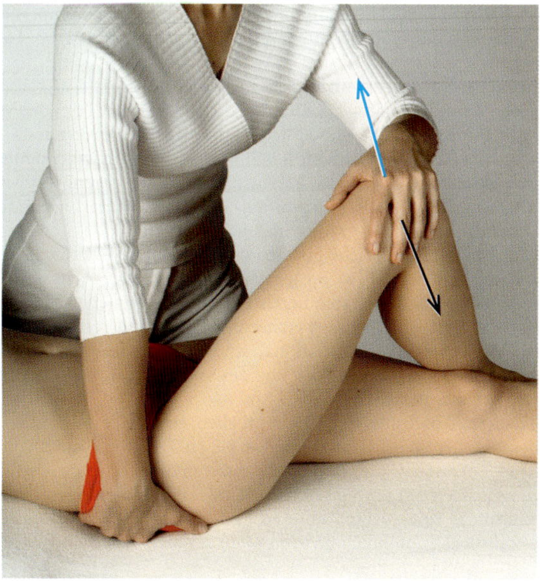

Abb. 14.30 Muskel-Energie-Technik Ilium-Outflare rechts

tion und laterale Traktion durch die kopfnahe Hand im rechten Sakralsulcus eingestellt. Diesen Vorgang 3- bis 5-mal wiederholen. Beim Zurücklegen des Beins die erreichte Adduktion und Innenrotation beibehalten (▶ Abb. 14.30).

Strain-Counterstrain-Technik für den Beckenbereich

Lokalisation der Tenderpunkte ▶ Abb. 14.1, ▶ Abb. 14.2. Palpation und Therapie ▶ 14.2.4, Dysfunktionen am ISG, Kasten „Merksätze und Definitionen".

Ligamentous-Articular-Strain-Technik ISG

Indikation Alle Dysfunktionen des ISG und der Symphyse, viszerale Funktionsstörungen.

Lagerung Patient in Rückenlage. Der Therapeut steht im Ausfallschritt neben der Behandlungsliege.

Kontakt Die Hohlhände umfassen die SIAS.

Ausführung Beide Hände komprimieren die SIAS nach medial und beurteilen, welches Ilium sich besser nach anterior/posterior bewegen lässt. Beide Ilia werden unter Kompression in die Richtung gehalten, in die sie leichter bewegen. Sobald sich die Ilia entspannen, spürt man den kraniosakralen Rhyth-

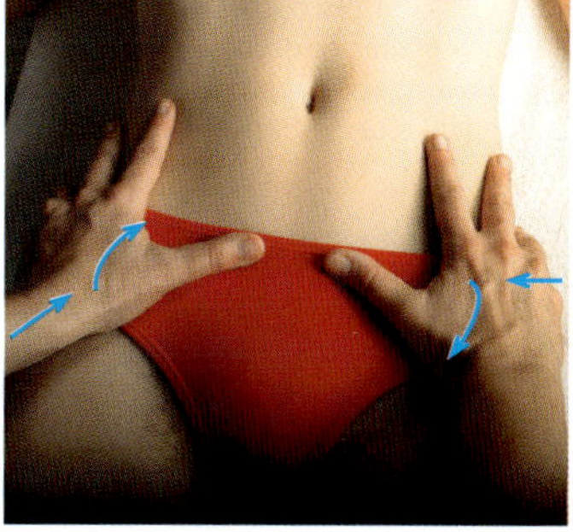

Abb. 14.31 LAS Iliosakralgelenke

mus im Gewebe und lässt behutsam mit der Rotation und der Kompression nach, damit die Ilia in ihre normale Position zurückkehren können (▶ Abb. 14.31).

Osteopathische Befunderhebung SIG

Grundlage der Befunderhebung am SIG sind die allgemeinen Tests der Manuellen Medizin (Vorlauftest im Stehen und Sitzen, Spine-Test, Federungstests, Untersuchung des aktiven Bewegungsumfangs, Beinlängentests). Sie werden hier deshalb nicht näher besprochen. Geachtet wird entsprechend den diagnostischen TART-Kriterien (▶ 14.1.2, Diagnostische Kriterien) auf Asymmetrien, veränderten Bewegungsumfang und Gewebeveränderungen.

Am SIG können zwei wesentliche Formen von Dysfunktionen auftreten: Torsion des Sakrums nach anterior bzw. posterior um eine schräge Achse und ein uni- oder bilateral flektiertes bzw. extendiertes Sakrum. Beim Gehen bewegt sich das Sakrum physiologisch über schräge Achsen in linker und rechter Torsion nach vorn. Wird diese Bewegung dysfunktional, sind die Gangfunktion gestört und die Wiederherstellung der normalen Funktion des Sakrums über seine schrägen Achsen ein wichtiges therapeutisches Ziel.

Im Rahmen dieses Abschnitts ist es nicht möglich, einen Überblick über Diagnostik und Therapie aller SIG-Dysfunktionen zu geben. Hier werden deshalb lediglich die wichtigen Torsionsdysfunktionen des Sakrums beschrieben: Die Torsionen des Sakrums erfolgen um schräge Achsen. Eine linke Achse verläuft vom oberen linken Sakralsulcus zum rechten unteren Ende des SIG, eine rechte Achse vom rechten Sakralsulcus zum linken unteren Ende des SIG.

14

Dysfunktionen

- **Anteriore Torsion des Sakrums (L/L oder R/R):** Dreht sich die rechte Seite der Sakrumbasis um die linke Schrägachse nach anterior, bezeichnet man das als Sakrum in Links/Links (L/L; das erste „Links" steht für die Rotationsrichtung des Sakrums, das zweite „Links" für die Achse). Ein Sakrum in Rechts/Rechts (R/R) entsteht, wenn sich die linke Seite der Sakrumbasis um die rechte Schrägachse nach anterior dreht. Beide werden als anteriore Torsion bezeichnet, weil die Sakrumbasis nach anterior rotiert. Beim Gehen bewegt das Sakrum physiologisch über schräge Achsen in anteriore Torsion, aber nicht in posteriore Torsion.
- **Posteriore Torsion des Sakrums (R/L oder L/R):** Dreht sich die rechte Seite der Sakrumbasis um die linke Schrägachse nach posterior, bezeichnet man das als Sakrum in Rechts/Links (R/L). Ein Sakrum in Links/Rechts (L/R) entsteht, wenn sich die linke Seite der Sakrumbasis um die rechte Schrägachse nach posterior dreht. Beide werden als posteriore Torsion bezeichnet, weil die Sakrumbasis nach posterior rotiert.

Bezüglich einer Übersicht über die Torsionen des Sakrums und ihre Befunde ▶ Tab. 14.2.

Tipps & Fallstricke

Kurzschema für Diagnostik von Sakrumdysfunktionen

- 1. Schritt: Vorlauftest im Sitzen
- 2. Schritt: Palpation Sakralsulcus und ILA
- 3. Schritt: Sphinxtest
- 4. Schritt: Lumbaler Spring-Test

Tab. 14.2 Übersicht über die Diagnostik der Sakrumtorsionen

Test	Diagnose			
	Sakrum L/L	Sakrum R/R	Sakrum R/L	Sakrum L/R
Vorlauf im Sitzen +	re.	li.	re.	li.
Sakralsulcus	ventral re. dorsal li.	ventral li. dorsal re.	ventral li. dorsal re.	ventral re. dorsal li.
ILA	li.: dorsal/ leicht inf.	re.: dorsal/ leicht inf.	re.: dorsal/ leicht inf.	li.: dorsal/ leicht inf.
Sphinxtest	weniger Asymmetrie	weniger Asymmetrie	mehr Asymmetrie	mehr Asymmetrie
Lumbaler Spring-Test	negativ	negativ	positiv	positiv
Lendenlordose	vermehrt	vermehrt	vermindert	vermindert
Beinlänge	verkürzt li.	verkürzt re.	verkürzt re.	verkürzt li.
Stellung L5	NSR_{re}	NSR_{li}	F/E RS_{li}	F/E RS_{re}

ILA = inferolateraler Angulus; inf. = inferior; li. = links; post. = posterior; re. = rechts

Test Sakralsulcus und ILA (inferolateraler Angulus)

Lagerung Patient in Bauchlage auf Behandlungsliege. Der Therapeut steht neben der Liege auf Höhe des Beckens, Blickrichtung nach kranial.

Kontakt

- **Sakralsulcus:** Daumenkuppe oder Zeigefinger werden beidseits auf die SIPS gelegt und von dort nach medial und anterior im Sulcus platziert.
- **Inferolateraler Angulus des Sakrums (ILA):** Die Daumen werden beidseits auf den ILA gelegt, der sich lateral neben dem Hiatus sacralis befindet.

Ausführung Die Tiefe beider Sakralsulci und beider ILA werden miteinander verglichen.

Sphinxtest

Indikation Differenzierung einer anterioren von einer posterioren Torsion und umgekehrt.

Lagerung Patient in Bauchlage auf Liege. Der Therapeut steht daneben, Blickrichtung nach kranial.

Kontakt Kontaktaufnahme beider Daumen mit den ILA und beider Zeigefinger mit dem Sakralsulcus beidseits

Ausführung Der Patient wird gebeten, sich in Sphinxposition zu begeben, d.h., er stützt sich mit beiden Ellenbogen auf die Liege auf. Der Therapeut vergleicht die Tiefe von Sakralsulcus und ILA in Bauchlage mit der in Sphinxposition. Mittels Sphinxposition wird das Sakrum in eine anteriore Nutation gebracht. Steht das Sakrum bereits in anteriorer Torsion, gleichen sich die Asymmetrien an Sulcus und ILA aus. Steht das Sakrum in posteriorer Torsion, werden die Asymmetrien stärker.

Lumbaler Spring-Test (Federungstest)

Indikation Differenzierung einer anterioren von einer posterioren Torsion und umgekehrt.

Lagerung Patient in Bauchlage auf Liege. Der Therapeut steht daneben, Blickrichtung nach kranial.

Kontakt Der Handballen wird direkt über die Dornfortsätze der LWS gelegt, die andere Hand unterstützt den Kontakt.

Ausführung Der Therapeut drückt den Handballen mehrmals mit festen und raschen Bewegungen direkt nach ventral. Ist der Widerstand federnd (d.h. der Spring-Test negativ), ist das ein Zeichen dafür, dass die LWS eine Lordosestellung hat. Bestehen an Sulcus und ILA Befunde, die auf eine Torsion hinweisen, folgt daraus, dass es sich um eine anteriore Torsion handelt. Ist der Widerstand der LWS unnachgiebig (d.h. der Spring-Test positiv), handelt es sich um eine posteriore Torsion.

Tipps & Fallstricke

Behandlungsreihenfolge

Zuerst sollte immer die LWS korrigiert werden. Eine Therapie am Becken beginnt mit der Diagnostik und ggf. Therapie des Pubis, gefolgt von Ilium superior, sakroiliakalen Dysfunktionen und zuletzt der Korrektur der anderen iliosakralen Dysfunktionen.

Myofasziale Technik SIG

Indikation Alle Dysfunktionen des SIG, viszerale Funktionsstörungen.

Lagerung Patient in Rückenlage. Der Therapeut sitzt rechts neben der Behandlungsliege auf Höhe des Beckens, Blickrichtung nach kranial.

Kontakt Fußnahe Hand (bzw. dominante Hand) liegt direkt unter dem Sakrum. Die Fingerspitzen liegen auf Höhe der Basis des Sakrums, das Os coccygis liegt im unteren Bereich der Handfläche. Der Ellenbogen wird auf die Liege abgestützt. Die kopfnahe Hand umgreift mit der Hohlhand und dem Unterarm die SIAS.

Ausführung Beide Hände/Unterarme suchen im Gewebe von oberflächlichen bis hin zu tiefen Gewebsschichten jeweils dreidimensional die freie Bewegung auf. Damit wird die indirekte Behandlungsrichtung eingestellt und in jeder Gewebsschicht bis zum Release gehalten (▶ Abb. 14.32).

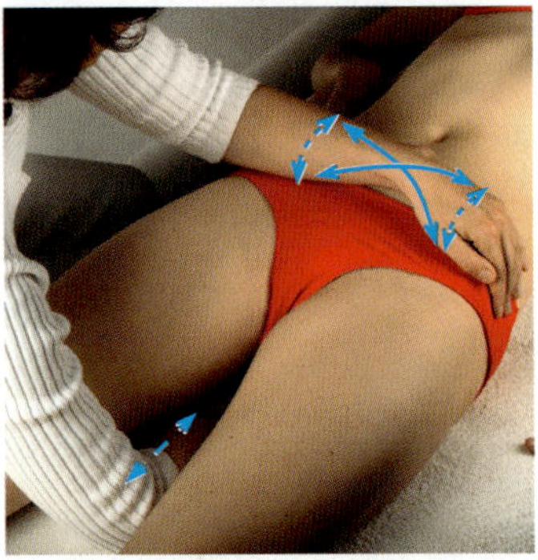

Abb. 14.32 Myofasziale Technik SIG

Muskel-Energie-Technik

Sakrum in L/L, in linker Seitenlage

Dargestellt wird ein Sakrum in L/L (▶ Abb. 14.33). Für ein R/R verhalten sich Palpation, Testung und Therapie genau entgegengesetzt und werden hier nicht näher besprochen.

Indikation Sakrum über eine linke Achse nach links rotiert, rechte Sakrumbasis bewegt stärker nach anterior, linker ILA bewegt weniger nach anterior.
Palpation Rechter Sakralsulcus ventral, linker ILA dorsal und leicht inferior, L5 in NSR_{re}, linkes Bein kürzer, Lendenlordose vermehrt.
Tests Vorlaufphänomen im Sitzen: rechts positiv; Sphinxtest: weniger Asymmetrie; Spring-Test: negativ.
Lagerung Patient in sog. Sims-Position: das Becken in linker Seitenlage, die Hüften und Knie 90° gebeugt, die Schultern mit der anterioren Seite auf der Liege, der Kopf nach rechts gedreht, der rechte Arm hängt von der Liege herunter. Der Therapeut sitzt oder steht am linken Liegenrand, Blickrichtung nach kaudal.
Kontakt Beide Patientenbeine werden von den Beinen des Therapeuten gestützt. Die kopfnahe Hand palpiert den rechten Sakralsulcus und den lumbosakralen Übergang, die fußnahe Hand hat Kontakt an den herabhängenden Füßen des Patienten.
Ausführung Der Therapeut induziert eine Hüftbeugung, bis sie im lumbosakralen Bereich palpiert werden kann. Er führt die Füße des Patienten Richtung Boden, bis sich die rechte Sakrumbasis nach posterior bewegt. Der Patient soll die Füße gegen den Widerstand des Therapeuten in Richtung Decke anspannen. Muskelanspannung 3–6 Sek. halten. In der Entspannungsphase wird eine neue restriktive Barriere durch Druck auf die Füße des Patienten zum Boden eingestellt. Diesen Vorgang 3- bis 5-mal wiederholen.

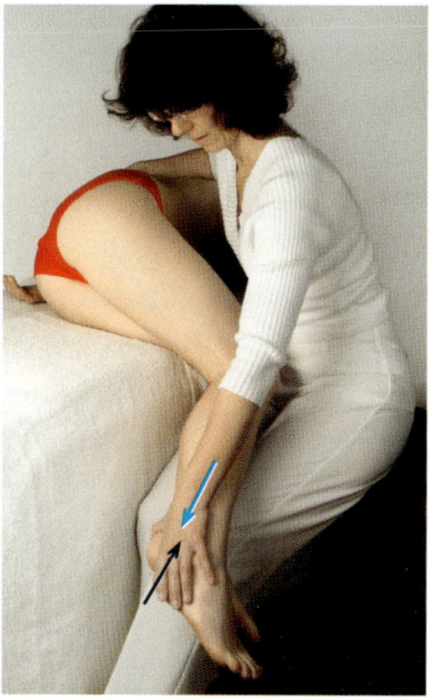

Abb. 14.33 Muskel-Energie-Technik Sakrum in L/L

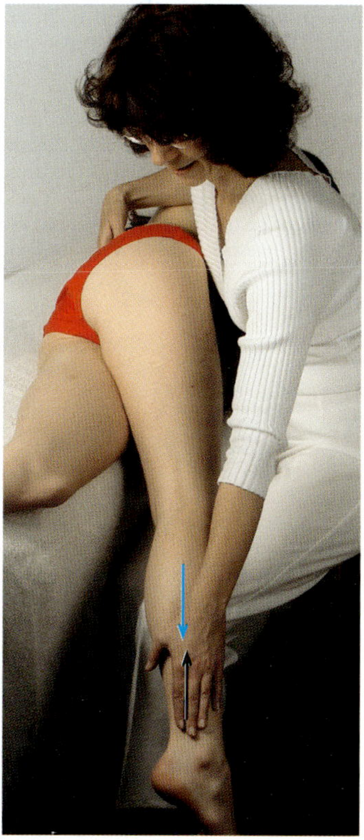

Abb. 14.34 Muskel-Energie-Technik Sakrum in R/L

Sakrum in R/L, in linker Seitenlage

Dargestellt wird ein Sakrum in R/L (▶ Abb. 14.34). Für ein L/R verhalten sich Palpation, Testung und Therapie genau entgegengesetzt und werden hier nicht näher besprochen.

Indikation Sakrum über eine linke Achse nach rechts rotiert, linke Sakrumbasis bewegt stärker nach anterior, rechter ILA bewegt weniger nach anterior.

Palpation Linker Sakralsulcus ventral, rechter Sakralsulcus dorsal, rechter ILA dorsal und leicht inferior, linker ILA ventral, L5 in FRS_{li} oder ERS_{li}, rechtes Bein kürzer, Lendenlordose vermindert.

Tests Vorlaufphänomen im Sitzen: rechts positiv; Sphinxtest: mehr Asymmetrie; Spring-Test: positiv.

Lagerung Patient in linker Seitenlage. Das rechte Bein hängt über dem linken Bein von der Behandlungsliege herab. Der Therapeut steht am linken Liegenrand, Blickrichtung nach kaudal.

Kontakt Die kopfnahe Hand palpiert den rechten Sakralsulcus und den lumbosakralen Übergang. Die fußnahe Hand hat Kontakt am Fuß des herabhängenden rechten Patientenbeins.

Ausführung Der Therapeut induziert mit der fußnahen Hand Druck auf das rechte Bein in Adduktion, bis Bewegung im lumbosakralen Bereich palpiert werden kann. Sein kopfnaher Unterarm ruht auf dem rechten Thorax des Patienten, rotiert ihn bei Ausatmung weiter nach rechts, bis Bewegung im lumbosakralen Bereich ankommt, und stabilisiert ihn dort. Er führt das Bein des Patienten Richtung Boden, bis sich die rechte Sakrumbasis nach anterior bewegt. Der Patient soll das rechte Bein gegen den Widerstand des Therapeuten in Richtung Decke anspannen. Muskelanspannung 3–6 Sek. halten. In der Entspannungsphase wird eine neue restriktive Barriere durch Druck auf das rechte Bein des Patienten zum Boden eingestellt. Diesen Vorgang 3- bis 5-mal wiederholen.

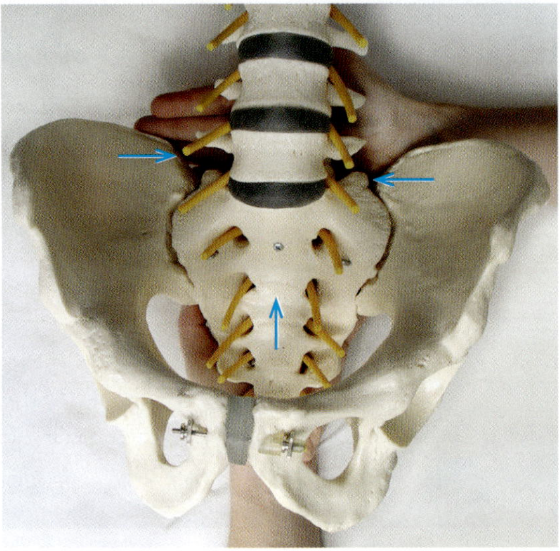

Abb. 14.35 LAS Sakroiliakalgelenke

Ligamentous-Articular-Strain-Technik SIG

Indikation Alle Schmerzen und Dysfunktionen am SIG, Lumbalgie, Schmerzen in Hüften und Beinen, viszerale Funktionsstörungen.

Lagerung Patient in Rückenlage. Der Therapeut sitzt neben der Liege auf Höhe des Beckens, Blickrichtung nach kranial.

Kontakt Die fußnahe (bzw. dominante) Hand liegt direkt unter dem Sakrum. Die Fingerspitzen liegen auf Höhe der Basis des Sakrums, das Os coccygis liegt im unteren Bereich der Handfläche. Der Ellenbogen wird auf der Liege abgestützt. Die kopfnahe Hand liegt posterior quer oberhalb des Sakrums und umgreift beide SIPS.

Ausführung Die kopfnahe Hand komprimiert beide SIPS aufeinander zu. Die fußnahe Hand gibt leichten Druck auf das Sakrum nach anterior, dann nach superior auf die SIPS zu. Beide SIPS und das Sakrum werden am Gleichgewichtspunkt gehalten, bis Entspannung erfolgt und das Sakrum wieder frei bewegt (▶ Abb. 14.35).

Wichtige Zusatzinformationen

Integration in die Praxis

Das Becken ist über die zentrale Faszienkette des Körpers und über muskuläre Kettensysteme mit dem viszeralen und kraniosakralen System verbunden, unterliegt ihren Einflüssen und umgekehrt. Hier einige der **myofaszialen Achsen:**

- Beckenbodendiaphragma, Peritonealfalten, Plica rectouterina und sacrogenitalis
- Prävertebrale Faszie, Lig. latum uteri, Lig. umbilicale medianum, Lig. falciforme hepatis, Lig. coronarium, abdominales Diaphragma
- Perikard, Mediastinum, Pleura, Sternum, Fascia clavipectoralis
- Halsfaszien, Hyoid, Tentorium cerebelli, Schädelbasis

Funktionsstörungen des viszeralen Systems können ISG- und SIG-Dysfunktionen verursachen oder unterhalten, hier nur einige Beispiele:

- Darmprobleme verursachen häufig Fixierungen im Beckenbereich, Blasenbeschwerden SIG- und Steißbeinprobleme.
- Nierenstörungen führen zu Beeinträchtigung der Iliumfunktionen.
- Störungen am gastroösophagealen Übergang und Pankreas können Dysfunktionen des linken ISG bedingen; Bewegungsstörungen im Beckenbereich können den N. genitofemoralis reizen und Knieschmerzen verursachen.

14.3 Viszerale Osteopathie

Wichtig zum Verständnis der Funktionsweise der Organe, der osteopathischen Diagnostik und Therapie sind umfassende Kenntnisse ihrer funktionellen Anatomie (Organaufbau, -lage und topografische Beziehungen, Gefäßversorgung, Innervation, Aufhängungssysteme) und Embryologie (Differenzierung der Organe aus den verschiedenen Keimblättern, Lageveränderungen und Interaktionen der Organe im Zuge der Entwicklung, Entwicklung der Gefäß- und Nervenversorgung).

Das Verständnis der embryologischen Organbewegungen erleichtert es z. B., den viszeralen Rhythmus der Organe nachzuvollziehen. Das viszerale System umfasst die inneren Organe mit ihren Fasziensystemen, Arterien, Venen, Lymphgefäßen und das die Organe versorgende Nervensystem. Innerhalb der viszeralen Osteopathie existiert eine Fülle älterer und neuer Behandlungskonzepte. Drei davon werden hier in einem kurzen Abriss vorgestellt:

- Das Konzept der **Zirkulation** mit Techniken zur Stimulation des arteriellen, venösen, lymphatischen und vegetativen Systems von Organen
- Das Konzept der **Reflexpunkte** zur viszeralen Differenzialdiagnostik und Therapie
- Das Konzept der **Organbewegung** zur Behandlung von Organen

14.3.1 Zirkulatorische Techniken

Osteopathen im Ursprungsland der Osteopathie (USA) wie z. B. Still, Miller, Dalrymple, Zink und Kuchera stellen die Zirkulation in den Mittelpunkt der Behandlung. Über die Therapie zirkulatorischer Strukturen kann man Einfluss auf Struktur und Funktion eines Organs nehmen. Zur venösen und lymphatischen Stimulation der Organe stehen Techniken zur Befreiung der Diaphragmen im Vordergrund. Zusätzlich werden Techniken für die V. portae und die Leber angewandt. Zur arteriellen Stimulation bedient man sich der Behandlung prämortaler Gefäßstämme durch Therapie parietaler Dysfunktionen (▶ 14.2) in assoziierten Wirbelkörpern:

- Truncus coeliacus auf Höhe von Th12/L1 für die Versorgung von Magen, Leber, Gallenblase, Milz, Pankreas und einem Teil des Duodenums
- A. mesenterica superior auf Höhe von L1/L2 für Duodenum, Jejunum, Ileum, Zökum und Kolon bis zu ⅔ des Colon transversum
- A. mesenterica inferior auf Höhe L3/L4 für ⅓ des Colon transversum bis zum oberen Teil des Rektums

Für das vegetative System benutzt man Techniken, die einerseits den Parasympathikus (kraniosakrale Techniken, ▶ 14.4), andererseits den Sympathikus stimulieren (Stimulation prävertebraler Ganglien). Die Plexus projizieren sich auf die Medianlinie der vorderen Bauchwand zwischen Xiphoid und Nabel.

Befunderhebung und Therapie: zirkulatorische Techniken

Unerlässlich für die Diagnostik von Organpathologien ist eine umfangreiche Anamnese, die typische Symptome für die Erkrankung eines Organs offenbart. Für das Konzept der Zirkulation steht zusätzlich der Blut- und Lymphfluss im Blickpunkt des Interesses. Pumpfunktionen hierfür erfüllen die Diaphragmen (z. B. Zwerchfell, Beckenboden, obere Thoraxapertur) und die Skelettmuskulatur. Wirbelsäule und Rippen müssen beweglich sein, damit die Diaphragmen ihre Pumpfunktion für das venöse und lymphatische System erfüllen können und umgekehrt.

Eines der Prinzipien ist es, parietale Dysfunktionen zu diagnostizieren und zu behandeln (▶ 14.2), die einen Einfluss auf die Zirkulation haben. Damit werden Gewebsspannungen reduziert, die die Zirkulation behindern, und die Pumpfunktion der Diaphragmen verbessert. Ein weiteres Prinzip ist die Diagnostik und Therapie der Diaphragmen. Das Zwerchfell erfüllt nicht nur Funktionen im Rahmen der Atmung, sondern auch für das viszerale System. Die rhythmische Ein- und Ausatmungsbewegung des Zwerchfells wird auf die Bauchorgane übertragen (= Mobilität, Motrizität, Motilität) und ist wichtig für die Funktion und Zirkulation im viszeralen Bereich.

Wichtige Zusatzinformationen

Ein kleiner Exkurs in die Embryologie soll verdeutlichen, wie wichtig und vorrangig die Behandlung des Diaphragmas innerhalb der Osteopathie ist, und gleichzeitig, welche gigantischen Relationen das Zwerchfell zu allen Bereichen unseres Organismus unterhält.

Das Diaphragma setzt sich embryonal aus mehreren Komponenten zusammen: dem Septum transversum, den Pleuroperitonealmembranen, dem dorsalen Mesenterium des Ösophagus und Anteilen aus der lateralen Körperwand.

Es entsteht embryologisch aus einer Vorläuferstruktur, dem **Septum transversum,** einer ersten queren Scheidewand im Embryo. Später wird dieses zum Centrum tendineum des Diaphragmas. Das Septum transversum bildet sich ab dem 23. Tag nach der Befruchtung als horizontale Verdickung im Bereich des Pharynx aus dem **Mesoderm.** Anschließend beginnen Leberparenchymzellen (aus dem **Entoderm**) in das mesodermale Septum transversum vorzuwachsen. Dies verdeutlicht die vielfältigen Interaktionen zwischen den Gewebstypen: Einerseits vollzieht das Septum transversum als **mesodermale** Information ein Einsinken nach kaudal. Das resultiert durch die Abfaltung des Embryos und den Deszensus des Herzens (ebenso mesodermaler Herkunft) und korreliert mit der **entodermalen** Leberentwicklung. Durch den allgemeinen Deszensus bestehen Relationen des Septum transversum bis zu den Brustwirbeln 11 und 12. Andererseits nimmt das Diaphragma mit seinen unterschiedlichen Anteilen direkten Einfluss auf den Ausbau der Lunge und der meisten Eingeweide und steht in direkter und vielfältiger Verbindung zur Wirbelsäule und allen peritonealen Aufhängungen des Entoderms.

Die spätere Innervation des Diaphragmas über den N. phrenicus erfolgt aufgrund seiner ursprünglichen Position im Pharynx aus Anteilen der Spinalnerven C3–C5 (**Ektoderm**). Diese frühe Lokalisation weist aber ebenso auf eine Beziehung zum Ganglion nodosum hin, dem Ganglion inferius des **N. vagus!**

Diagnostik und Therapie des Zwerchfells

Lagerung Patient in Rückenlage auf Behandlungsliege. Der Therapeut steht auf Beckenhöhe neben dem Patienten, Blickrichtung nach kranial.

Kontakt Die Daumen werden in Medioklavikularlinie oberhalb des Bauchnabels mit Richtung zu den Rippenbögen auf den Bauch aufgelegt, die Finger zeigen nach lateral.

Ausführung Beide Daumen werden nach dorsal-kranial unter die Rippenbögen geführt. Bei tiefer Ein- und Ausatmung wird das kraniokaudale Bewegungsausmaß des Zwerchfells unter den Daumen palpiert und mit der Gegenseite verglichen.

Bei Ausatmung begleiten die Daumen das Zwerchfell nach kranial, bei Einatmung geben beide Daumen Widerstand gegen Tiefertreten des Zwerchfells nach kaudal. Wiederholung so lange, bis Entspannung eintritt.

Diagnostik und Therapie prävertebraler Ganglien

Lagerung ▶ 14.3.1, Diagnostik und Therapie des Zwerchfells

Kontakt und Ausführung Die Ganglien projizieren sich auf die Medianlinie der vorderen Bauchwand zwischen Xiphoid und Nabel. Die Fingerbeeren werden flä-

chig auf diesen Bereich aufgelegt, sinken langsam in die Tiefe und palpieren Spannungsunterschiede.
Auf den Ganglienbereich, der Spannung führt, wird Druck ausgeübt, bis Entspannung eintritt.

14.3.2 Chapman-Reflexpunkte

Chapman fand in den 1920er-Jahren heraus, dass Organstörungen lymphatische Verquellungszonen an anatomisch definierten Punkten der Faszienschichten hervorrufen. Über diese Punkte sind viszerale Organsysteme diagnostisch und therapeutisch erreichbar. Chapman fand für jedes Organsystem anteriore und posteriore Reflexpunkte. Sie sind mit einem Durchmesser von 2–3 mm sehr klein. Die anterioren Punkte befinden sich in den Interkostalräumen nahe am Sternum, im Schambeinbereich und im Tractus iliotibialis. Die posterioren Punkte gruppieren sich entlang der Wirbelsäule zwischen Dorn- und Querfortsatz der Wirbel. Die Punkte dienen zur Diagnostik und Therapie der inneren Organe. Sie beeinflussen diese auf vegetativem Weg.

Befunderhebung und Therapie Chapman-Reflexpunkte

Die anterioren Punkte sind empfindlicher als posteriore und deshalb eher für Diagnostik und Kontrolle der Behandlung geeignet. Posteriore Punkte eignen sich besonders für die Therapie.
Der Therapeut nimmt mit der Zeige- oder Mittelfingerspitze sanften Kontakt mit dem Reflexpunkt (▶ Abb. 14.36, ▶ Abb. 14.37) auf. Die Reflexpunkte sind meist sehr empfindlich und können deshalb zuverlässig und schnell gefunden werden.

14

Bei deutlicher Schmerzhaftigkeit eines Punkts bleibt der Therapeut auf dem Punkt und behandelt ihn mittels sanfter Rotationen. Die Dauer der Behandlung sollte 10–20 Sek. pro Punkt nicht überschreiten, um nicht zu einer Überstimulation zu führen.

14.3.3 Betrachtung der Organbewegungen

Diagnostik und Therapie der organeigenen Bewegungen gehen auf den französischen Osteopathen J. P. Barral zurück, der sich seit den 1970er-Jahren intensiv mit der Bewegungsphysiologie der Organe befasst. Er geht davon aus, dass ein gesundes Organ über eine uneingeschränkte Mobilität und Motilität (▶ 14.1.2) verfügt und jegliche Einbuße dieser Fähigkeit ein Hinweis auf eine Funktionsstörung des Organs darstellt. Sobald Organbewegungen gestört sind, kann es zu bedeutsamen Veränderungen im Organ selbst sowie in den Nachbarorganen und -strukturen kommen (Gefäße, Nerven, Muskulatur, Wirbelsäulensegmente).

Osteopathische Befunderhebung und Therapie der Organbewegungen

Da die viszerale Mobilität und Motilität von der Motorik beeinflusst werden, muss die viszerale Befundung mit der Untersuchung des parietalen Systems einhergehen (▶ 14.2). Anschließend werden Mobilität und Motilität des entsprechenden Organs palpiert und seine Beziehungen zu den umliegenden Strukturen eingeschätzt.

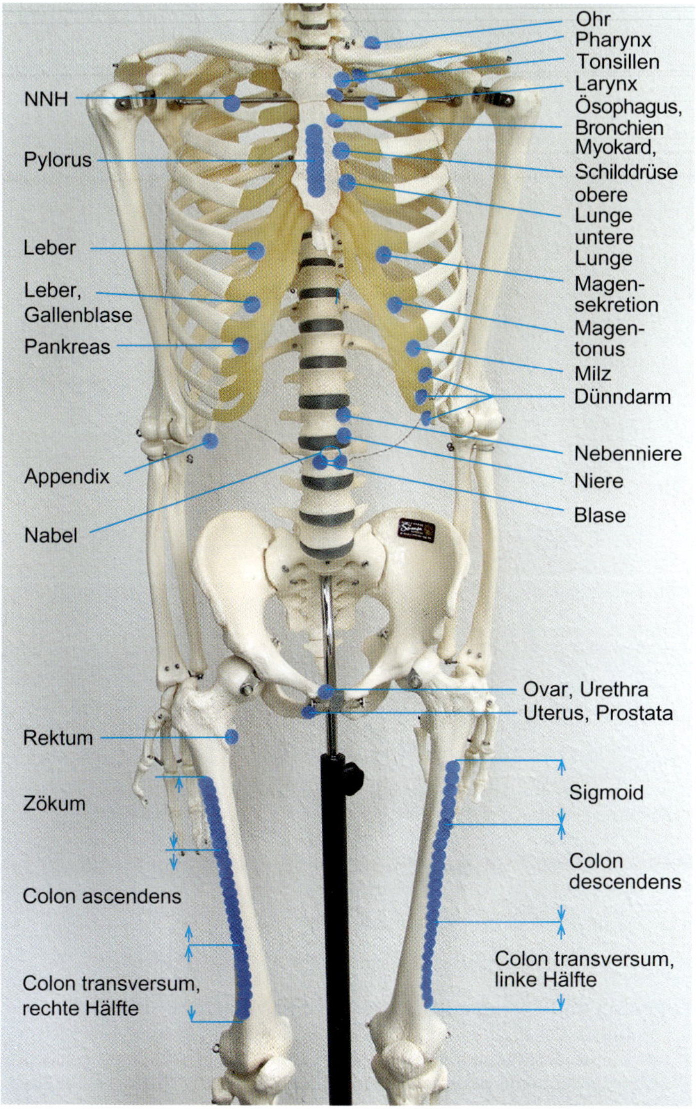

Abb. 14.36 Anteriore Chapman-Reflexpunkte (NNH = Nasennebenhöhlen)

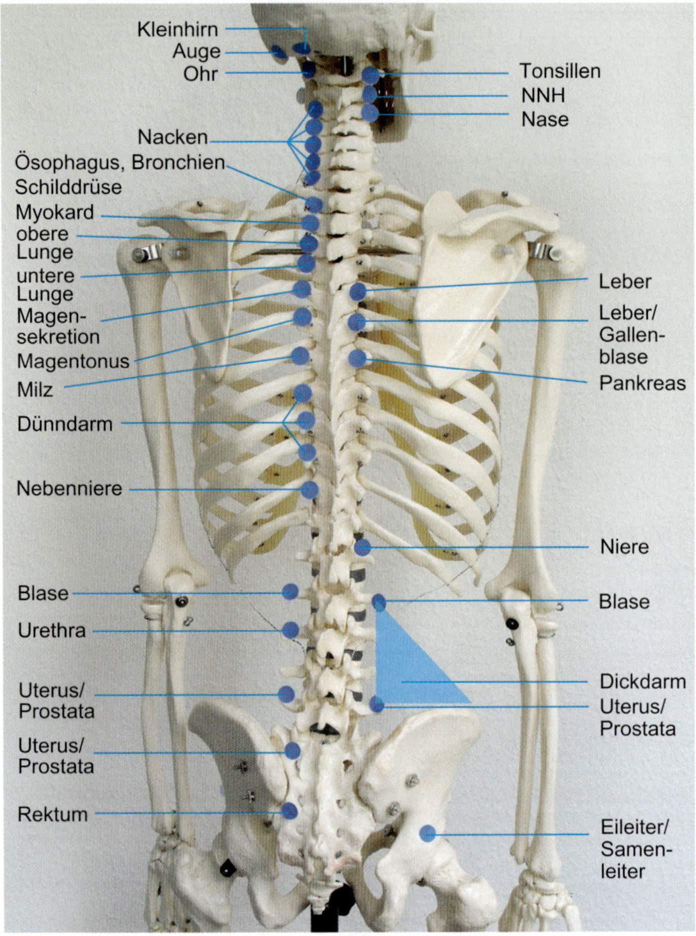

Abb. 14.37 Posteriore Chapman-Reflexpunkte (NNH = Nasennebenhöhlen)

Palpation und Therapie der Mobilität und Motilität (z. B. Leber)

- **Mobilität:** Die Leber folgt passiv den Bewegungen des Zwerchfells im Atemrhythmus. Bei Einatmung wird sie nach kaudal bewegt, dreht entgegen dem Uhrzeigersinn und kommt nach medial. Bei Ausatmung entsteht die entgegengesetzte Bewegung.
- **Motilität:** Im Falle der Leber gleichen sich Mobilitäts- und Motilitätsbewegung. Allerdings unterscheiden sie sich durch ihre Frequenz voneinander. Die Motilitätsbewegung ist mit einer Frequenz von 6–8 Schwingungen pro Minute deutlich langsamer, ist aber durch die Nähe zum Zwerchfell nur durch geübte Hände von der Mobilisationsbewegung zu differenzieren.

Lagerung Patient in Rückenlage auf Liege. Die Beine sind aufgestellt, um die Bauchmuskulatur zu entspannen. Der Therapeut steht neben der Liege auf Höhe des rechten Beckens, Blickrichtung kopfwärts.
Kontakt Die linke Hand liegt posterior flächig unter dem rechten Rippenbogen, die Finger zeigen zum linken Rippenbogen. Die rechte Hand liegt flächig in Höhe der Leber anterior auf dem unteren Bereich des Rippenbogens auf, die Finger weisen nach kranial. Jede Kontaktaufnahme am Bauch sollte sehr vorsichtig erfolgen, um keine Abwehrmechanismen zu provozieren.
Ausführung Für die Palpation der *Mobilität* konzentriert sich der Therapeut bei tiefer Ein- und Ausatmung des Patienten auf Tiefer- und Höhertreten der Leber und vergleicht beide Phasen miteinander. Um die *Motilität* wahrnehmen zu können, muss der Therapeut eine bequeme Haltung innehaben und sich vollkommen von der Atembewegung abkoppeln können. Die Palpation muss absolut passiv erfolgen.
Vor der Anregung der Motilität sollte immer die Verbesserung der Mobilität stehen. Zur Korrektur der Mobilität wird die vorhandene Bewegung der Leber bei tiefer Ein- und Ausatmung unterstützt und mitgegangen, bis eine Entspannung fühlbar wird. Für die Anregung der Motilität wird die Leber bei normaler Atmung durch beide Hände sanft in die Richtung begleitet, die am wenigsten eingeschränkt ist und die größte Amplitude hat. Dies wird so lange gehalten, bis sich die Beweglichkeit bessert (indirekte Behandlung).

Tipps & Fallstricke
Während Diagnostik und Therapie der Mobilität auch im Sitzen durchgeführt werden können, sollte die Motilitätspalpation immer in Rückenlage des Patienten erfolgen.

14.4 Kraniosakrale Osteopathie

Das kraniosakrale System umfasst Schädel, zentrales und peripheres Nervensystem mit Gehirn, Rückenmark und Nerven, Liquor, Meningen und Sakrum sowie ihre Beweglichkeit zueinander. Die kraniosakrale Osteopathie wurde Anfang der 1930er-Jahre von dem amerikanischen Osteopathen William Garner Sutherland entwickelt (1873–1954). Er hatte beobachtet, dass die Gelenkflächen der Schädelnähte sehr unterschiedlich sind. Er forschte nach dem Sinn und studierte dazu jedes kleinste Detail der Schädelknochen und -nähte. Er fand heraus, dass die Gelenkflächen der Schädelknochen Bewegung ermöglichen, durch Membranen im Schädel miteinander verbunden sind und ihre Bewegungen dadurch koordiniert werden. Diese Membranen nannte er „reziproke Spannungsmembranen".
Er entdeckte einen sog. kraniosakralen Rhythmus. Hierbei handelt es sich um einen von Herz- und Atemrhythmus unabhängigen Rhythmus des kraniosakralen Systems mit einer Frequenz von etwa 6–12 Schwingungen pro Minute. Wegen der Ähnlichkeiten zum Atmungssystem nannte Sutherland ihn auch „primär respiratorischen Mechanismus". Grundlagen dieses Rhythmus sind nach seiner Ansicht die Eigenbewegung des Gehirns, die rhythmischen Fluktuationen des Liquors, die Beweglichkeit der Hirn- und Rückenmarkshäute, der Schädelknochen und des Sakrums. Jeder der genannten Bestandteile ist nötig, um eine physiologische Funktion einerseits des kraniosakralen Systems, andererseits des gesamten Organismus sicherzustellen.

In diesem Abschnitt kann nur ein kleiner Überblick über den kraniosakralen Bereich der Osteopathie gegeben werden. Er soll die grundlegenden Gedanken und Herangehensweisen vermitteln, kann aber kein Fachbuch ersetzen. Für weitergehende Informationen wird auf spezielle kraniosakrale Literatur verwiesen. Wie generell in der Manuellen Medizin gilt auch in der Osteopathie, speziell im kraniosakralen Bereich: üben, üben, üben …

14.4.1 Osteopathische Befunderhebung

Die Befunderhebung des kraniosakralen Bereichs sollte eine spezielle Anamnese, Inspektion (insbesondere der Schädelform) und Palpation beinhalten. Bei der Palpation am Kranium handelt es sich um eine passive Form der Befunderhebung. Folgende Strukturen werden palpiert:

- **Palpation von Struktur und Position:**
  - Palpation der Umrisse und Formen des Schädels.
  - Palpation der Struktur und Position der Schädelknochen.
  - Wahrnehmung des Muskeltonus, z. B. der Kaumuskulatur.
  - Palpation der Suturen auf Festigkeit, Überlappung, Spannung.
- **Palpation von Bewegung:**
  - Wahrnehmen des kraniosakralen Rhythmus und seiner Charakteristika: Frequenz, Amplitude des Bewegungsausschlags, Symmetrie und Stärke.
  - Palpation und Test der Beweglichkeit der Schädelknochen; passiv durch „Zuhören" und aktiv durch gezielten Impuls in die zu testende Richtung und passives Folgen der induzierten Bewegung.
  - Test der Schädelbasis (Synchondrosis sphenobasilaris).
  - Test des Membransystems (Falx cerebri, Falx cerebelli, Tentorium cerebelli) und des darin enthaltenen venösen Sinussystems.
  - Test der Fluidabewegung: Die Bewegungsrichtung des Liquors kann z. B. durch ein Trauma pathologisch verändert werden und asymmetrische Bewegungen der Schädelknochen und der Schädelbasis nach sich ziehen.

14.4.2 Palpation des kraniosakralen Rhythmus

Der kraniosakrale Rhythmus ist ein unwillkürlicher, von Herz- und Atemrhythmus unabhängiger Rhythmus mit einer Frequenz von 6–12 Bewegungen pro Minute. Der Rhythmus überträgt sich von den Schädelknochen auf das Membran- und Fasziensystem, das Sakrum sowie den ganzen Körper. Er ist recht konstant und unabhängig von körperlicher Belastung oder Ruhe.

Die erste, aktive Phase des kraniosakralen Rhythmus wird als **Flexions- oder inspiratorische Phase** bezeichnet. Hierbei wird der Schädel breiter in lateraler Richtung und schmaler in anteroposteriorer Richtung. Strukturen der Mittellinie gehen in Flexion (Os occipitale, Os sphenoidale, Os ethmoidale, Vomer, Sakrum), Strukturen in der Peripherie (Os temporale, Os frontale, Os maxillare, Os palatinum) in Außenrotation. Die zweite, inaktive Phase wird als **Extensions- oder exspiratorische Phase** bezeichnet. Hierbei wird der Schädel genau gegenläufig verändert: Er wird schmaler in lateraler Richtung und breiter in anteroposteriorer Richtung. Strukturen der Mittellinie gehen in Extension, Strukturen der Peripherie in Innenrotation.

Tipps & Fallstricke

Die Schädelbewegung in Flexion wird vorstellbar, wenn man einen mittig aufgeblasenen Luftballon von vorn und hinten zusammendrückt. Der Ballon kommt mehr nach außen, wird breiter zu beiden Seiten; dort, wo ihn die Hände zusammendrücken, wird er schmaler. Für das Nachvollziehen einer Extensionsbewegung am Schädel drückt man den Ballon von den Seiten zusammen.

Schädelhaltungen

Zur Palpation des kraniosakralen Rhythmus sind verschiedene Schädelhaltungen möglich und nötig. Welcher Griff angewandt wird, hängt vom Patienten ab und wird zusätzlich durch die Fähigkeiten des Therapeuten bestimmt.

Indikation und Lagerung Sie sind für alle Schädelhaltungen gleich: Ziel ist es, die allgemeine Beweglichkeit der Schädelknochen zu beurteilen, die Bewegungsfreiheit der Schädelbasis einzuschätzen, den Anteil jedes Schädelknochens an der Beweglichkeit des Kraniums zu bewerten und Schädelknochen sowie Schädelbasis in einem Gesamtkonzept zu behandeln. Der Patient liegt dafür bequem und entspannt in Rückenlage auf der Behandlungsliege. Der Therapeut sitzt aufrecht am Kopfende, die Füße haben guten Kontakt zum Boden, die Schultern sind entspannt, die Unterarme ruhen auf der Liege, die Hände haben lockeren und entspannten Kontakt am Schädel.

Kontakt Mittels einer der hier genannten Schädelhaltungen nimmt der Therapeut Kontakt mit dem Schädel des Patienten auf.

Zur Palpation des Sakrums wird die flache Hand direkt unter das Sakrum gelegt. Die Finger zeigen kopfwärts, die Sakrumspitze liegt in der Handfläche, der Ellenbogen des Therapeuten stützt sich auf der Liege ab.

- **Schädeldachhaltung (Kalvariaannäherung)** (▶ Abb. 14.38): Beide Kleinfinger liegen seitlich am Okziput, die Ringfinger hinter den Ohren auf dem Mastoid des Schläfenbeins, die Mittelfinger vor den Ohren am Proc. zygomaticus des Schläfenbeins, die Zeigefinger auf Höhe der großen Keilbeinflügel hinter

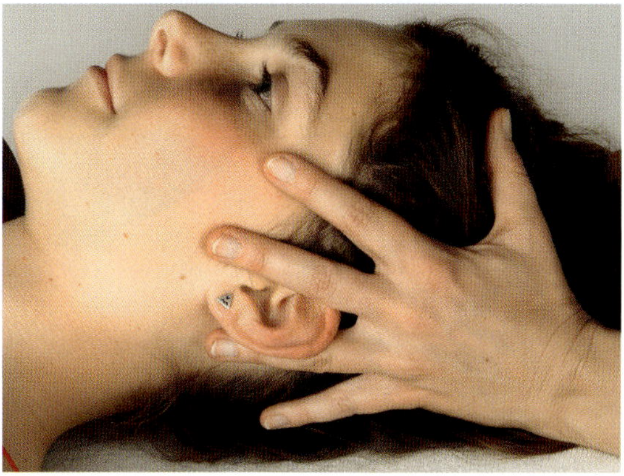

Abb. 14.38 Schädeldachhaltung

dem lateralen Augenwinkel, die Daumen berühren sich als Fixpunkt oberhalb des Schädels, berühren aber den Schädel nicht.

- **Frontookzipitale Annäherung** (▶ Abb. 14.39): Die untere Hand umgreift flächig das Okziput, die Finger zeigen nach kaudal. Die obere Hand liegt auf dem Stirnbein, die Finger weisen nach kaudal.

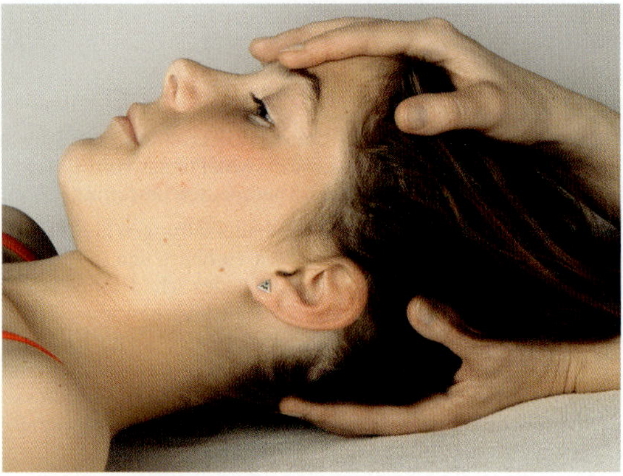

Abb. 14.39 Frontookzipitale Schädelhaltung

- **Okzipitosphenoidale Haltung** (▶ Abb. 14.40): Die Daumen liegen beidseits auf Höhe der großen Keilbeinflügel hinter dem lateralen Augenwinkel, die übrigen Finger liegen hinter den Ohren flächig am Okziput.

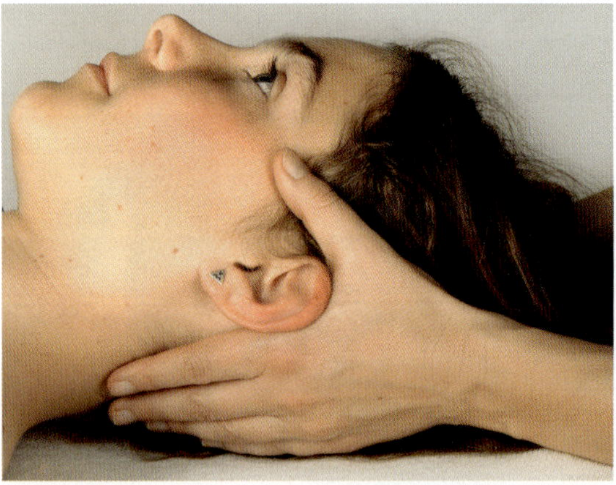

Abb. 14.40 Okzipitosphenoidale Schädelhaltung

Ausführung Mit nur leichtem Druck passt sich der Therapeut an die Schädelumrisse oder das Sakrum an. Er stellt sich auf die jeweiligen Spannungs- und Schwingungsmuster der Gewebe ein und richtet seine Aufmerksamkeit auf Bewegungen der Schädelknochen im Einzelnen und untereinander. Der Therapeut sollte vollkommen unvoreingenommen an jeden Patienten herangehen. Wenn ein kraniosakraler Rhythmus wahrgenommen wird, wird er auf Frequenz, Amplitude, Stärke und Symmetrie kontrolliert.

Palpation von Suturen

Die Schädelnähte haben unterschiedliche Aufgaben und sind deshalb sehr vielfältig geformt. Es gibt sie von einfach glatt bis schuppenartig und kompliziert verzahnt. Die Pfeilnaht (Sutura sagittalis) z. B. ist sägezahnartig ausgebildet. Ihre Form ermöglicht dem Schädel eine große Wachstumspotenz und eine ebenso große Bewegungsmöglichkeit. Bei der Schuppennaht (Sutura squamosa) überlagern sich breite, abgeschrägte Knochenkanten wie eine Schuppe. Sie gestattet gleitende Bewegungen, die Druck und Kompression widerstehen können.

Positionspalpation

Um Suturen beurteilen zu können, muss man ihren Verlauf und ihre Form sehr genau kennen, denn nur so ist man in der Lage, sie zu palpieren und zu visualisieren sowie Abweichungen vom Verlauf wahrzunehmen. Zur Palpation sollten nicht die Fingerspitzen, sondern die flächig aufgelegten Fingerbeeren genutzt werden. Eine Sutur wird mit mehreren sanft aufgelegten Fingerbeeren von ihrem Anfang bis zu ihrem Ende sorgfältig palpiert.

Bewegungspalpation

Palpation zur Wahrnehmung des kraniosakralen Rhythmus im Verlauf der Sutur und Einschätzung der Sutur unter der Bewegung. Es wird getestet, ob sich die Sutur federnd komprimieren lässt. Jede Form von Kompression, Spannung, Auseinanderweichen oder Überlappung ist behandlungsbedürftig.

14

Wichtige Zusatzinformationen

Suturen sind anfällig für Funktionsstörungen sowohl des kraniosakralen als auch – über fasziale Verbindungen – des viszeralen und parietalen Systems:

- So hat z. B. der M. sternocleidomastoideus Einfluss auf die Sutura occipidomastoidea, da er über die Sutur hinwegzieht. Jegliche Spannungszunahme kann somit Einfluss auf die Dynamik dieser Sutur haben. Eine Kompression der Naht führt zu einer entgegengesetzten Bewegung des Schläfenbeins zum Okziput. Zwischen beiden Schädelknochen verläuft das Foramen jugulare, das neben dem Sinus petrosus inferior und dem Sinus sigmoideus auch die Hirnnerven IX, X und XI enthält, die durch Spannungszunahme beeinträchtigt werden und wiederum zu Verkettungen führen können.
- Auch das Kiefergelenk kann bei Okklusionsproblematiken oder nach zahnchirurgischen Eingriffen über seine muskulären Verbindungen vom Oberkiefer zur Schädelbasis und vom Unterkiefer zum Schläfenbein Suturen komprimieren und ihre Dynamik beeinflussen.

Die Behandlung des kraniosakralen Systems kann am Schädel und am Sakrum erfolgen. Zur Behandlung kranialer Strukturen gibt es bestimmte Prinzipien. So werden z. B. bei allen Erwachsenen und Kindern ab dem 6. Lebensjahr nur indirekte Techniken angewandt. Bei Kindern unter 6 Jahren sind sie kontraindiziert, weil diese Techniken tief bis ins Membransystem wirken und auf eine noch nicht abgeschlossene Schädelentwicklung treffen würden. Hier wendet man direkte Techniken an (▶ 14.1.2, Direkte/indirekte Techniken). Auch Kombinationen beider Techniken sind möglich und werden als Kompression/Dekompression an stark blockierten Gelenken, z. B. der Schädelbasis, sowie an Suturen und Membranen eingesetzt.

Lösen von Suturen

Das präzise Lösen von Suturen erfordert genaue anatomische Kenntnisse der Richtung der Gelenkflächen und der Art der Suturen. Nur so können Richtung und Stärke der Kraft exakt dosiert und die Schädelnaht erfolgreich befreit werden. Das Lösen von Suturen durch Auseinanderziehen nennt man *Disengagement.* Die Gelenkflächen werden mittels einer direkten Technik befreit, indem sie in die entgegengesetzte Richtung auseinandergezogen werden.

Lösen der Sutura sagittalis

Lagerung Der Patient liegt bequem und entspannt in Rückenlage auf der Behandlungsliege. Der Therapeut sitzt aufrecht am Kopfende.

Kontakt Beide Daumen liegen entweder parallel oder gekreuzt jeweils links und rechts neben der Sutur. Begonnen wird an einem Ende der Sutur.

Ausführung Die Daumen werden leicht auseinandergezogen und gehalten, bis Entspannung an der Naht eintritt. Anschließend setzen die Daumen im weiteren Nahtverlauf neu an.

14

> **Tipps & Fallstricke**
> Sollte sich trotz guten Kontakts keine Entspannung einstellen, bringt man mit den Daumen eine Kompression auf die Naht und geht erst danach in die entgegengesetzte Richtung. (Wie eine Schublade, die klemmt: Bevor man sie herauszieht, schiebt man sie erst ganz leicht zurück.)

Kondyläre Dekompression

Indikation Befreiung des Atlantookzipitalgelenks, Entspannung kurzer Nackenmuskeln, Verbesserung des venösen Abflusses durch Lösen von Spannung im Bereich des Foramen jugulare.

Kontakt Alle Fingerkuppen außer dem Daumen liegen subokzipital nebeneinander.

Ausführung Durch Flexion der distalen Interphalangealgelenke werden das Okziput gehalten und eine leichte Traktion nach kranial ausgeübt, bis fühlbare Entspannung eintritt. Durch Annähern der Ellenbogen des Therapeuten richtet sich die Kraft am Okziput mehr nach lateral. Auch dies wird bis zur Entspannung gehalten.

> **Wichtige Zusatzinformationen**
> **Fazit**
> Am Ende dieses kleinen Abstechers in die Osteopathie sei nochmals darauf hingewiesen, dass alle hier genannten Ansätze und Techniknennungen als ein Zugang zu den beschriebenen Körperregionen zu sehen sind. Sie können

als Handhabung verstanden werden, um diese Regionen zu begreifen und zu behandeln. Sie sollten allerdings nie einzeln angewandt werden, ohne den Gesamtzusammenhang des Körpers und seine Verkettungen zu sehen. Aber sie können ebenso weiterführend als Grundlage verstanden werden, um mittels stetiger Anwendung in der persönlichen Praxisarbeit Schritt für Schritt einen eigenen Weg der Wahrnehmung und Erkenntnis zu gehen.
Zur weiteren Vertiefung und zu einem „Dig on", wie Still, der Begründer der Osteopathie, es formulierte, sei an dieser Stelle auf den Begriff „Fulkrum" aufmerksam gemacht:
Ein **Fulkrum** ist ein Dreh- und Angelpunkt, ein Bezugspunkt, eine Art schwebender Ruhepunkt, vergleichbar mit der Nabe des Rads oder dem Auge eines Wirbelsturms. Man könnte es auch als einen Zustand von „in Balance mit der Umgebung sein" bezeichnen:

- Um ein **natürliches Fulkrum** herum organisieren sich sozusagen bestimmte Bewegungsmuster eines Organismus und können sich in Belastungssituationen ausgleichen und anpassen. In uns existiert eine Fülle von Fulkren (mechanisch, funktionell, mental u. a.). Beispiele dafür sind für den knöchernen Bereich das Sternoklavikulargelenk als Organisationspunkt für die Funktion der gesamten Thoraxapertur und der oberen Extremität. Für die Bewegung der reziproken Spannungsmembranen im Schädel und Rückenmarkkanal liegt ein membranöses Fulkrum im Verlauf des Sinus rectus (Fulkrum von Sutherland). Das Herz stellt ein funktionelles Fulkrum für die Flüssigkeiten dar. Gleichwohl bestehen Fulkren für jedes Gewebe und für jeden Zeitpunkt deren Entwicklung.
- Ein **dysfunktionales Fulkrum** stellt hingegen eine Bewegungseinschränkung dar und drückt ein verändertes Bewegungsmuster, eine Dysfunktion, aus. Diese Fulkren gilt es zu spüren und mehrdimensional einzustellen. Der Therapeut kann dem Organismus des Patienten somit eine Unterstützung geben, wieder in sein natürliches Fulkrum zu schwingen.
- Ein Fulkrum ist ebenso notwendig als ein gemeinsamer Balancepunkt zwischen Patient und Therapeut in jeder Behandlung. Bei den Schädelhaltungen z. B. sollte der Kopf des Patienten so auf der Liege platziert werden, dass beide Ellbogen des Therapeuten bequem auf der Liege aufliegen und somit guten Kontakt mit der Liege haben. Dadurch fungieren die Ellbogen als Fulkrum. Das ermöglicht den Händen eine spannungsfreiere Palpation und erleichtert die diffizile Wahrnehmung gegenüber dem Patienten. Die Höhe der Liege sollte so eingestellt werden, dass auch die Füße des Therapeuten in gutem Kontakt auf dem Boden aufstehen und die gesamte Wirbelsäule stabil aufgerichtet sein kann. Dann sind WIR als Therapeuten das Fulkrum und können auch in uns selbst eine mentale Präsenz auf unser eigenes innewohnendes Fulkrum einnehmen. Gleichzeitig bedeutet dies eine gute und geerdete Position für uns als Therapeuten sowie einen respektvollen „Abstand" zur Energie des Patienten. Und nun: Viel Freude und Erfahrung beim „osteopathieren"!

15 Weichteiltechniken

Kirsten Felsberg, Ulla Haeger

15.1 Basisinformationen

Blockierungen der Gelenke stehen immer im Zusammenhang mit muskulären Dysbalancen. Daher sollte ergänzend/vorbereitend zur Manuellen Therapie auf die Koordination der synergistisch und antagonistisch tätigen Muskelgruppen geachtet werden:

- Insuffiziente Muskulatur durch adäquate physiotherapeutische Techniken (z. B. PNF, Isometrie) kräftigen
- Verkürzte oder hypertone Muskulatur dehnen/detonisieren

Die Weichteiltechniken dienen
  - der Verbesserung der Trophik,
  - dem Abbau des Hypertonus,
  - der Dehnbarkeit des Muskels,
  - der intramyogenen Mobilisation,
  - der Verbesserung der inter- und intramuskulären Koordination und
  - der Analgesierung.

Ziel der Weichteiltechniken ist es, das tonisch-phasische Gleichgewicht wiederherzustellen und zu einem physiologischen Bewegungsmuster zu gelangen. Dafür stehen verschiedene Techniken zur Auswahl, von denen einige hier beschrieben werden.
Andere in diesem Kapitel nicht beschriebene Weichteiltechniken, z. B. die **Triggerpunktbehandlung,** verfolgen dieselben Zielsetzungen.

15.1.1 Längsdehnung als Eigendehnung

Bei einer Längsdehnung/Eigendehnung werden dosiert Ansatz und Ursprung eines Muskels voneinander entfernt. Ein schmerzfreies Gelenk mit ausreichender Beweglichkeit ist Voraussetzung. Längsdehnungen lassen sich sinnvoll mit einer **postisometrischen Relaxation (PIR)** kombinieren, Eigendehnungen i. d. R. nicht.

15.1.2 Fasziale Technik

Das Fasziensystem, das alle Körperstrukturen umhüllt, ist der Sitz zahlreicher Störungen. Fasziales Gewebe kann durch strukturelle wie auch funktionelle Einflüsse beeinträchtigt werden. Faszien haben die Fähigkeit zur Selbstrekonstruktion.
Die Techniken umfassen eine Bandbreite von behutsamen bis zu sehr kräftigen Techniken. Die hier beschriebenen Techniken erfolgen über den Hand-/Daumenballen im Faserverlauf des Muskels. Intensität und Geschwindigkeit richten sich nach dem Widerstand des jeweiligen Gewebes. Die Gelenkeinstellungen und die Richtung des Ausstreichens sind flexibel und abhängig vom Befund der Muskulatur.

15.1.3 Querdehnung

Bei dieser Technik wird die Dehnung im Bereich des Muskelbauchs und des Muskel-Sehnen-Übergangs **quer zum Faserverlauf** durchgeführt. Hierdurch wird eine Gelenkbelastung vermieden. Die Querdehnung kann auch bei stark tonisierter und schmerzempfindlicher Muskulatur angewandt werden. Je nach Zustand der Muskulatur kann aus einer Annäherungsstellung bis hin zur Dehnstellung gearbeitet werden.

15.1.4 Kontraindikationen für Weichteiltechniken

- Frische Traumen, z. B. Muskel-, Muskelfaser- oder Sehnenrisse
- Entzündliche Prozesse im Behandlungsgebiet

- Hautverletzungen und -erkrankungen im Behandlungsgebiet
- Ödeme und Hämatome im Behandlungsgebiet (Faszientechnik)
- Lokale Instabilitäten

15.2 Dehntechniken

Im Folgenden werden die verschiedenen Techniken für einzelne Muskeln oder Muskelgruppen beschrieben. Für die verschiedenen Muskeln/Muskelgruppen werden nicht immer alle Techniken beschrieben, sondern nur die, die für die Praxis relevant sind.

15.2.1 Unterarmextensoren (Mm. extensores carpi radialis longus und brevis, M. extensor carpi ulnaris)

Tipps & Fallstricke

- Insertionstendopathien entstehen häufig durch Überlastung. Beschreibung oft als „Tennisellenbogen" (Epicondylitis humeri lateralis).
- Einengung des N. radialis durch den M. extensor carpi radialis brevis möglich.
  Ursache: verdickte Faszienbrücke der proximalen Muskelansätze, Triggerpunktaktivität des M. extensor carpi radialis brevis (Kompression des sensiblen Ramus superficialis n. radialis).
- Eine gemeinsame Aktivierung des M. extensor carpi radialis longus und des M. extensor carpi ulnaris führt das Handgelenk in Extension für größere Kraftentwicklungen.
- Aktivierung der Handextensoren ist Voraussetzung für z. B. kräftigen Faustschluss oder Händedruck.

Eigendehnung

Ausgangsstellung Der Patient sitzt oder steht. Der zu dehnende Arm befindet sich im Schultergelenk in leichter Elevation und Innenrotation. Die andere Hand umgreift den Handrücken des zu dehnenden Arms.

Einstellung Der Ellenbogen ist in leichter Flexion, der Unterarm in Pronation, die Hand in Palmarflexion.

Dehnung Über Verstärkung der Ellenbogenextension (▶ Abb. 15.1).

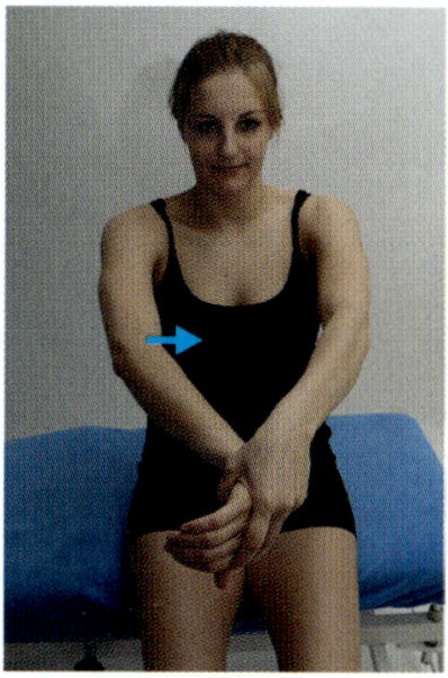

Abb. 15.1 Eigendehnung der Unterarmextensoren

Fasziales Ausstreichen

Ausgangsstellung Der zu dehnende Arm wird in leichter Abduktion, Ellenbogenflexion, Pronation und Palmarflexion eingestellt. Der Therapeut sitzt seitlich, der Arm ist auf den Therapeutenbeinen gelagert.

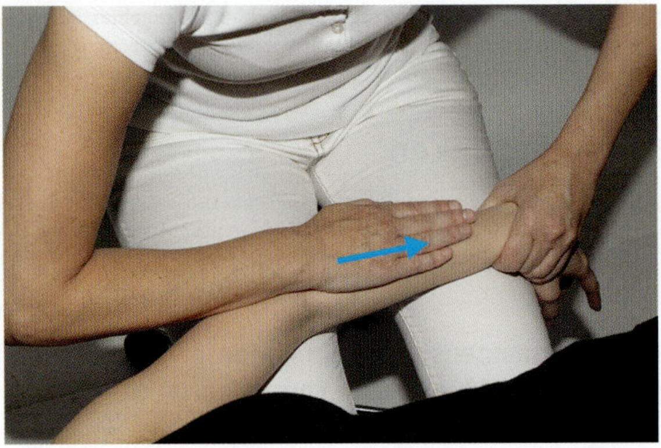

Abb. 15.2 Fasziales Ausstreichen der Extensorengruppe

Ausstreichen Unter Gegenhalt im Handbereich über den Handballen von proximal nach distal im Verlauf der Muskelgruppe (▶ Abb. 15.2).

Querdehnung der Extensorengruppe

Ausgangsstellung Patient liegt auf dem Rücken. Der zu dehnende Arm wird in Abduktion, leichter Ellenbogenflexion, Pronation und Volarflexion eingestellt. Therapeut sitzt seitlich zum Patientenarm.

Handanlage Daumenanlage von lateral unter gleichzeitigem Gegenhalt der Langfinger.

Dehnung Über beide Daumen nach medial quer zum Faserverlauf (▶ Abb. 15.3).

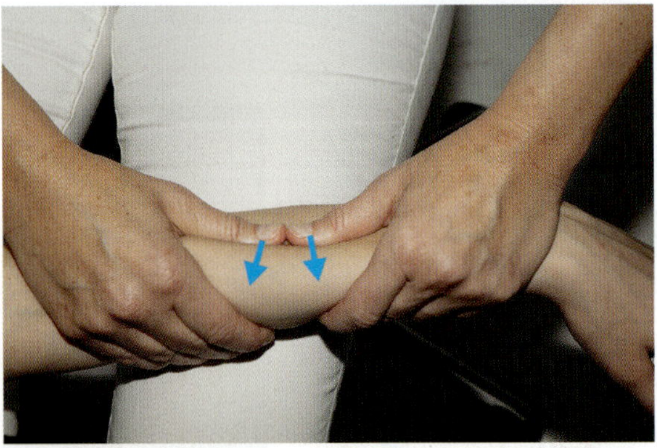

Abb. 15.3 Querdehnung der Extensorengruppe

15.2.2 Unterarmflexoren (M. flexor carpi radialis, M. flexor carpi ulnaris)

Tipps & Fallstricke

- Engpass-Syndrom des N. ulnaris durch den M. flexor carpi ulnaris möglich. Durchtritt zwischen dem Sehnenbogen des Caput humerale und dem Sehnenbogen des Caput ulnare des Muskels.
- Flexoren sind der tonische Partner der Untermuskulatur. Sie müssen bei Extensorenproblematik immer mit behandelt werden.

Eigendehnung der Flexorengruppe

Ausgangsstellung Der Patient steht oder sitzt. Der Arm befindet sich in leichter Elevation und Außenrotation. Die Hand des zu dehnenden Arms wird volarseitig umfasst.

Einstellung Ellenbogen in leichter Flexion, Unterarm in Supination, Hand in Dorsalextension.

Dehnung Über Verstärkung der Ellenbogenextension (▶ Abb. 15.4).

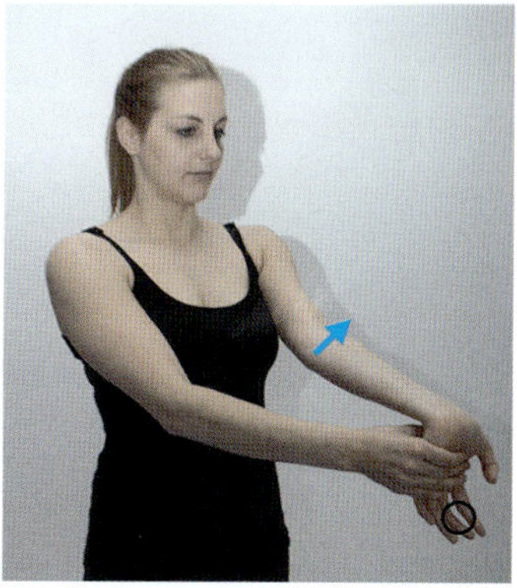

Abb. 15.4 Eigendehnung der Unterarmflexoren

Fasziales Ausstreichen

Ausgangsstellung Der Patient liegt auf dem Rücken. Armeinstellung in Abduktion, Supination und Dorsalextension. Der Therapeut sitzt seitlich zum Patientenarm.

Ausstreichen Über den Handballen von proximal nach distal im Verlauf der Muskelgruppe unter Gegenhalt im Handbereich (▶ Abb. 15.5).

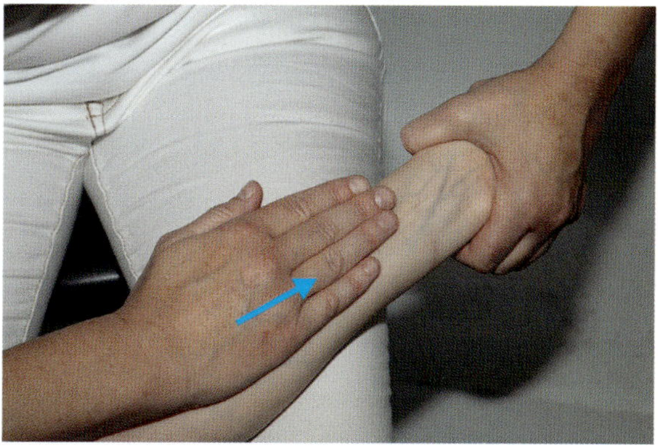

Abb. 15.5 Fasziales Ausstreichen der Unterarmflexoren

15

Querdehnung

Ausgangsstellung ▶ 15.2.1, Querdehnung der Extensorengruppe. Armeinstellung in Abduktion, Supination, Dorsalextension.
Handanlage Daumenanlage quer zum Faserverlauf unter gleichzeitigem Gegenhalt der Langfinger.
Dehnung Über beide Daumen nach ulnar (▶ Abb. 15.6).

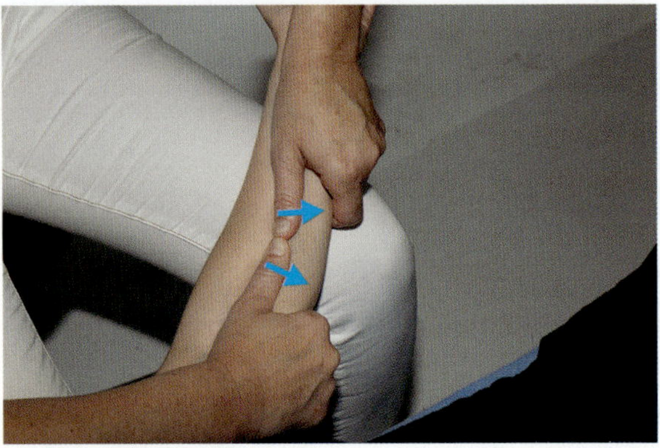

Abb. 15.6 Querdehnung der Unterarmflexoren

15.2.3 M. pronator teres

Querdehnung

Ausgangsstellung Der Patient liegt auf dem Rücken, seitlich zu ihm sitzt der Therapeut. Der Arm des Patienten wird in Außenrotation, leichter Ellenbogenflexion und Supination eingestellt und auf den Therapeutenbeinen abgelegt.

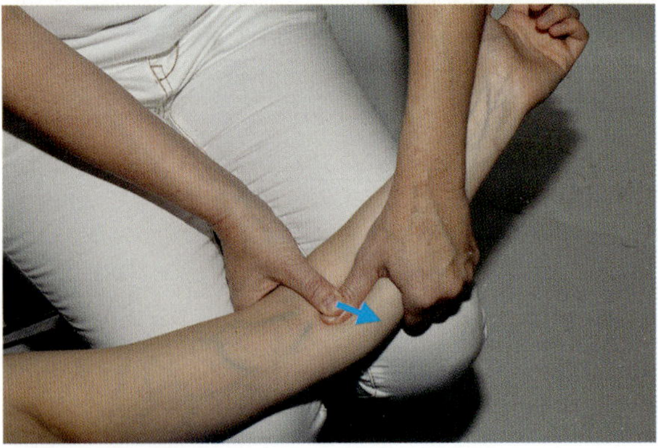

Abb. 15.7 Querdehnung des M. pronator teres

Handanlage Die ulnarseitige Hand legt den Daumen von medial kommend längs an den Muskelbauch. Der zweite Daumen doppelt.
Dehnung Walkung über beide Daumen nach ulnar/distal (▶ Abb. 15.7).

15.2.4 M. biceps brachii (M. brachialis)

Tipps & Fallstricke

- Kräftigster Supinator des Unterarms, verliert aber bei zunehmender Ellenbogenextension an Effektivität.
- Ruptur der langen Bizepssehne möglich (älterer Mensch). Vorwölbung im Oberarmbereich in der Literatur auch als *Popeye appearance* beschrieben.
- Langer Bizepskopf unterstützt die Stabilisation des Caput humeri beim Tragen von schweren Gewichten mit hängendem Arm.
- Typische Symptome: Schmerz bei Elevation des Arms.

Fasziales Ausstreichen

Ausgangsstellung Der Patient liegt auf dem Rücken, der Therapeut sitzt seitlich. Der Arm wird in Abduktion, leichter Ellenbogenflexion und Pronation eingestellt und auf dem Therapeutenbein gelagert.
Ausstreichen Über den Handballen von distal nach proximal im Muskelverlauf (▶ Abb. 15.8).

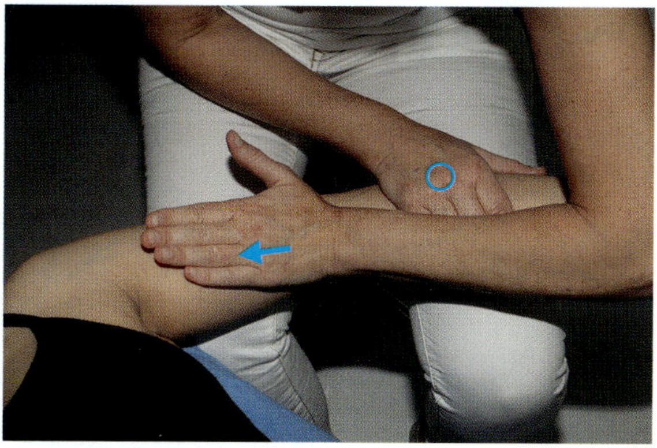

Abb. 15.8 Fasziales Ausstreichen des M. biceps brachii

Querdehnung

Ausgangsstellung Der Patient liegt auf dem Rücken. Der Patientenarm wird in Abduktion, Außenrotation, leichter Ellenbogenflexion und Pronation eingestellt. Der Therapeut sitzt seitlich.
Handanlage Beide Daumen von lateral unter Gegenhalt der Langfinger.
Dehnung Über beide Daumen nach medial, quer zum Faserverlauf (▶ Abb. 15.9).

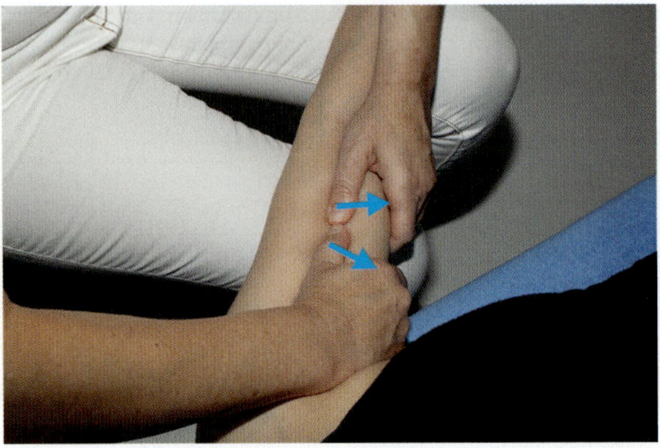

Abb. 15.9 Querdehnung des M. biceps brachii (M. brachialis)

15.2.5 M. triceps brachii

Tipps & Fallstricke

- **Caput mediale:** weist die früheste und größte Aktivität bei der Ellenbogenextension auf.
- **Caput longum:**
  - Zentriert bei hängendem Arm in Richtung Akromion. Der M. latissimus dorsi zieht nach kaudal, um eine subakromiale Kompression zu vermeiden.
  - Drückt bei 90° Abduktion den Oberarm in die Gelenkpfanne.
  - Hat Umkehrfunktion: Bei hängendem Arm kranialisiert er, bei eleviertem Arm kaudalisiert er den Humeruskopf.
  - Häufig bei Elevationsstörungen im Schultergelenk mitverantwortlich.
  - Kompression des N. radialis möglich.

15

Eigendehnung

Ausgangsstellung Der Patient steht oder sitzt. Die Schulter des Patienten ist in Anteversion, Adduktion und Ellenbogenflexion eingestellt. Die andere Hand umfasst den Ellenbogen.

Einstellung Arm in endgradiger Anteflexion, Adduktion und Ellenbogenflexion.

Dehnung Durch Verstärkung der Anteflexion/Adduktion (▶ Abb. 15.10).

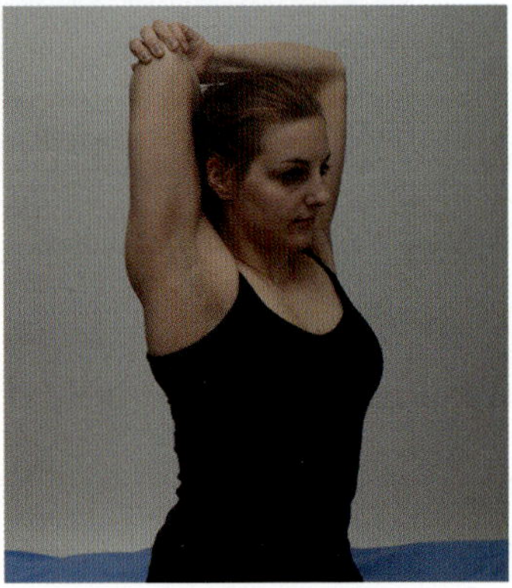

Abb. 15.10 Eigendehnung des M. triceps brachii (Caput longum)

Fasziales Ausstreichen

Ausgangsstellung Der Patient liegt auf dem Rücken. Der Arm wird in Anteflexion und Ellenbogenflexion eingestellt. Armposition durch Therapeutenhand oder Lagerungskissen absichern.

Ausstreichen Über den Handballen von distal nach proximal im Verlauf des Caput longum. Die andere Therapeutenhand stabilisiert immer die Armposition (▸ Abb. 15.11).

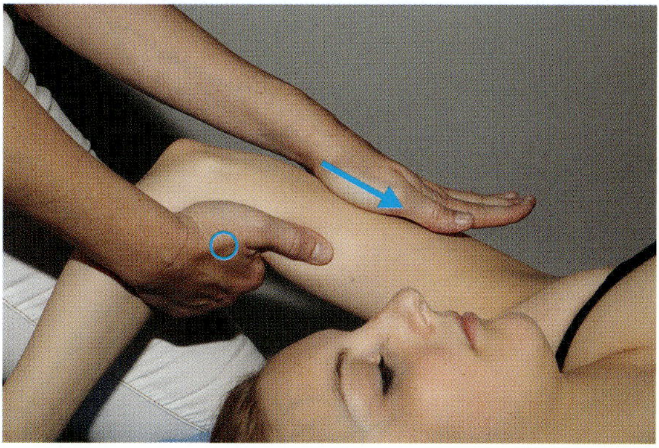

Abb. 15.11 Fasziales Ausstreichen des M. triceps brachii (Caput longum)

Querdehnung

Ausgangsstellung Der Patient liegt auf dem Rücken. Der Arm wird in Anteflexion und Ellenbogenflexion eingestellt. Armposition durch ein Lagerungskissen absichern. Der Therapeut sitzt/steht am Kopfende.

Handanlage Beide Daumen von lateral unter Gegenhalt der Langfinger.

Dehnung Über beide Daumen nach medial, quer zum Faserverlauf (▸ Abb. 15.12).

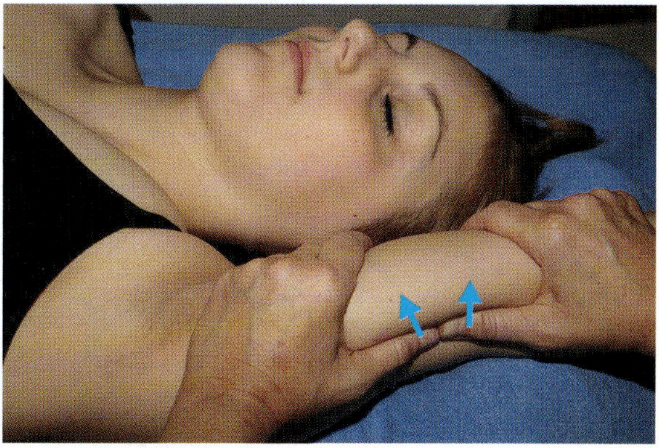

Abb. 15.12 Querdehnung des M. triceps brachii

15.2.6 M. supraspinatus

Wichtige Zusatzinformationen

Rotatorenmanschette: M. supraspinatus, M. infraspinatur, M. teres minor und M. subscapularis

- Strahlen in die Gelenkkapsel ein
- Zentrieren den Humeruskopf in die Cavitas glenoidalis
- Kaudalisieren den Humeruskopf in Bewegung

Tipps & Fallstricke

- Verhindert durch Zentrierung bei hängendem Arm eine Verlagerung des Humeruskopfs nach kaudal.
- Bei muskulärer Insuffizienz der Schultergelenkmuskulatur besteht die Gefahr der Kompression der Supraspinatussehne bei Abduktionsbewegungen = Impingement-Syndrom.
- Tendopathien häufig, auch einhergehend mit Kalkeinlagerungen (Tendinitis calcarea). Degenerative Veränderungen bis zur Ruptur möglich.
- Endgradige Abduktionsstörungen häufig.

Querdehnung

Ausgangsstellung Der Patient sitzt. Der Arm wird in leichter Abduktion gelagert → Abnahme von Gewicht zur Entspannung des M. trapezius. Der Therapeut steht hinter dem Patienten.

Handanlage Beide Daumen von dorsal oberhalb der Spina scapulae unter Gegenhalt der Langfinger anlegen.

Dehnung Nach kaudal/ventral in die Tiefe, quer zum Faserverlauf (▶ Abb. 15.13).

15

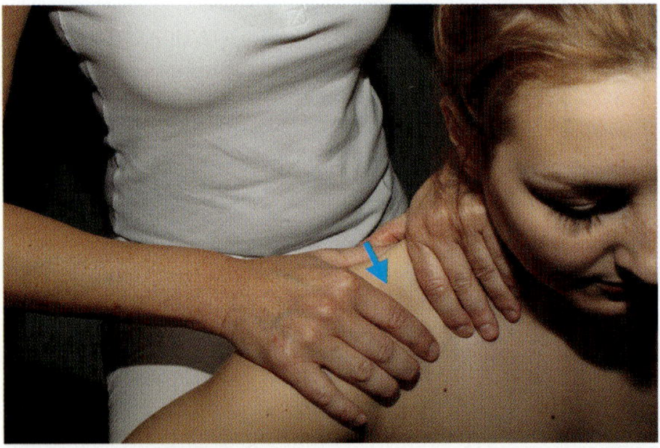

Abb. 15.13 Querdehnung des M. supraspinatus

15.2.7 M. infraspinatus/M. teres minor

Tipps & Fallstricke

- M. infraspinatus = kräftigster Außenrotator.
- Stabilisiert die dorsale Kapsel (Verbindung mit der Gelenkkapsel). Ist häufig mit dem M. teres minor verwachsen.

Querdehnung

Ausgangsstellung Patient in Bauchlage. Der zu dehnende Arm wird in Abduktion und Ellenbogenflexion eingestellt. Der Unterarm hängt von der Bankkante herab. Der Therapeut steht kontralateral.

Handanlage Die Langfinger beider Therapeutenhände gedoppelt im Muskelverlauf anlegen.

Dehnung Durch Walkung nach kaudal (lateral), quer zum Faserverlauf (▶ Abb. 15.14).

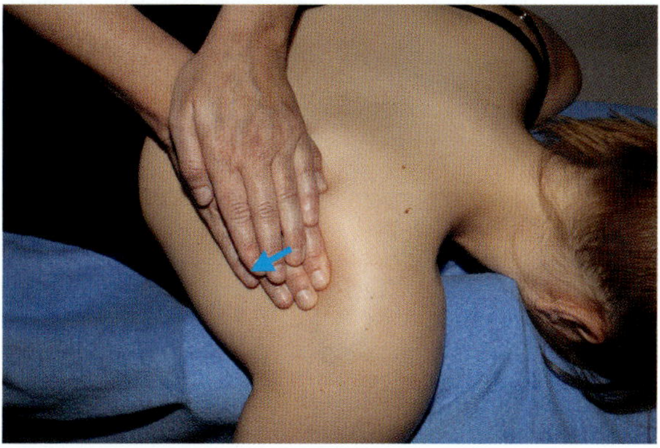

Abb. 15.14 Querdehnung des M. infraspinatus/M. teres minor

15.2.8 M. subscapularis

Tipps & Fallstricke

- Der Muskel wirkt bei Abduktion des Arms als Gegenkraft zur Aufwärtsverlagerung des Caput humeri durch den M. deltoideus.
- Schon bei leichter Aktivität der Innenrotatoren wird die Stabilität im Schultergelenk gegen nach ventral gerichtete Kräfte signifikant gesteigert.
- Neigt aufgrund seiner Funktion bei langfristiger Aktivität zur Verkürzung (z. B. Schreibtischtätigkeit). Verhindert bei starker Verkürzung durch eingeschränkte Außenrotation die vollständige Supination bei vorgestrecktem Arm. Deutliche Einschränkung im Schultergelenk in Abduktion/Außenrotation.

Querdehnung

Ausgangsstellung Der Patient liegt auf dem Rücken dicht an der Bankkante. Der Therapeut steht seitlich mit Blickrichtung zum Kopf. Das Schulterblatt wird über Zug am Arm möglichst weit nach lateral eingestellt. Den Arm dann in Anteflexion einstellen und halten.

Handanlage Die patientennahe Hand modelliert sich, mit der Kleinfingerseite flächig von lateral kommend, möglichst weit zwischen Thorax und Ventralseite des Schulterblatts an den Muskel an.

Detonisierung Drei Möglichkeiten:

1. Querwalkungen am Muskel nach medial-kaudal bei gehaltenem Arm.
2. Die Hand am Muskel wird gehalten. Behandlung erfolgt über rhythmische vermehrte Anteflexion/Adduktion des Arms.
3. Walkung am Muskel mit gleichzeitiger Verstärkung der Armeinstellung in Anteflexion/Adduktion (▶ Abb. 15.15)

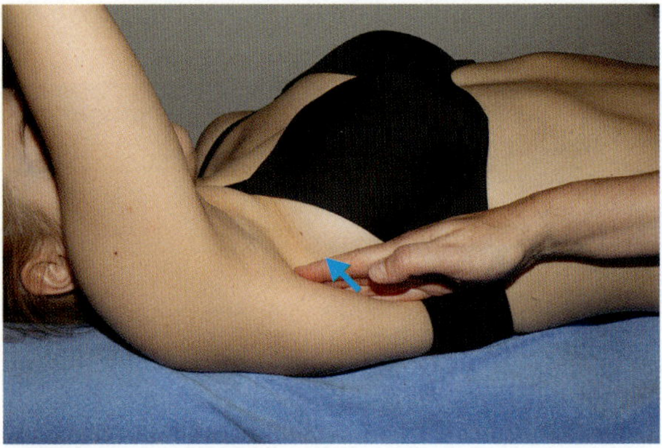

Abb. 15.15 Detonisierung des M. subscapularis

→ Eine Detonisierung ist auch über eine Schulterblattmobilisation aus der Seitlage möglich.

15.2.9 M. pectoralis major

Wichtige Zusatzinformationen

Durch Veränderung der Abduktionsstellung (mehr Abduktion) können verschiedene Muskelanteile gedehnt werden.

Tipps & Fallstricke

- Hat Einfluss auf drei Gelenke: ACG, SCG, Glenohumeralgelenk
- Reagiert bei Störungen im Schulter- oder BWS-Bereich häufig mit Hypertonus
- Strukturelle Verkürzungen oft Folge eingeschränkter BWS-Extension

15

- Hilft bei insuffizienter Rotatorenmanschette bei der Zentrierung des Humeruskopfs
- Hilfsmuskel für Inspiration bei fixiertem Arm
- Angina-pectoris-artige Beschwerden möglich

Eigendehnung

Ausgangsstellung Der Patient steht in Schrittstellung seitlich zur Wand. Der zu dehnende Arm wird in 90° Abduktion mit Ellenbogenflexion an die Wand angelegt.

Dehnung Durch Gewichtsverlagerung nach vorn mit Aufdrehen des Körpers zur Gegenseite → Verstärkung der Abduktion/Retroversion. Der Rumpf muss stabil bleiben (▸ Abb. 15.16).

15.2.10 M. pectoralis minor

Tipps & Fallstricke

- Bei Verkürzung hebt sich der Angulus inferior scapulae vom Thorax ab.
- Sehnenansatzreizungen mit Druckdolenz im Bereich des Proc. coracoideus möglich.
- Stabilisiert die Skapula gegen Stöße nach unten, z. B. beim Gehen an Unterarmstützen oder Einrammen eines Pfahls.
- Bildet mit dem Proc. coracoideus gegenüber dem Thorax einen Engpass. Irritationen von A. axillaris, V. axillaris und Plexus brachialis möglich = Pectoralis-minor-Syndrom.
- Angina-pectoris-artige Beschwerden möglich.
- Atemhilfsmuskel für Inspiration bei fixierter Skapula.

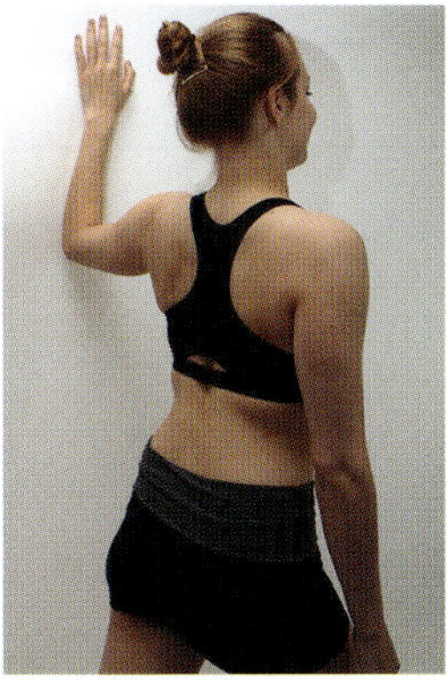

Abb. 15.16 Eigendehnung des M. pectorialis major

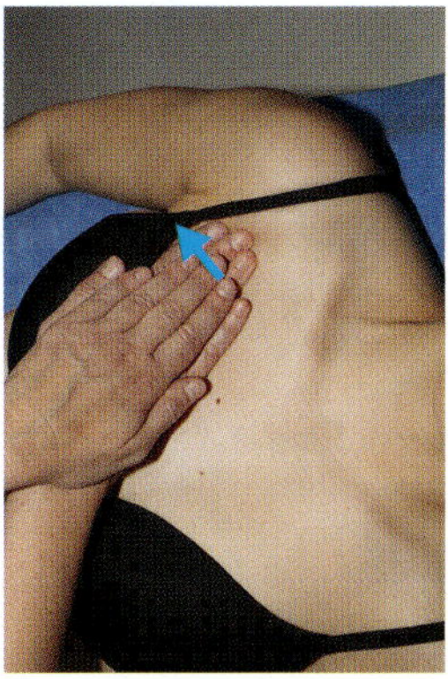

Abb. 15.17 Querdehnung des M. pectoralis minor

Querdehnung

Ausgangsstellung Der Patient liegt auf dem Rücken. Der Arm wird in leichter Abduktion und Außenrotation eingestellt. Der Therapeut steht kontralateral.

Handanlage Die Langfinger beider Hände gedoppelt im Muskelverlauf distal des Proc. coracoideus anlegen.

Dehnung Durch Walkbewegung nach lateral (kaudal), quer zum Faserverlauf (▶ Abb. 15.17).

> **Tipps & Fallstricke**
> Bei Irritationen der Gefäß-Nerven-Straße ist eine Tonusregulation mit dem Daumen seitlich über die Achselhöhle auch möglich (▶ Abb. 15.18)!

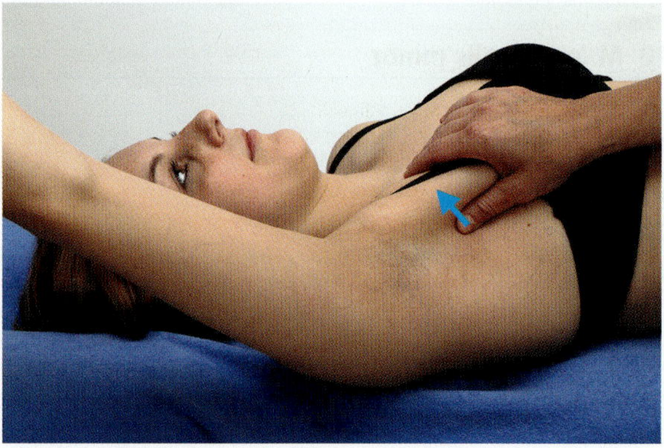

Abb. 15.18 Alternative Tonusregulation des M. pectoralis minor

15.2.11 M. subclavius

> **Wichtige Zusatzinformationen**
> Die V. subclavia hat Verbindung mit der straffen Faszienhülle des M. subclavius. Irritationen durch Hypertonus möglich (Vene entstaut den Arm!).

Detonisierung

Ausgangsstellung Der Patient liegt flach auf dem Rücken. Die Arme liegen neben dem Körper.

Handanlage Beide Daumen werden von kaudal kommend an den Muskel angelegt.

Detonisierung Durch einen gehaltenen Druck nach kranial in Richtung Klavikula bis zur Spannungs- bzw. Schmerzabnahme (▶ Abb. 15.19).

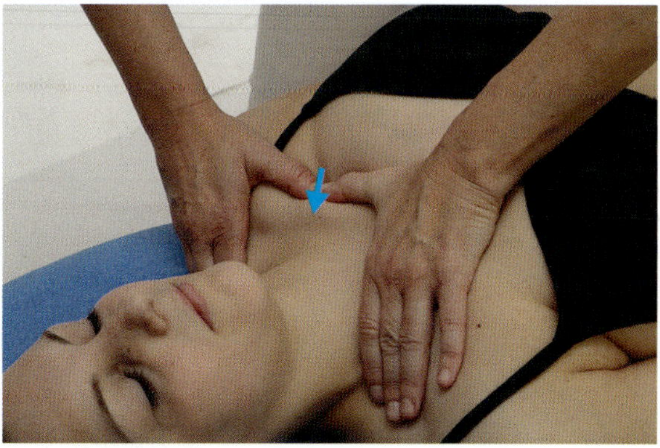

Abb. 15.19 Detonisierung des M. subclavius

Wichtige Zusatzinformationen
Eine Walkung empfiehlt sich hier aufgrund eines schnell einsetzenden Periostschmerzes an der Klavikula nicht!

15.2.12 M. scalenus anterior, M. scalenus medius

Tipps & Fallstricke

- Hintere Skalenuslücke: gebildet durch die Mm. scaleni anterior et medius. Durchtritt von Plexus brachialis und A. subclavia.
- Vordere Skalenuslücke: zwischen M. scalenus anterior und Pars clavicularis des M. sternocleidomastoideus. Durchtritt von V. subclavia, N. phrenicus und Lymphgefäßen.
- Skalenussyndrom durch Hypertrophie, Hypertonus, anatomische Abweichungen möglich.
- Bei Kompression des Plexus brachialis Neuropathie mit neurologischen Zeichen und Symptomen hauptsächlich mit ulnarer Verteilung (Taubheit, Kribbeln, Missempfindungen) möglich. Bei Kompression der V. subclavia zusätzlich Ödeme im Finger und Handrückenbereich.
- Differenzierung zu anderen Engpasslokalisationen erforderlich.

Querdehnung

Ausgangsstellung Der Patient liegt in Rückenlage. Die Halswirbelsäule wird in leichte Lateralflexion zur Gegenseite eingestellt. Der Therapeut sitzt in Verlängerung des Kopfs.

Handanlage Die gleichseitige Zeigefingerradialkante seitlich flächig im Bereich der Muskellücke anlegen.

Dehnung ▶Abb. 15.20.

- M. scalenus anterior: durch walkende Bewegung des Zeigefingers nach ventral
- M. scalenus medius: durch walkende Bewegung des Zeigefingers nach dorsal

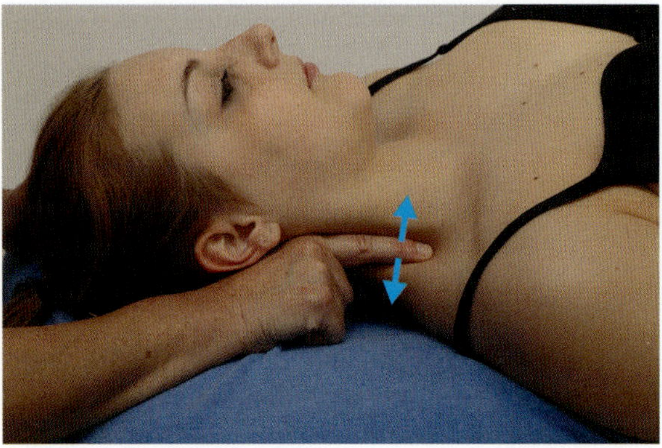

Abb. 15.20 Querdehnung der Mm. scaleni

15.2.13 M. levator scapulae

Tipps & Fallstricke

- Häufig reflektorisch hyperton. Störungen im Bereich der oberen HWS möglich.
- Hypertonus von M. levator scapulae und M. sternocleidomastoideus führt zur gegenrotatorischen Verriegelung von C0/C1 → Atlasblockierungen möglich.
- Ausweichbewegung bei Armhebung über HWS-Extension/ventrale Translation bei Hypertonus/Verkürzung typisch.
- Evtl. Schmerz beim Tragen schwerer Gegenstände.

Eigendehnung

Ausgangsstellung Der Patient sitzt oder steht. Der Schultergürtel der zu dehnenden Seite wird in Depression eingestellt.

Einstellung Den Kopf in Flexion, maximale Lateralflexion zur Gegenseite und leichte Rotation zur Gegenseite nehmen. Die Komponenten nacheinander einstellen.

Dehnung Über Schub des Arms/Schultergürtels nach kaudal bei eingestelltem Kopf (▶ Abb. 15.21).

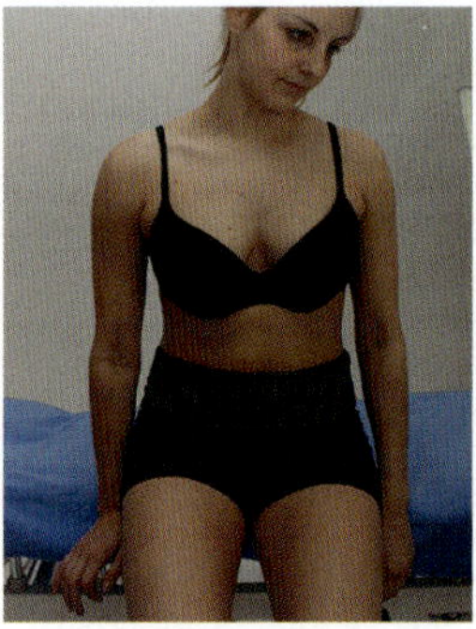

Abb. 15.21 Eigendehnung des M. levator scapulae

Querdehnung

Ausgangsstellung Der Patient liegt auf dem Rücken. Die Halswirbelsäule wird in leichter Flexion, Lateralflexion und Rotation zur Gegenseite eingestellt. Zur

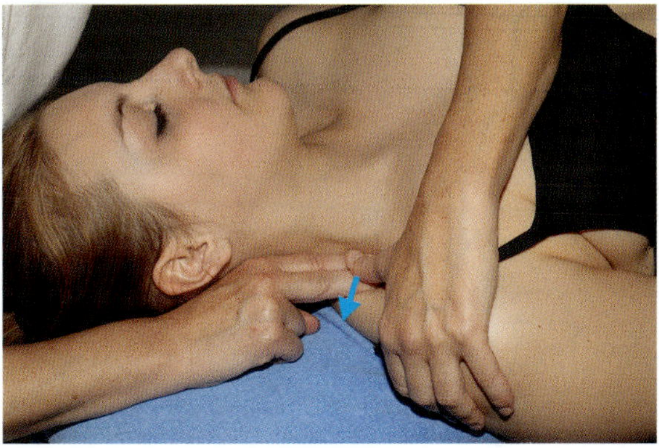

Abb. 15.22 Querdehnung des M. levator scapulae

Fixation der Schulter wird der Arm der Behandlungsseite mit der Hand unter das Becken gelegt. Therapeut sitzt in Verlängerung des Kopfs.

Handanlage Die gleichseitige Hand liegt mit Zeige- und Mittelfinger seitlich am Hals von ventral am Muskel im Bereich der Schulter-Nacken-Kurve (ventral des M. trapezius). Der Daumen der anderen Hand doppelt.

Dehnung Über einen dosierter Schub nach dorsal, quer zum Faserverlauf (▶ Abb. 15.22).

15.2.14 M. sternocleidomastoideus

15

Tipps & Fallstricke

- Gewährleistet zusammen mit dem M. trapezius die Kopfstellung im Raum bei Bewegungen des Unterkiefers (Kauen, Sprechen)
- Leistet Beitrag zur räumlichen Orientierung, Gewichtsschätzung und motorischen Koordination
- Kompensiert die Kopfneigung bei schräg stehendem Schultergürtel zusammen mit dem gleichseitigen M. trapezius und den Mm scaleni
- Starke EMG-Aktivität bei sportlichen Aktivitäten wie Tennisaufschlag, Golfschlag oder einbeinigen Sprüngen beim Volleyball nachgewiesen
- Verriegelt mit dem gleichseitigen M. levator scapulae C0/C1
- Funktioneller Tortikollis bei Kontraktur oder einseitiger Innervationsstörung möglich
- Symptome wie Ohrensausen, Kopfschmerz (Migräne) möglich

Querdehnung

Ausgangsstellung Der Patient liegt auf dem Rücken, das Kopfteil ist flach. Die Halswirbelsäule wird in leichte Lateralflexion und Rotation zur Gegenseite eingestellt. Der Therapeut steht kontralateral.

Handanlage Die Langfinger flächig von dorsal unter Gegenhalt der Daumen am Muskel anlegen.

Dehnung Über Zug der Langfinger nach ventral-medial, quer zum Faserverlauf (▶ Abb. 15.23).

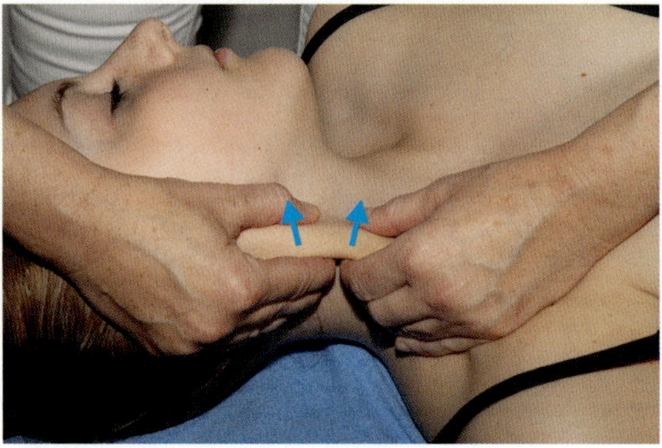

Abb. 15.23 Querdehnung des M. sternocleidomastoideus

15.2.15 Mm. recti capitis posteriores major et minor: Detonisierung der kurzen Nackenmuskulatur

Tipps & Fallstricke

- Häufig hyperton in Verbindung mit Störungen der oberen HWS und des Kiefers (CMD).
- Bewegungen des Kopfs i. d. R. nur leicht eingeschränkt, Muskulatur aber häufig für unbestimmbaren, tiefen Kopfschmerz verantwortlich.

Ausgangsstellung Der Patient liegt flach in Rückenlage. Der Therapeut sitzt am Kopfende. Der Kopf ist in Mittelstellung gelagert.
Handanlage Die Langfingerbeeren II–IV subokzipital anlegen mit Druckrichtung nach ventral.

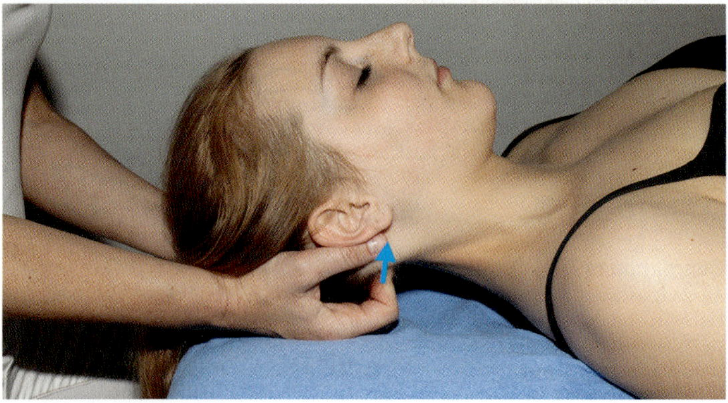

Abb. 15.24 Detonisierung der kurzen Nackenmuskulatur

Detonisierung Das Kopfgewicht wirken lassen bis zum Release der kurzen Nackenmuskulatur. Zusätzlich ist eine leichte Traktion über die Kleinfinger am Okziput möglich (▶ Abb. 15.24).

15.2.16 M. masseter

Tipps & Fallstricke

Kiefermuskulatur

- Hypertonus bei Zähneknirschen, Nagelkauen, Stress etc.
- Muskuläre Problematiken können Kiefergelenk-, Gesichts- und Ohrenschmerzen vortäuschen und maximale Mundöffnung einschränken.
- Symptome: Schmerzausstrahlung in die Zähne, Zähne passen bei Kieferschluss nicht übereinander, asymmetrische Mundöffnung.

Querdehnung

Ausgangsstellung Der Patient liegt auf dem Rücken, der Therapeut sitzt am Kopfende.

Handanlage Die Fingerbeeren flächig von außen zwischen die obere und untere Zahnreihe (einseitig und beidseitig möglich) anlegen.

Dehnung Mit sanftem Druck quer zur Muskelfaser in Richtung Ohr nach dorsal (▶ Abb. 15.25).

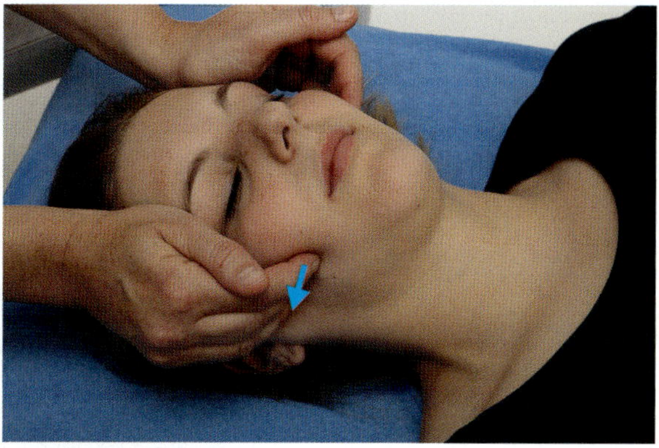

Abb. 15.25 Querdehnung des M. masseter

15.2.17 M. temporalis

Querdehnung

Ausgangsstellung Der Patient liegt in Rückenlage, der Therapeut sitzt am Kopfende.

Handanlage Die Fingerbeeren liegen flächig von außen auf Höhe der Augenbraue an der Schläfe (einseitig und beidseitig möglich).

Dehnung Mit sanftem Druck quer zur Muskelfaser in Richtung Hinterhaupt nach dorsal (▶ Abb. 15.26).

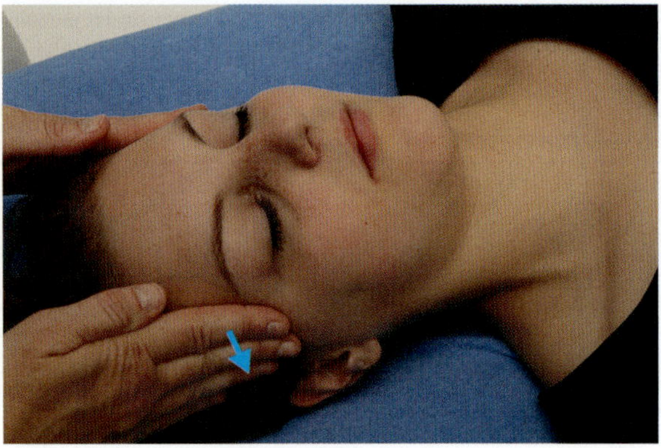

Abb. 15.26 Querdehnung des M. temporalis

15.2.18 M. trapezius (Pars descendens)

Tipps & Fallstricke

- Neigt zum reflektorischen Hypertonus – Schmerz in Zervikalregion, Hypomobilität der HWS möglich.
- Bei muskulärer Hypomobilität: Einschränkungen der HWS-Rotation und der maximalen Inspiration möglich.
- Muskelaktivität nimmt beim Bedienen einer Tastatur in gespannter aufrechter Haltung erheblich zu. Gleiche Reaktion auch bei Versuchspersonen – wenn keine feste Rückenlehne vorhanden ist, die Tastatur erhöht ist oder Testpersonen müde oder ungeübt sind.
- Druckdolenz im Ursprungsbereich kann auf eine Reizung des N. occipitalis hinweisen. Bei Ausfall ist die Elevation über 90° eingeschränkt.

Eigendehnung

Ausgangsstellung Der Patient sitzt oder steht. Der Schultergürtel der zu dehnenden Seite wird in Depression eingestellt.

Einstellung Der Kopf wird in Flexion, maximaler Lateralflexion zur Gegenseite und leichter Rotation zur gleichen Seite eingestellt.

Dehnung Über Schub des Arms/Schultergürtels nach kaudal (Depression) bei eingestelltem Kopf (▶ Abb. 15.27).

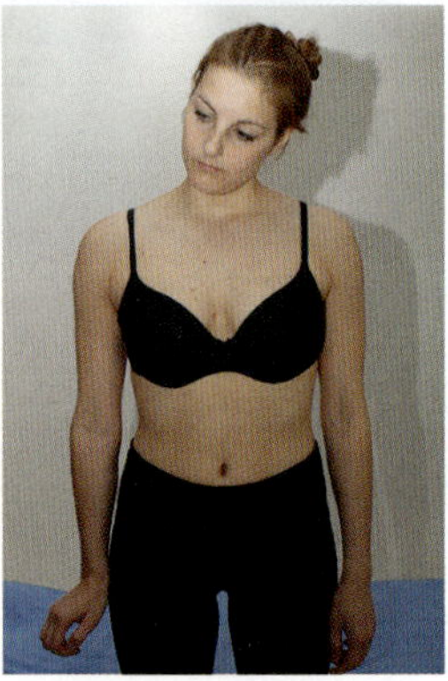

Abb. 15.27 Eigendehnung des M. trapezius (Pars descendens)

Fasziales Ausstreichen

Ausgangsstellung Der Patient liegt auf dem Bauch, das Kopfteil ist negativ ein-

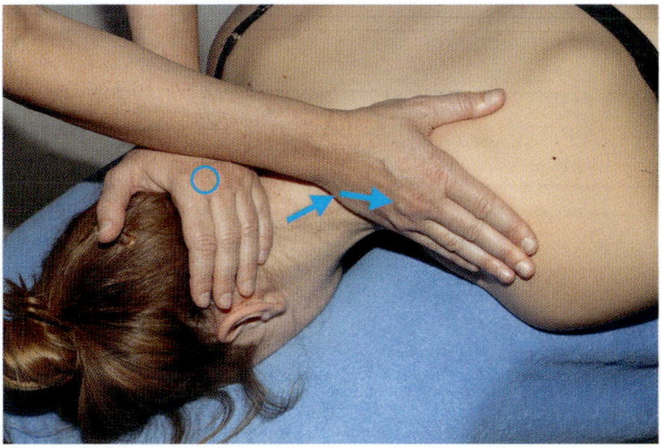

Abb. 15.28 Fasziales Ausstreichen des M. trapezius (Pars descendens)

gestellt. Der Arm der zu behandelnden Seite wird zur Fixation der Schulter mit der Hand unter das Becken gelegt.

Ausstreichen Über den Handballen von kranial nach kaudal im Verlauf des Muskels unter Gegenhalt des Kopfs (▶ Abb. 15.28).

Querdehnung

Ausgangsstellung Der Patient liegt auf dem Bauch, das Kopfteil ist abgesenkt, Kopflagerung in Mittelstellung.

Alternativ: Einstellung der HWS in Lateralflexion zur Gegenseite und Rotation zur Behandlungsseite. Zur Fixation der Schulter wird der Arm der Behandlungsseite mit der Hand unter das Becken gelegt. Der Therapeut steht kontralateral.

Handanlage Beide Daumen von kaudal-dorsal unter Gegenhalt der Langfinger anlegen.

Dehnung Über beide Daumen nach kranial-ventral quer zum Faserverlauf (▶ Abb. 15.29).

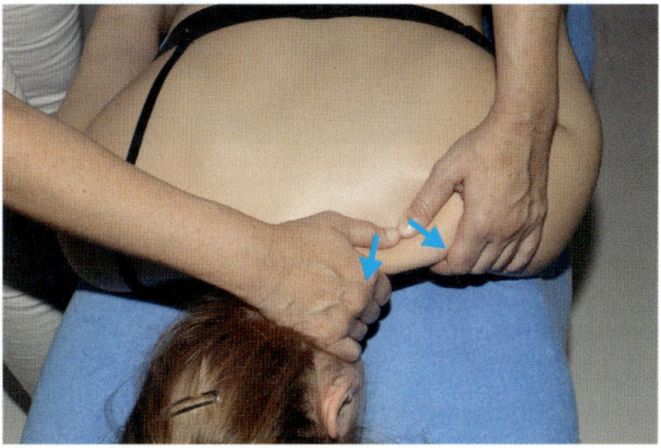

Abb. 15.29 Querdehnung des M. trapezius (Pars descendens)

15.2.19 Diaphragma

Tipps & Fallstricke

Diaphragma

- Wichtigster Atemmuskel.
- Bei verstärkter BWS-Kyphose sind eine Tonuserhöhung sowie ein Zwerchfellhochstand möglich.
- Durch Kontakt zum M. psoas major und zum M. quadratus lumborum kann eine gegenseitige Irritation (Hypertonus) auftreten.
- Funktionelle Zusammenhänge mit nahezu der gesamten WS möglich.
- Bei anhaltendem Schluckauf zusätzlich Segment C4 untersuchen (Ursprung des N. phrenicus, Innervation des Zwerchfells).

Querdehnung

Ausgangsstellung Der Patient liegt auf der Seite mit flektierten Beinen. Der Therapeut steht hinter dem Patienten.

Handanlage Der Therapeut greift flächig mit den Fingerbeeren der Langfinger unter den Rippenbogen. **Cave** rechte Seite: Leber!

Dehnung Der Therapeut versucht mit jeder Ausatmung des Patienten tiefer unter den Rippenbogen zu gelangen, indem er die Unterarme ablegt und die Hände kreisförmig voneinander wegzieht (▶ Abb. 15.30).

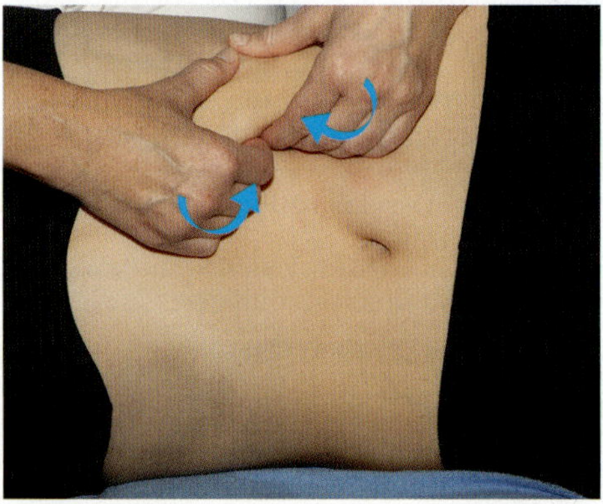

Abb. 15.30 Querdehnung des Diaphragmas

15.2.20 M. rectus abdominis

Tipps & Fallstricke

- Hauptkraft bei Wirbelsäulenflexion
- **Aktiv** bei Last auf dem Rücken, **inaktiv** bei ventral getragener Last
- **Rektusdiastase** nach Schwangerschaften (bilaterale Ausdehnung der Linea alba)
- Hilfsmuskel für forcierte Ausatmung

15

Eigendehnung

Ausgangsstellung Der Patient liegt auf dem Rücken. Die Wirbelsäule ist lordotisch unterlagert, die Arme sind in maximaler Anteflexion eingestellt, die Beine gestreckt.

Einstellung Der Patient schiebt aktiv die Arme nach oben und die Beine nach unten.

Dehnung Der Patient atmet maximal in den Bauch und hält diese Dehnung einige Sekunden (▶ Abb. 15.31).

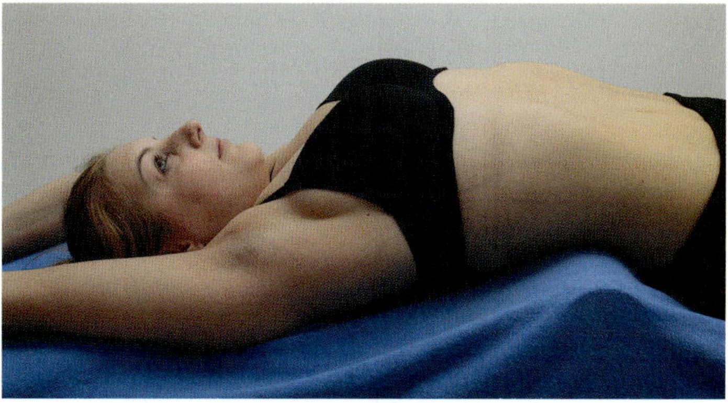

Abb. 15.31 Eigendehnung des M. rectus abdominis

Querdehnung

Ausgangsstellung Der Patient liegt auf dem Rücken, evtl. leicht lordotisch unterlagert. Der Therapeut steht auf der zu dehnenden Seite (beide Rektusbäuche werden nacheinander behandelt).

Handanlage Die ulnaren Handkanten von lateral an den M. rectus abdominis anlegen.

Dehnung Nach medial (▶ Abb. 15.32).

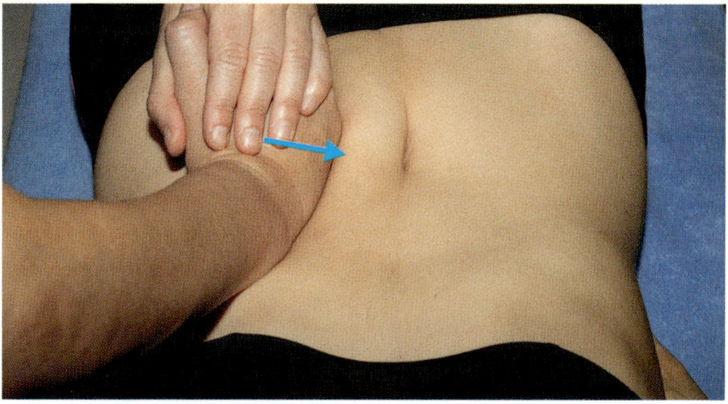

Abb. 15.32 Querdehnung des M. rectus abdominis

15.2.21 Mm. obliqui internus et externus abdominis

Tipps & Fallstricke

- Der M. obliquus externus abdominis neigt bei BWS- und/oder Thoraxfehlstellungen zu Tonusschwankungen.
- Der M. obliquus internus erhöht bei bilateraler Anspannung den intraabdominellen Druck (Miktion, Defäkation, Erbrechen, Gebären, forcierte Ausatmung). Bei Entspannung in der Inspiration wird ein Sog erzeugt, der den venösen Abfluss der Beine begünstigt, bei Anspannung in der Exspiration wird das Blut dann weiter zum Herzen transportiert.
- Hilfsmuskel für forcierte Ausatmung.

Eigendehnung (ohne Abb.)

Ausgangsstellung Der Patient liegt mit abduzierten Beinen gestreckt auf dem Rücken. Die Wirbelsäule ist lordotisch unterlagert, die Arme sind in maximaler Anteflexion und leichter Abduktion eingestellt.

Einstellung Jeweils einen Arm und das kontralaterale Bein in Verlängerung maximal herausschieben.

Dehnung Der Patient atmet maximal in den Bauch und hält diese Dehnung einige Sekunden. Bei der Eigendehnung wird jeweils der M. obliquus externus der einen Seite mit dem M. obliquus internus der Gegenseite gedehnt.

Querdehnung M. obliquus externus

Ausgangsstellung Der Patient liegt auf dem Rücken. Der Therapeut steht kontralateral.

Handanlage Die ulnare Handkante der kopfnahen Hand liegt quer zum Muskelfaserverlauf, kaudal des Rippenbogens. Die fußnahe Hand liegt gedoppelt darüber.

15 **Dehnung** Nach laterokaudal (▶ Abb. 15.33).

Querdehnung M. obliquus internus

Ausgangsstellung Der Patient liegt auf dem Rücken. Der Therapeut steht kontralateral.

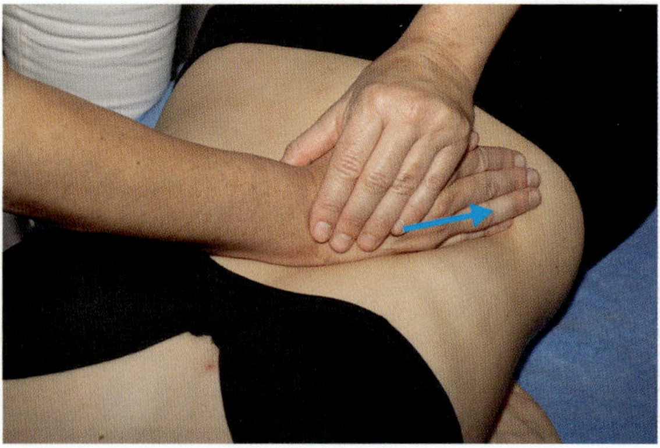

Abb. 15.33 Querdehnung M. obliquus externus nach laterokaudal

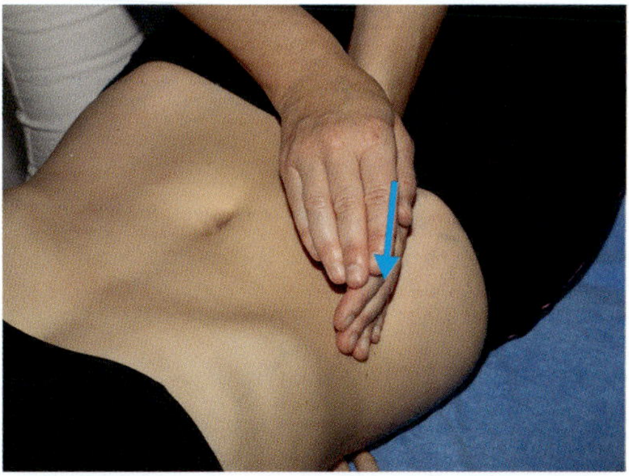

Abb. 15.34 Querdehnung des M. obliquus internus nach laterokranial

Handanlage Die fußnahe Hand liegt quer zum Muskelverlauf kranial des Lig. inguinale, die kopfnahe Hand liegt gedoppelt darüber.
Dehnung Nach laterokranial (▶ Abb. 15.34).

15.2.22 M. quadratus lumborum

Tipps & Fallstricke

- Durch Faserverlauf in drei Gruppen auch rotatorische Komponenten auf WS und Becken
- Stabilisiert die 12. Rippe und verhindert das Absinken des Beckens in der Spielbeinphase → unterstützt die kleinen Glutäen der kontralateralen Seite
- Übernimmt bei neurologischen Ausfällen oder Muskelläsionen der unteren Extremität kompensatorisch Gangfunktionen (Zirkumduktion)
- Aktiv bei Husten, Niesen, Pressen oder lautem Schreien

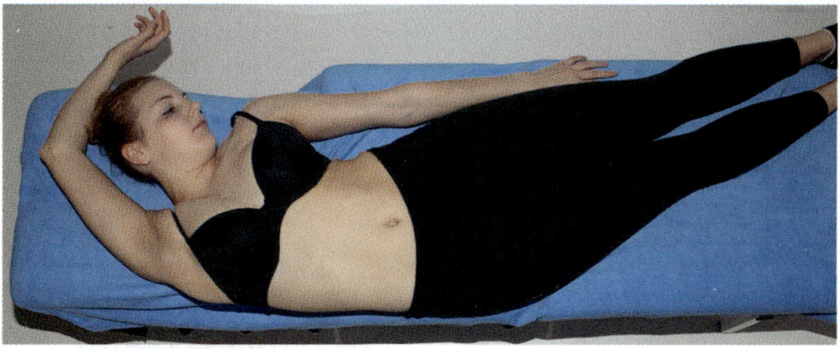

Abb. 15.35 Eigendehnung des M. quadratus lumborum

Eigendehnung

Ausgangsstellung Der Patient befindet sich in Rückenlage. Der Arm der zu dehnenden Seite ist in maximaler Anteflexion, die Beine sind gestreckt.
Einstellung Arm und Beine werden zur selben Seite geführt, bis eine maximale Lateralflexion erreicht ist (C-Dehnlage).
Dehnung Der Patient atmet forciert in die vorgedehnte Seite (▶ Abb. 15.35).

Querdehnung

Ausgangsstellung Seitlage mit leicht lateralflektorischer Unterlagerung. Der Therapeut steht vor dem Patienten.
Handanlage Die fußnahe Hand mit der ulnaren Handkante kranial des Beckenkamms anlegen. Die kopfnahe Hand doppelt.
Dehnung Nach dorsomedial in Richtung Wirbelsäule (▶ Abb. 15.36).

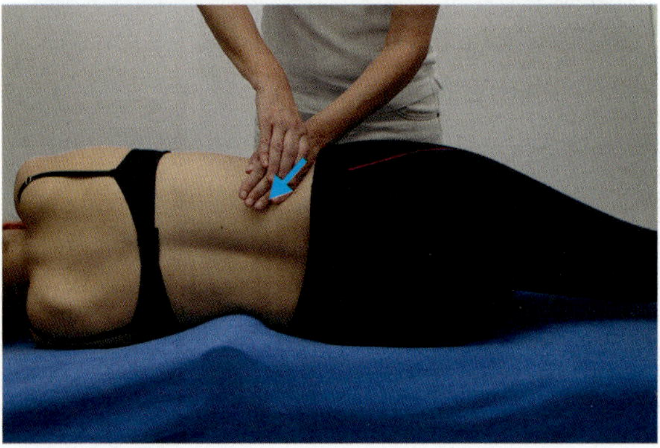

Abb. 15.36 Querdehnung des M. quadratus lumborum

15.2.23 M. erector spinae (autochthone Rückenmuskulatur)

Tipps & Fallstricke

- Im transversospinalen System (Mm. rotatores et multifidii) der autochthonen Rückenmuskulatur befinden sich die **Irritationspunkte** nach Sell. Sie reagieren segmental auf Funktionsstörungen des Wirbelgelenks.
- Die autochthone Muskulatur stabilisiert segmental (Feinregulierung). Bei Instabilitäten geben Patienten z. B. ein Durchbrechgefühl oder verstärkten Schmerz nach der Nachtruhe an.
- Kräftige Kontraktion bei Husten und Pressen.
- Exzentrische Arbeit nur während der ersten 30–40° Rumpfflexion, danach übernehmen die Ligamente und die Rückenfaszie die Haltearbeit; entsprechend beginnt die konzentrische Aktivität auch erst wieder am Ende der Aufrichtung.

Eigendehnung

Ausgangsstellung Patient im Fersensitz.

Einstellung Der Patient rollt sich Wirbel für Wirbel maximal ein und schiebt dabei die Hände fußwärts (Päckchenstellung).

Dehnung Während der Ausatmung versucht der Patient, sich noch „runder" zu machen (▶ Abb. 15.37).

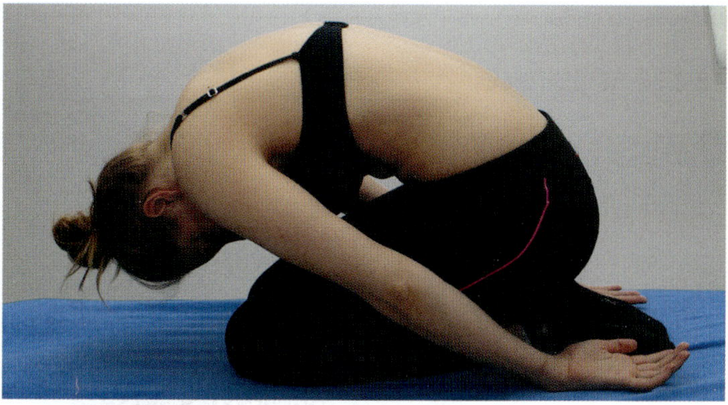

Abb. 15.37 Eigendehnung des M. erector spinae

Fasziales Ausstreichen (ohne Abb.)

Ausgangsstellung Patient befindet sich in Bauch- oder Seitlage, die WS ist kyphotisch unterlagert/eingestellt.

Handanlage Die Handballen des Therapeuten werden ein- oder beidseitig paravertebral angelegt.

Ausstreichen Mit dosiertem Druck in die Tiefe wird im Längsverlauf des Muskels ausgestrichen.

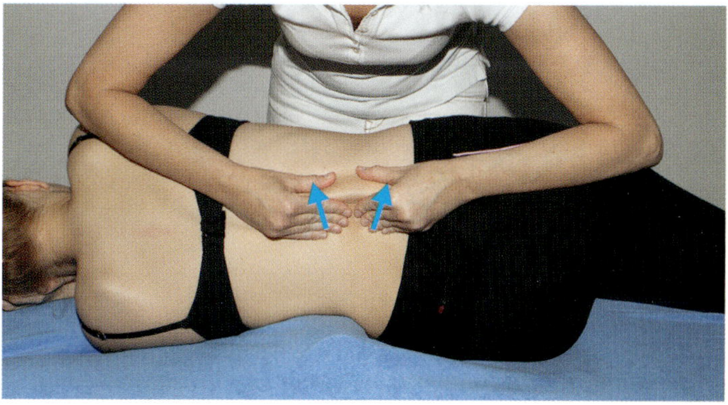

Abb. 15.38 Querdehnung des M. erector spinae

Querdehnung

Ausgangsstellung Der Patient liegt auf der Seite, dem Therapeuten zugewandt. Den zu behandelnden Abschnitt in Lateralflexion lagern, die oben liegende Seite wird gedehnt.

Handanlage Die Langfinger beider Hände flächig von medial an den Muskel anlegen; zur Fixation der Lateralflexion beide Unterarme an Thorax und Becken anlegen.

Dehnung Nach lateral (▶ Abb. 15.38).

15.2.24 M. piriformis

Tipps & Fallstricke

- Hypertonus kann zu Nervenirritationen führen (N. ischiadicus, N. gluteus superior).
- Kontrolliert die Innenrotation des Beins während der Standbeinaktivität.
- Stabilisiert das Hüftgelenk und das SIG.
- Bis 90° Hüftflexion Außenrotator, bei über 90° Hüftflexion Innenrotator (Funktionsumkehr).
- Typische Symptome: pseudoradikulärer Schmerz, der sich bei langem Sitzen oder Sitzen mit Adduktion/Innenrotation verschlimmert („Hosentaschenphänomen"), Leistenschmerz, evtl. Schwellung des betroffenen Beins, Schmerz beim Stuhlgang.

Eigendehnung

15

Ausgangsstellung Der Patient befindet sich in Rückenlage, das betroffene Bein ist überkreuzt neben dem Kniegelenk der Gegenseite aufgestellt. Die diagonale Hand umfasst das Knie des betroffenen Beins.

Einstellung Die diagonale Hand zieht das betroffene Bein in Adduktion und Innenrotation (unter 90° Hüftflexion).

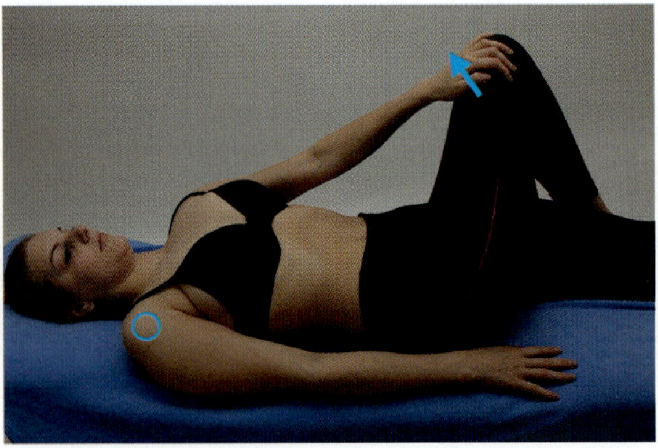

Abb. 15.39 Eigendehnung des M. piriformis

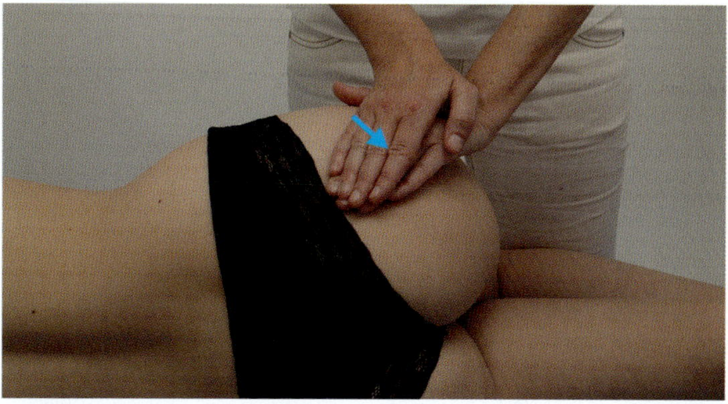

Abb. 15.40 Querdehnung M. piriformis

Dehnung Adduktion und Innenrotation im Hüftgelenk verstärken und darauf achten, dass die Schulter und das Becken der betroffenen Seite als Fixpunkte auf der Unterlage bleiben (▶ Abb. 15.39).

Querdehnung

Ausgangsstellung Seitlage. Oben liegendes, zu behandelndes Bein in Hüftflexion (unter 90°) und Adduktion.

Handanlage Langfinger im Faserverlauf.

Dehnung Nach kaudomedial quer zum Faserverlauf (▶ Abb. 15.40).

Releasetechnik

Ausgangsstellung Der Patient liegt auf dem Bauch, das Knie der betroffenen Seite ist ca. 90° flektiert. Der Therapeut steht neben der Behandlungsliege.

Handanlage Die patientennahe Hand drückt mit dem Daumen auf einen Schmerzpunkt im M. piriformis, die patientenferne Hand umfasst den Unterschenkel des Patienten.

Release Unter gehaltenem Druck des Daumens wird das Bein über den Unterschenkel repetitiv in die Innenrotation geführt (▶ Abb. 15.41).

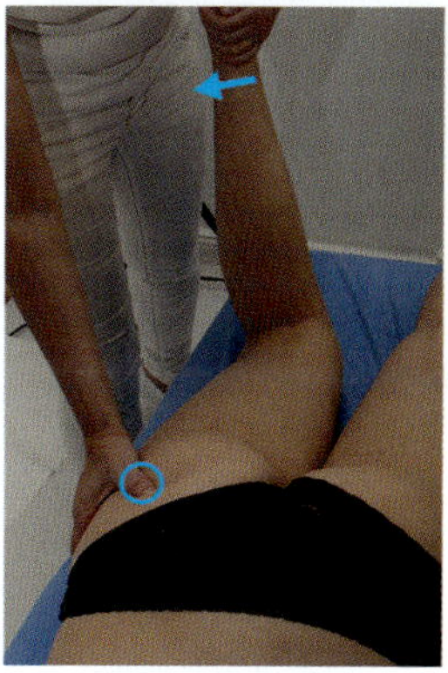

Abb. 15.41 Release des M. piriformis

15.2.25 Mm. glutei medius et minimus

Tipps & Fallstricke

- Beckenstabilisatoren im Einbeinstand
- Bei Schwäche Trendelenburg- und/oder Duchenne-Zeichen
- Bei Koxarthrose Atrophie und/oder Koordinationsprobleme
- Symptome: Seitlage auf betroffener Seite schmerzhaft → unruhiges Schlafen, Schmerzen beim Gehen

Fasziales Ausstreichen

Ausgangsstellung Patient in Seitlage, das oben liegende Bein ist gestreckt. Der Therapeut steht hinter dem Patienten.

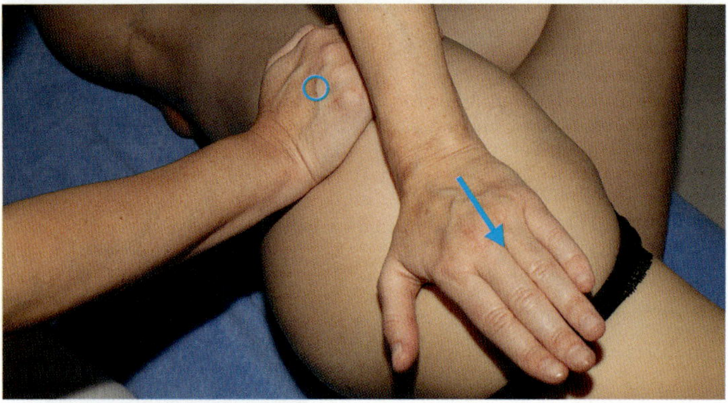

Abb. 15.42 Fasziales Ausstreichen der Mm. glutei medius et minimus

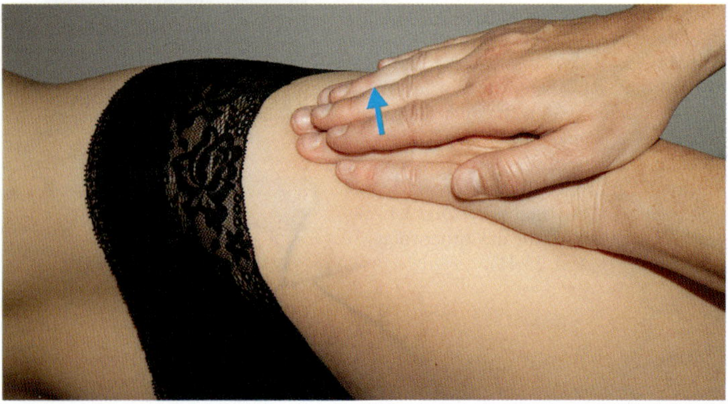

Abb. 15.43 Querdehnung der Mm. glutei medius et minimus

Ausstreichen Unter Gegenhalt der patientenfernen Hand mit dosiertem Druck mit dem Daumenballen im Faserverlauf von distal nach proximal (▶ Abb. 15.42).

Querdehnung

Ausgangsstellung ▶ 15.2.25, Fasziales Ausstreichen.
Handanlage Langfinger zum Beckenkamm zeigend von kaudal im Faserverlauf.
Dehnung Nach ventral oder dorsal, quer zur Muskelfaser (▶ Abb. 15.43).

15.2.26 M. psoas major und M. iliacus

Tipps & Fallstricke

- Im aktiven Stand und Sitz aktiv, im Gang weniger (M. psoas major).
- Im Stand nur wenig aktiv, beim Gehen und Laufen aber permanent (M. iliacus).
- Hypertonus führt zu einer lordotischen Belastung in der LWS und einer Nutationsbelastung im SIG.
- Symptome: Mühe beim Aufstehen aus tiefen Positionen, „inneres Hüftschnappen“

Querdehnung

Ausgangsstellung Der Patient liegt in Rückenlage, das Bein der zu behandelnden Seite ist in leichter Hüftflexion gelagert. Der Therapeut steht gleichseitig.

Handanlage

- M. iliacus: ulnare Handkante an die Fossa iliaca, Hände sind gedoppelt.
- M. psoas major: ulnare Handkante lateral des M. rectus abdominis (kaudale Hälfte), Hände gedoppelt. Guten Tiefenkontakt aufbauen.

Dehnung

- M. iliacus: „Ausschaufeln“ des Beckens von ventral-lateral nach dorsal-medial (▶ Abb. 15.44)
- M. psoas: nach dorsal-medial (▶ Abb. 15.45)

15

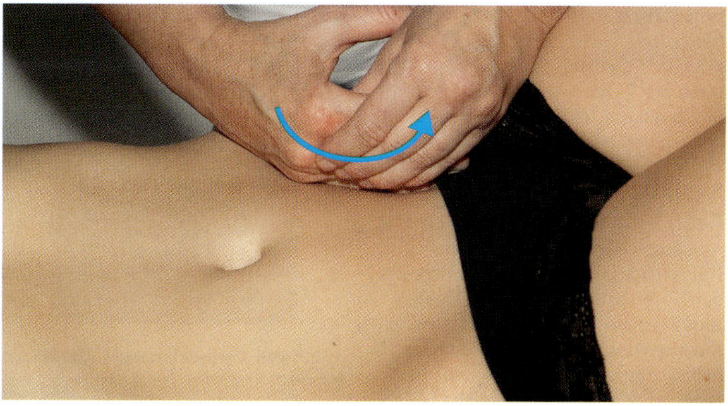

Abb. 15.44 Querdehnung des M. iliacus

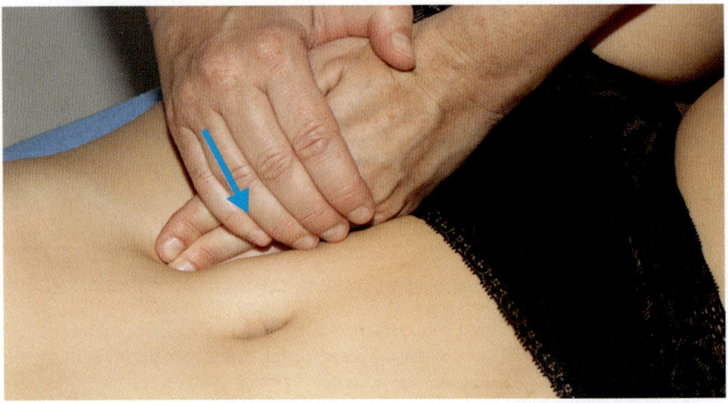

Abb. 15.45 Querdehnung des M. psoas major

15.2.27 M. quadriceps femoris

Tipps & Fallstricke

- Distale Faserzüge strahlen als M. articularis in den Recessus suprapatellaris ein und schützen die Kapsel bei Knieextension vor Einklemmung.
- Kennmuskel für das Segment L3.
- M. vastus medialis hat die größte Atrophieneigung, ist aber wichtig für die vollständige Kniestreckung.

Eigendehnung

Ausgangsstellung Der Patient legt Knie und Unterschenkel der zu dehnenden Seite auf die Behandlungsliege, der Fuß ist im Überhang.

Einstellung Das Hüftgelenk ist in endgradiger Extension eingestellt.

Dehnung Den Oberkörper nach hinten verlagern, ohne die Hüftstreckung aufzugeben (▶ Abb. 15.46).

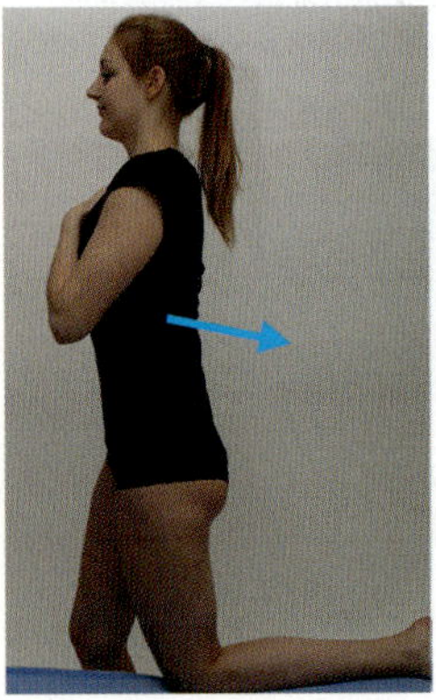

Abb. 15.46 Eigendehnung M. quadriceps femoris

Fasziales Ausstreichen (ohne Abb.)

Ausgangsstellung Der Patient liegt in Rückenlage auf der Behandlungsliege, der Unterschenkel ist im Überhang.

Ausstreichen Der Therapeut streicht mit angepasstem Druck mit dem Handballen vom Recessus suprapatellaris im Faserverlauf nach proximal aus.

Querdehnung (ohne Abb.)

Ausgangsstellung Der Patient liegt auf dem Rücken mit dem Unterschenkel am Bankende im Überhang. Der Therapeut sitzt seitlich.
Handanlage Daumen bzw. Daumenballen und Langfinger beider Hände umfassen je nach Hypertonus einen Teil des Muskelbauchs.
Dehnung Nach medial oder lateral.

15.2.28 Mm. ischiocrurales (ischiokrurale Muskulatur)

Tipps & Fallstricke

- Der M. semimembranosus hält den Innenmeniskus dorsal.
- Der M. biceps femoris ist der einzige Außenrotator des Kniegelenks.
- Wechselwirkungen zwischen einem hypertonen M. biceps femoris, Funktionsstörungen der Fibula und des SIG sind relativ häufig.
- Die ischiokrurale Gruppe hemmt die Hüftflexion im Gang am Ende der Spielbeinphase.

Eigendehnung

Ausgangsstellung Der Patient liegt auf dem Rücken und umfasst mit beiden Händen den Oberschenkel des zu dehnenden Beins.
Einstellung Die Hüfte ist ca. 90° gebeugt und das Knie leicht flektiert. Der Fuß fällt in lockere Plantarflexion. Das andere Bein ist gestreckt.
Dehnung Das Kniegelenk des zu dehnenden Beins, soweit es geht, aktiv strecken; das andere Bein währenddessen aktiv auf die Behandlungsliege drücken (▶ Abb. 15.47).

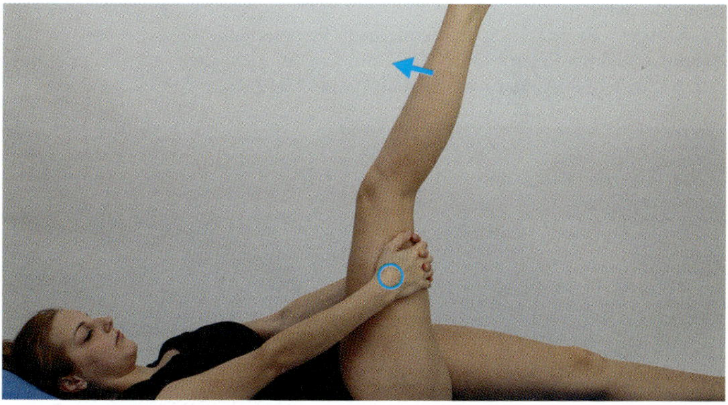

Abb. 15.47 Eigendehnung der Mm. ischiocrurales

Alternativ kann das betroffene Knie von Anfang an maximal gestreckt sein, während die Hüfte weniger als 90° gebeugt ist. Die Dehnung erfolgt dann über die Verstärkung der Hüftbeugung.

Fasziales Ausstreichen

Ausgangsstellung Der Patient liegt auf dem Bauch. Der Therapeut steht seitlich mit Blickrichtung zum Fußende.

Ausstreichen Die patientenferne Hand hält leicht am Tuber ischiadicum gegen, die patientennahe Hand streicht mit dem Daumenballen mit dosiertem Druck im Faserverlauf von proximal nach distal (▶ Abb. 15.48).

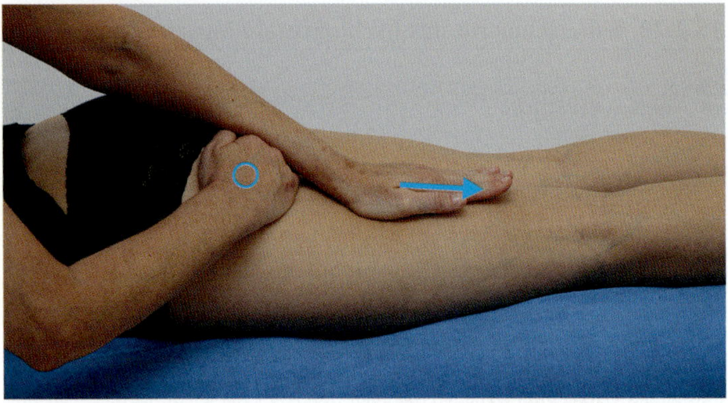

Abb. 15.48 Fasziales Ausstreichen der Mm. ischiocrurales

Querdehnung

Ausgangsstellung Der Patient liegt auf dem Bauch, der Therapeut steht seitlich neben der Bank.

Handanlage Beide Hände liegen quer zum Faserverlauf.

Dehnung Durch Druck über die Daumen/Daumenballen nach lateral oder durch Zug der Langfinger nach medial (▶ Abb. 15.49).

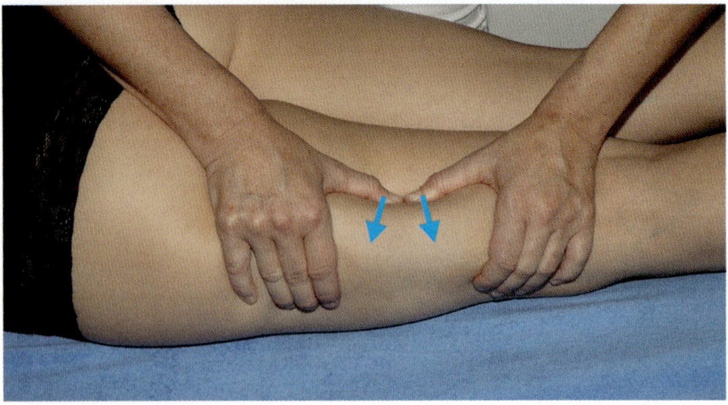

Abb. 15.49 Querdehnung Mm. ischiocrurales

15.2.29 M. popliteus

Tipps & Fallstricke

- Wichtigster dorsolateraler Stabilisator des Kniegelenks.
- Bei fixiertem Unterschenkel dreht er den Oberschenkel nach außen, d. h., er **entriegelt das Knie.**
- Aktiv in Beugung.
- Unterstützt das hintere Kreuzband und hält den Außenmeniskus dorsal.

Querdehnung

Ausgangsstellung Der Patient liegt auf dem Bauch. Der Therapeut steht seitlich und kniet mit dem fußnahen Bein auf der Behandlungsliege. Der Unterschenkel des Patienten ist auf dem Oberschenkel des Therapeuten abgelegt. Alternativ kann der Unterschenkel unterlagert werden.

Handanlage Die Fingerkuppen II, III und ggf. IV der fußnahen Hand liegen quer zur Muskelfaser zwischen den Bäuchen des M. gastrocnemius, die zweite Hand doppelt.

Dehnung Nach kaudolateral (▶ Abb. 15.50).

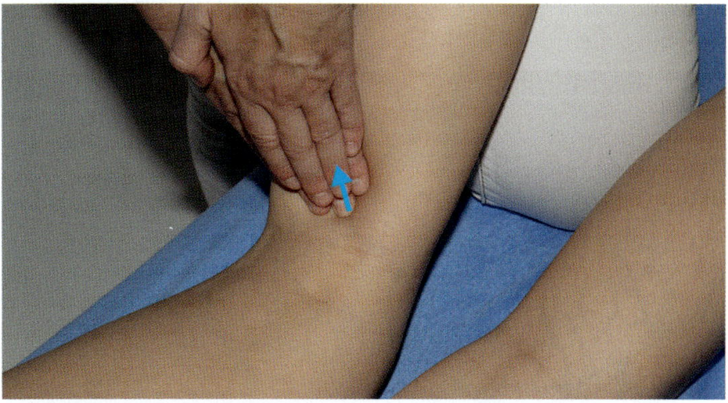

Abb. 15.50 Querdehnung des M. popliteus

15.2.30 Adduktorengruppe

Tipps & Fallstricke

- Der M. adductor magnus ist als kräftigster Adduktor besonders aktiv beim Gehen, Laufen und Sprinten (jeweils bei Fersenkontakt), ebenso beim Skifahren, Reiten und Treppensteigen (inaktiv beim Hinuntergehen).
- Der M. gracilis ist sehr aktiv bei einbeinigen Absprüngen.
- Der M. adductor longus ist häufig überlastet und hyperton bei Koxarthrose und Hüftdysplasie.
- Hypertonus der Adduktoren führt durch den Zug an der Symphyse zu einer Kompression im SIG.

Eigendehnung

Ausgangsstellung Stand.

Einstellung Das zu dehnende Bein ist gestreckt, das andere geht in einen seitlichen Ausfallschritt = Abduktion der zu dehnenden Seite.

Dehnung Durch Verstärkung der Abduktion/des Ausfallschritts (▶ Abb. 15.51).

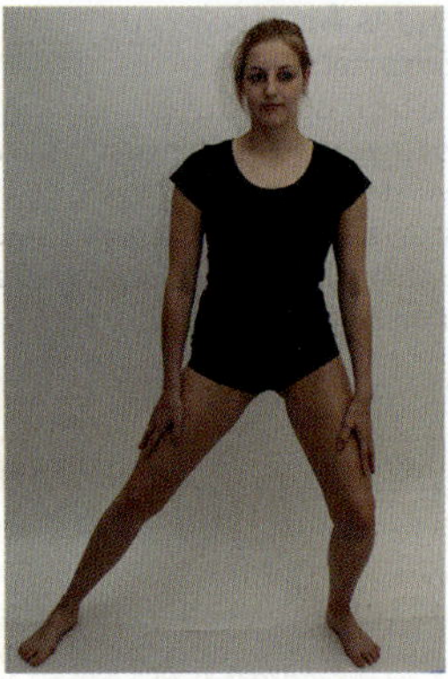

Abb. 15.51 Eigendehnung der Adduktorengruppe

Querdehnung

Ausgangsstellung Der Patient liegt auf dem Rücken mit abduziertem Oberschenkel und herabhängendem Unterschenkel. Der Therapeut steht seitlich an der Bank.

Handanlage

- Fußnahe Hand: am distalen Oberschenkel
- Kopfnahe Hand: Handballen am Muskelbauch quer zum Faserverlauf

Dehnung Nach dorsal (▶ Abb. 15.52).

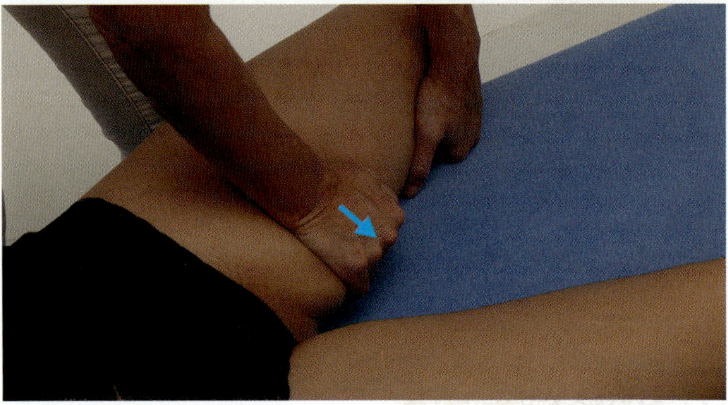

Abb. 15.52 Querdehnung der Adduktoren

15.2.31 M. tensor fasciae latae

Tipps & Fallstricke

- Stabilisation des Hüftgelenks (Hüftkopf wird über die Traktussehne in die Pfanne gepresst).
- Verdickung des Muskels kann eine *Snapping Hip* verursachen.

Fasziales Ausstreichen

Ausgangsstellung Der Patient liegt auf der nicht betroffenen Seite. Das unten liegende Bein ist in Hüfte und Knie gebeugt, das oben liegende, betroffene Bein liegt im Hüftgelenk in Extension und Adduktion, das Knie ist leicht flektiert. Der Therapeut steht hinter dem Patienten.

Ausstreichen Unter Gegenhalt der patientenfernen Hand am Becken streicht die patientennahe Hand mit dem Handballen dosiert im Faserverlauf von proximal nach distal aus (▸ Abb. 15.53).

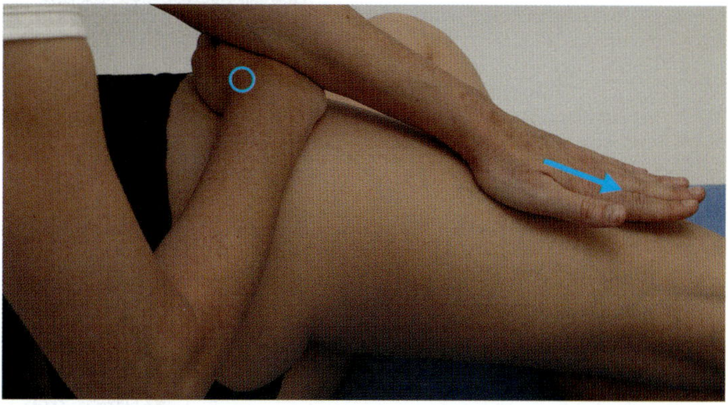

Abb. 15.53 Fasziales Ausstreichen des M. tensor fasciae latae und des Tractus iliotibialis

Querdehnung

Ausgangsstellung Der Patient liegt auf dem Rücken, das zu dehnende Bein in Extension und Adduktion, das andere Bein wird darüber gekreuzt. Der Therapeut steht kontralateral.

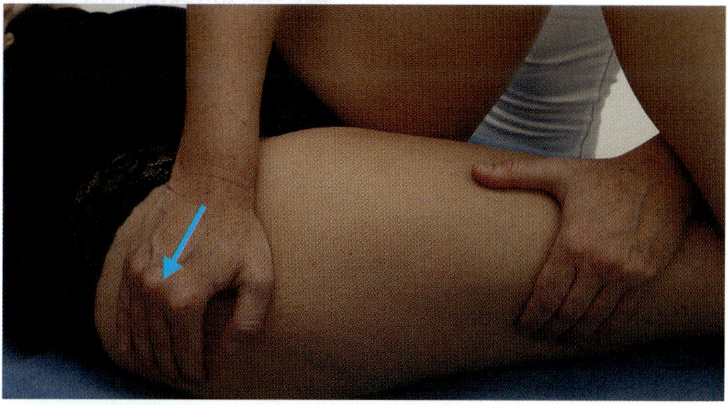

Abb. 15.54 Querdehnung des M. tensor fasciae latae

Handanlage

- Fußnahe Hand fixiert das Bein in Adduktion.
- Kopfnahe Hand: Daumenballen von ventral auf den Muskel setzen.

Dehnung Nach dorsolateral (▶ Abb. 15.54).

15.2.32 M. triceps surae

Tipps & Fallstricke

- Kennmuskel für S1.
- Kontrolliert in der Standbeinphase die Bewegungen der Tibia auf dem Talus.
- Im Gang vorwiegend exzentrische Arbeit.
- Im Stand relativ inaktiv, Aktivität kommt bei Schwerpunktverlagerung.
- Bei flektiertem Knie hat nur noch der M. soleus Einfluss auf das Sprunggelenk.
- Häufig hyperton bei Knie- und Fußproblematik.

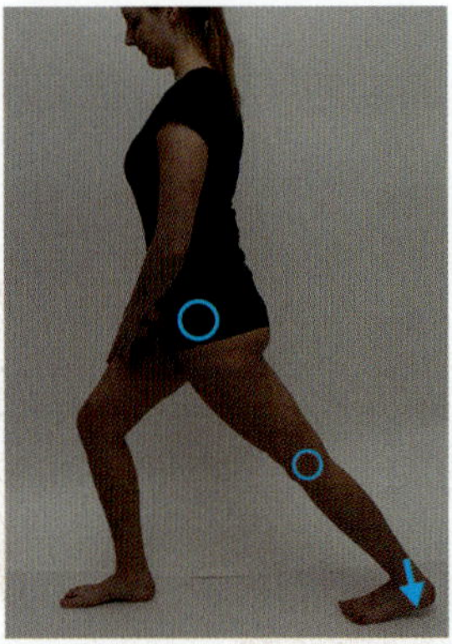

Abb. 15.55 Eigendehnung des M. triceps surae

Eigendehnung

Ausgangsstellung Stand.

Einstellung Ausfallschritt. Das betroffene Bein steht hinten und ist in Hüfte und Knie gestreckt.

Dehnung Die Dorsalextension im Sprunggelenk durch aktives Schieben der Ferse bodenwärts verstärken (▶ Abb. 15.55). Knie- und Hüftgelenk bleiben in Extension stabil.

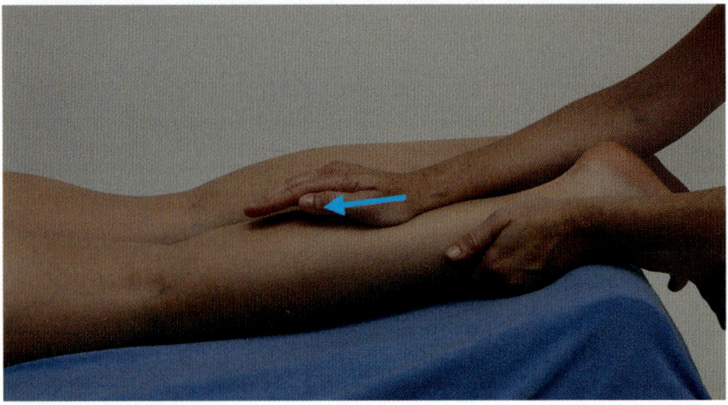

Abb. 15.56 Fasziales Ausstreichen des M. triceps surae

Fasziales Ausstreichen

Ausgangsstellung Der Patient liegt auf dem Bauch mit dem Fuß im Überhang. Der Therapeut steht am Fußende.

Ausstreichen Unter Gegenhalt einer Hand am distalen Unterschenkel mit dem Handballen im Faserverlauf dosiert von distal nach proximal (▶ Abb. 15.56).

Querdehnung

Ausgangsstellung Patient in Bauchlage, Fuß in Neutralstellung im Überhang. Der Therapeut steht seitlich an der Bank.

Handanlage Lateralen oder medialen Muskelbauch jeweils von der kontralateralen Seite zwischen Daumen bzw. Daumenballen und Langfinger beider Hände nehmen.

Dehnung Nach lateral oder medial (▶ Abb. 15.57).

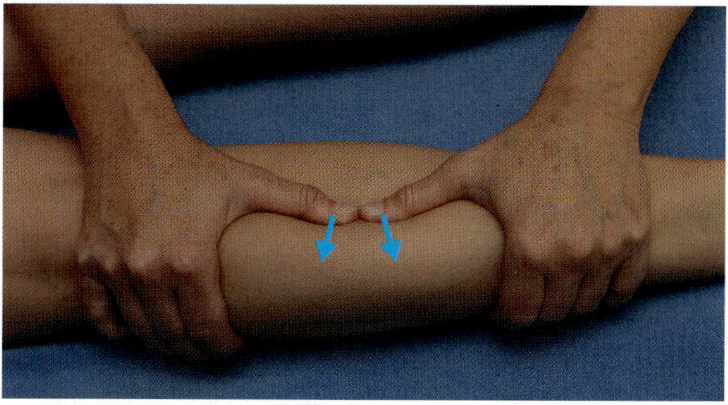

Abb. 15.57 Querdehnung des M. triceps surae

16 Das Fasziensystem

Sergej Thiele

16.1 Bedeutung der Faszien

- Die Bedeutung der Faszien hat in den vergangenen 2 Dekaden in der Betreuung von Sportlern und in der Behandlung von Schmerzen eine neue und herausragende Bedeutung erhalten.
- In der Medizin und insbesondere in der Behandlung funktioneller Störungen des menschlichen Körpers hat die Beachtung der Faszien in den vergangenen Jahrzehnten sehr stark zugenommen. So nimmt die Zahl der wissenschaftlichen Veröffentlichungen rasant zu, und das Verständnis um und für dieses Gewebe wird klarer und umfassender.
- Wurde die Faszie zunächst nur als Umhüllung des Muskels wenig beachtet, stellte sich zunehmend die wichtige Bedeutung der Faszie heraus.
- Es werden noch viele Erkenntnisse hinzukommen. Doch lässt sich aktuell bereits sagen, dass die Faszien deutlich mehr Aufgaben haben, als den Muskel zu begrenzen und eine Gleitschicht zu bilden.
- Faszien sind Teil der Kraftübertragung, aber auch für die Aufspannung des Stützapparats wichtig, wie aus dem Tensegrity-Modell abgeleitet werden kann. Es folgt daraus die Beteiligung an der Übertragung und Verteilung der Kräfte als mechanische Funktion der Faszien.
- Das Fasziensystem umgibt, verwebt und durchdringt alle Organe, Muskeln, Knochen und Nervenfasern, verleiht dem Körper eine funktionelle Struktur und bietet eine Umgebung, die es allen Körpersystemen ermöglicht, auf integrierte Weise zu arbeiten.
- Faszien sind weiter als sensorisches Organ zu verstehen, da sie reich mit freien Nervenendigungen besetzt sind und so ständig Informationen über Veränderungen der Spannungsverhältnisse und Zugkräfte wahrnehmen, weiterleiten und verarbeiten. So bilden Muskeln mit ihren Faszien ein wichtiges Sinnesorgan mit einer Vielzahl von Afferenzen für Interozeption, Propriozeption und Nozizeption und haben so einen Einfluss auf den Tonus und die Ansteuerung der betroffenen Muskulatur, was zu Überlastungen und Dysfunktionen des Bewegungsapparats führen kann.
- Von hoher Bedeutung sind hier auch die Piezo2-Membranrezeptoren, 2021 mit dem Nobelpreis für Medizin geehrt, da diese in der Propriozeption direkt mechanische Reize verarbeiten, die auf das Fasziengewebe ausgeübt werden.
- Insbesondere im Bereich der Fascia thoracolumbalis zeigt sich eine stark ausgeprägte Besetzung mit freien Nervenendigungen als sensorisches System. Begleitend finden sich Myofibrillen, die zu einer gerichteten Spannungserhöhung führen und den Faszientonus beeinflussen. So kann die funktionelle Störung im LWS- und SIG-Bereich mit durch eine begleitende Tonuserhöhung der Faszie festgestellt und lumboischialgieforme Ausstrahlungen entlang der Faszienzüge nachvollzogen werden.
- In den anatomischen Arbeiten von Carla Stecco werden fasziale Verbindungen von der Glutealfaszie zur Nervenscheide des N. ischiadicus dargestellt, die eine funktionelle Einengung der Nervenscheide verursachen und eine ausstrahlende Schmerzsymptomatik verursachen können.
- Klinische Relevanz besteht in der Beeinflussung myofaszialer Schmerzen und Funktionsstörungen, was gerade in der Manuellen Medizin als therapeutischer Ansatzpunkt genutzt werden kann.

16.2 Was sind Faszien

- Faszien lassen sich in der Definition als Teil der Bindegewebsstrukturen bezeichnen, die die Muskeln und Organe umhüllen und eine Grenzschicht ausmachen zwischen unterschiedlichen Körperstrukturen.
- Beim ersten Faszienkongress in Boston wurden die Faszien als die Bindegewebsstrukturen definiert, die in ihrer Morphologie primär durch Spannungsbelastungen bestimmt sind (Findley und Schleip 2007).
- Die Faszien umspannen die Muskulatur und durchziehen netzartig den gesamten Körper. Begleitend bilden sie Gelenk- und Organkapseln, Muskelsepten und Sehnen sowie aponeurotische Sehnenplatten, aber auch Bänder und Retinacula sowie Sehnen- und Nervenscheiden.
- Allgemein werden Faszien gerne als „Bindegewebe" bezeichnet, wobei die Faszien eher als ein Teil des dichten Bindegewebes bezeichnet werden sollten, der gleichmäßig und mehrschichtig angeordnet ist, also einen Teil verschieden aufgebauter Bindegewebe ausmacht (▶ Abb. 16.1).

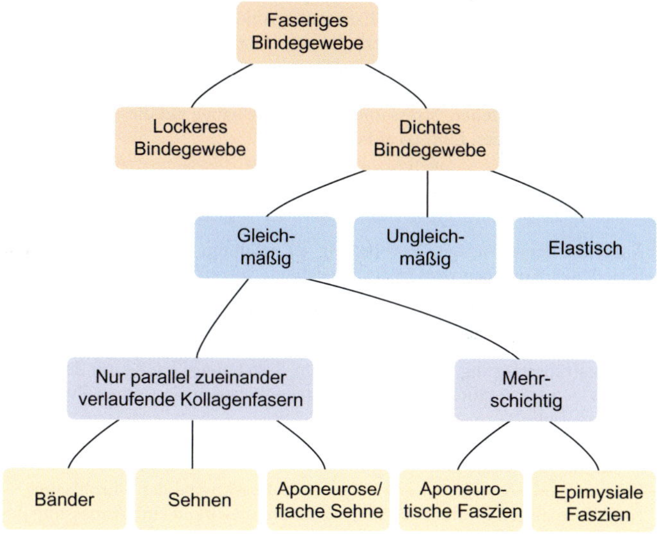

Abb. 16.1 Einteilung der Faszienstruktur als Teil des Bindegewebes [L157]

- Die Faszien bestehen aus mehrschichtig, gitterartig angeordneten Kollagenfasern.
- Unterschieden werden die oberflächlichen und tiefen Faszien, wobei die tiefen Faszien in aponeurotische und epimysiale Faszien unterteilt werden.
- Unterteilt werden Zellen – mit Fibroblasten, Nerven und Mastzellen – sowie die extrazelluläre Matrix, die aus wässriger Grundsubstanz und kollagenen Fasern aufgebaut ist.

- Fibroblasten können sich als nicht voll differenzierte Zellen aus dem Mesoderm zu verschiedenen Bindegewebszellen differenzieren und eine Vielzahl verschiedener Bestandteile des Bindegewebes wie das Kollagen bilden.
- Neben den Kollagenfasern, als zugfeste Faserproteine, finden sich auch Elastinfasern, was zu einer gleichzeitig elastischen Reißfestigkeit führt.
- Während die Kollagenfasern aus helixartig verdrillten Kollagenmolekülen bestehen, die bündelartig zu Mikrofibrillen und weiter zu Fibrillen und Kollagenfasern umeinander gedreht gleichmäßig ausgerichtet sind, zeigen die elastischen Fasern ein spannungsabhängiges Verhalten mit gleichmäßiger Ausrichtung bei Spannung und netzartiger Verdrehung bei Entspannung.
- Bei pathologischen Veränderungen der kollagenen und elastischen Fasern kommt es zu einer Verfilzung der Fasern. Es ist ein Verlust der wellenartigen Struktur zu beobachten, was zu reduzierter federnder Elastizität und verringerter Spannkraft führt.
- In Bereichen einer chronischen Entzündung kommt es über die Aktivierung von Immunzellen und die Freisetzung von Zytokinen zu fibrotischen Adhäsionen im Bereich der Faszie (Wynn et al. 2008).
- Proinflammatorisches Milieu führt entsprechend zu einer Zunahme der Fasziensteifigkeit durch vermehrte Expression von Zytokinen. Diese kann über die Anwendung von sanft wiederholten mechanischen Mobilisationsimpulsen umgekehrt werden (Meltzer und Standley 2007).
- Der Faszientonus scheint zudem unter einem tonuserhöhenden Einfluss des Sympathikus zu stehen. Stress und Gemütslage haben auf diese Weise ebenfalls einen wichtigen Einfluss auf die Faszien.

16.3 Funktion der Faszien

- Aufgrund der netzartigen Verbindung des gesamten Körpers und der verschiedenen Aufgaben wird in der Regel heute von einem Fasziensystem gesprochen.
- Das Fasziensystem umhüllt und durchdringt alle Organe, Muskeln, Knochen und Nervenfasern und verleiht dem Körper eine funktionelle Struktur.
- Die Kraftübertragung im Muskel-Faszien-System wird häufig mit dem Tensegrity-Modell verglichen, wobei das Fasziennetz den elastischen Zugelementen entspricht.
- Die Faszien wirken so als viskoelastische Stoßdämpfer und vermitteln als elastische Federn die Bewegungen.
- Belastung und Beanspruchung haben über die Aktivität der Fibroblasten einen formenden Einfluss auf die Faszien und bewirken eine Anpassung des Gewebes.
- Funktionell stehen die Faszien miteinander in Beziehung, sodass eine mechanische Verkürzung auch im antagonistischen System zu einer Kontraktion führt.
- Das Fasziensystem bildet weiter eine Matrix für die interzelluläre Kommunikation. Bis zu einem Drittel der gesamten Körperflüssigkeiten sind in den Faszien gespeichert, wo sie an Glykosaminglykane gebunden sind.
- Das lockere Bindegewebe der Faszien ist ein wichtiges Reservoir für Wasser, Salze und andere Elemente sowie ein potenzielles Reservoir für die Akkumulation von Abbauprodukten wie Laktat.
- Mit fortschreitendem Alter sinkt der Wassergehalt im Bindegewebe und nachfolgend die Beweglichkeit.

- Eine Akkumulation der Abbauprodukte führt über einen Zeitraum, z. B. über die Veränderung des pH-Werts, zu einer Veränderung der biomechanischen Eigenschaften des lockeren Bindegewebes und damit der Gleitbewegung der Faszienschichten, was zur myofaszialen Dysfunktion führen kann.
- Bei intensiver Aktivität und im Sport zeigt sich im Erschöpfungszustand ein lokales Absinken des pH-Werts und resultierend die Zunahme der Viskosität des Hyaluronans im Fasziengewebe, was zu einer Steifigkeit nach längerer, intensiver Aktivität führen kann.
- Eine Überlastung oder auch Traumata bedingen so eine Veränderung der Viskosität und werden schmerzhaft wahrgenommen, können aber auch zu einer erhöhten Verletzlichkeit führen.
- Die Faszien wirken entlastend und protektiv auf die Muskulatur und senken so das Verletzungsrisiko im Sport und im Alltag.

16.4 Behandlung der Faszien

- Der Nachweis der ausgeprägten Innervierung der Faszien deutet neben der Nozizeption auf einen wichtigen Beitrag in der Propriozeption hin, wie Langevin und Mense zeigen konnten.
- Insbesondere die Fascia thoracolumbalis steht im Mittelpunkt der Untersuchungen in den Arbeitsgruppen um Carla Stecco sowie vielen anderen und scheint von hoher Bedeutung als Ursache für den „unspezifischen Rückenschmerz“ (low back pain) zu sein.
- Ziel der Behandlung der Faszien ist es, Adhäsionen und Verkürzungen aufzulösen, Verfilzungen zu lösen und die nozizeptiv und reflektorisch vermittelten Dysfunktionen zu beheben. Hierzu sind lokale und übergeordnete Aspekte zu berücksichtigen.
- Die Behandlung von Faszien ist immer zeitaufwendig, da auf zu schnelle Impulse in der Faszie die Aktivität der freien Nervenendigungen zu Tonuserhöhungen der Muskulatur führt und damit den Zugang an die faszialen Strukturen verhindert.
- Die Behandlung sollte sanft und einfühlsam erfolgen, unabhängig davon, ob mit den Händen, dem Ellenbogen oder speziellen Werkzeugen wie Triggerpunkthölzchen und Faszienrolle gearbeitet wird.
- Bei der Behandlung der Faszien zu beachten sind die Reduktion des Muskeltonus, eine verbesserte Durchblutung und Rehydratation der Faszien und eine Senkung der Schmerzempfindung.
- Der Faszientonus wird stark vom Wassergehalt beeinflusst.
- Durch die kraftvolle Stimulation der interstitiellen Rezeptoren werden eine vermehrte lokale Durchblutung und ein vermehrter Wassergehalt des lokalen Bindegewebes erreicht.
- Dauerhafter Zug an der Faszie verursacht eine Abnahme des Wassergehalts der Grundsubstanz, wird aber bei anschließender Erholungsphase mit einer reaktiven Rehydratation kompensiert. Dies führt zu einer erhöhten Belastbarkeit.
- Verwendet werden Dehnungsübungen, Lösen von Adhäsionen und Muskelkräftigung mit dem Ziel einer Verbesserung von Elastizität und Koordination sowie von Kraft und Kraftausdauer, aber auch der Sensibilität für die Körperhaltung (posture).

- Bezüglich der Widerstandsfähigkeit der Faszien ist dagegen eine eher hochdosierte Belastung notwendig, bei der durch die stoßartige Belastung über die Fibroblasten die Kollagenbildung und -strukturierung angeregt werden.
- Fasziendehnung und Faszientrennung sind möglichst langsam auszuführen und im Gegensatz zur Behandlung eines lokalisierten Triggerpunkts eher flächig.
- Soll der Hartspann in der Umgebung eines lokalen Triggerpunkts behandelt werden, wird sehr pointiert auf dem Strang gearbeitet, was häufig auch durch die Verwendung von Hilfsmitteln wie Triggerhölzchen erreicht wird.
- Dehnen mit moderater Intensität zeigt eine bessere Remodellierung der Faszie als eine Dehnung mit maximaler Intensität. Ein zu intensives Dehnen kann aufgrund einer überschießenden Kollagenproduktion sogar zur Reduktion der Elastizität führen, wie man z. B. bei hypertropher Narbenbildung und Striae sehen kann.
- Die Dehnreize mit moderater Intensität zeigen eine erhöhte Freisetzung der Kollagenasen und führen zu einer Lösung der pathologischen Crosslinks. Dadurch können die Kollagenmoleküle regulär eingebaut werden, und die Elastizität wird verbessert.
- Auch die Dauer eines Dehnungsreizes beeinflusst das Ergebnis: So hat ein kurzer Dehnungsreiz eher eine reflektorische Wirkung und zielt auf eine Detonisierung, während ein lang gehaltenes Dehnen eher die mechanische Wirkkomponente auf Muskel und Bindegewebe mit Verformung der kollagenen Fasern im Sinne eines „Creep" und eine Längenzunahme erzielt.
- Bei der Fasziendehnung wird manuell mit sattem Druck auf die oberflächliche Faszie eine langsame, streichende Bewegung über die gesamte Länge des zu behandelnden Muskels durchgeführt, wodurch die kollagenen Strukturen eine Längenzunahme (Creep) erfahren (Bogduk 2000). Auch die faszialen Mechanorezeptoren erfahren eine Stimulation und bewirken eine reflektorische Detonisierung mit resultierendem Muskelrelease. Der Muskel zeigt sich dehnbarer und geschmeidig, was in einer verbesserten Funktion resultiert. Bei einer sanfteren Anwendung dieser Technik kann insbesondere der reflektorische Anteil verstärkt angesprochen werden.
- Die Faszientrennung wird, wie der Name sagt, angewendet, um anliegende Faszien, wie bei aneinander liegenden Muskeln, bei Verklebungen und nach Bildung von Crosslinks wieder voneinander zu lösen. Hierzu erfolgt eine sanfte Separation mit dem in die Tiefe anmodellierten Fingern. Dies sollte ebenfalls langsam und unter intensiver Beobachtung des Patienten erfolgen, da der Prozess sehr schmerzhaft sein kann.
- Nach mobilisierender Behandlung erfolgt die Kontrolle mit einer Reevaluation der gestörten Bewegungsrichtungen.
- Neben der Behandlung durch den Therapeuten mit verschiedensten manuellen Techniken und auch apparativen Verfahren ist es sehr wichtig, die Patienten in den Heilungsprozess einzubinden.
- Patienten sollten angeleitet werden, im Rahmen von Eigenübungen zu Dehnung, lokaler Faszienbehandlung und Muskelkräftigung sowie Koordination das Behandlungsergebnis zu unterstützen.
- Auch sollten Patienten auf die Bedeutung von Ernährung und Lebensstil hingewiesen werden, um einen nachhaltigen Effekt und eine vorbeugende Wirkung zu erzielen.

17

Manuelle Therapie und Training

Olaf Jenewein

17.1 Training

Nach erfolgreicher manualtherapeutischer Behandlung einer reversiblen Gelenkfunktionsstörung wird der behandelte Gelenkkomplex trainiert. Training ist definiert als „die systematische Wiederholung von Bewegungsabläufen zum Zwecke der Leistungssteigerung mit morphologisch fassbaren Anpassungserscheinungen…" (Froböse und Wilke 2015).

Die Leistungsanpassung geschieht nach dem Prinzip der Superkompensation (▶ Abb. 17.1):

„Wenn der Organismus körperlich gefordert wird, ist damit zunächst sein inneres Stoffwechsel-Gleichgewicht gestört, das heißt, er verbraucht mehr Energie als vorher. Diese nimmt er sich aus seinen Energiereserven. In der Erholungsphase werden diese Energiereserven nicht nur wieder aufgefüllt (kompensiert), sondern durch einen intelligenten Schutzmechanismus über das Ausgangsniveau hinaus aufgefüllt, um im Falle einer erneuten, gegebenenfalls höheren Belastung vor Erschöpfung gefeit zu sein. Dieses Phänomen nennt sich Superkompensation" (Ohrmann 2017).

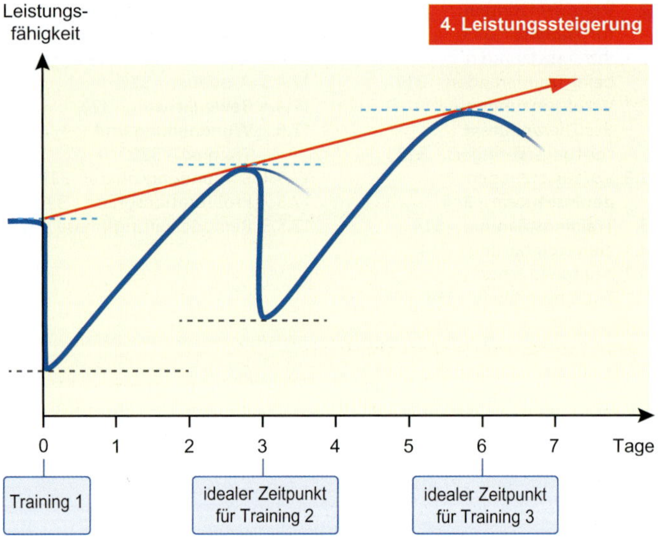

Abb. 17.1 Verhältnis von Belastung und Erholung [G1331, L157]

Gemäß Panjabis Gliederung des Bewegungsapparats in Nervensystem, aktives System und passives System (Panjabi 1992) muss das Nervensystem nach dem Beheben einer Dysfunktion die wieder erworbenen Möglichkeiten des Arthrons erkennen und lernen, die Arbeit der kontraktilen Elemente daran anzupassen.

Gegenstand einer Trainingstherapie sind daher meist die motorischen Grundeigenschaften Kraft und Koordination, v. a. in frühen Phasen der Wundheilung auch lokale Ausdauer des betroffenen Gelenkkomplexes.

! Merksätze und Definitionen

Die fünf motorischen Grundeigenschaften

Grundsätzlich wird die Leistung des Bewegungsapparats in fünf Kategorien beschrieben; den motorischen Grundeigenschaften:

- **Kraft:** Kraft (Muskelkraft) ist eine konditionelle Fähigkeit und wird verstanden als die Fähigkeit des Nerv-Muskel-Systems, Widerstände zu überwinden (konzentrisch), ihnen entgegenzuwirken (exzentrisch) oder sie zu halten (statisch) (Brauner et al. 2022).
- **Ausdauer:** Unter Ausdauer versteht man im Sport die körperliche (physische) und geistige (psychische) Widerstandsfähigkeit des Organismus gegen Ermüdung bei lang andauernder Belastung sowie die rasche Erholungsfähigkeit (Brauner et al. 2022).
- **Koordination:** Unter Koordination versteht man das Vermögen, verschiedene Körperteile gleichzeitig so miteinander zu verwenden, dass ein Bewegungsablauf reibungslos und effizient durchgeführt werden kann (Brauner et al. 2022).
- **Beweglichkeit:** Fähigkeit, Bewegungen mit großen Bewegungsamplituden auszuführen. Dehnfähigkeit umfasst die Bewegungsweite von Muskeln, Sehnen, Bändern und Kapseln. Die Gelenkigkeit hingegen umfasst den durch die knöcherne Gelenkstruktur, den Knorpel, die Bandscheiben und die Menisken begrenzten Bewegungsbereich (DOSB Beweglichkeit).
- **Schnelligkeit:** Fähigkeit, in kürzester Zeit auf Reize zu reagieren und Handlungen im Sport mit höchstmöglicher Geschwindigkeit durchführen zu können (Brauner et al. 2022). Diese Fähigkeit wird durch Kraft und koordinative Fähigkeiten einer Person determiniert und daher nicht gesondert betrachtet.

17.2 Voraussetzungen für Training

17.2.1 Voraussetzungen beim Trainierenden

- Es liegen keine Kontraindikationen für MTT/KGG vor wie z. B. nicht belastbare Frakturen, Infektionen, Pathologien im entzündlichen Stadium (Ebelt-Paprotry et al. 2017).
- Es muss eine Ausgangssituation beschrieben/gemessen werden, die das Defizit am Bewegungsapparat abbildet.

Die Testverfahren sollten einfach, gängig, quantitativ (= sie haben eine Maßeinheit) und responsiv (= sie zeigen Veränderung an) sein:

- Kraft: MFP/Dynamometrie
- Beweglichkeit: Neutral-Null-Durchgangsmethode
- Ausdauer: Cooper-Test/6-Minuten-Gehtest
- Koordination: Y-Balance-Test

17.2.2 Voraussetzungen des Therapeuten/Leistungserbringers

Zusatzqualifikationen, die zu trainingstherapeutischen Interventionen befähigen: MTT/KGG. Letztere ist i. d. R. Teil der MT-Zertifikatskurse für Physiotherapeuten. Der Umfang liegt bei 40 Unterrichtseinheiten (UE).

17.2.3 Voraussetzungen der Institution

Mindestens die Minimalausstattung für gerätegestützte Krankengymnastik laut § 125 Abs. 1 SGB V für Physiotherapie:

- 2 Universalzugapparate mit Fuß- und Handschlaufen
- Funktionsstemme
- Winkeltisch oder hinterer Rumpfheber
- Vertikalzugapparat

17.3 Trainingsplanung

17.3.1 Zielvereinbarung

Passend zur defizitären Grundeigenschaft sollten Trainingsziele vereinbart werden. Dazu eignet sich die **SMART**-Methode.

Merksätze und Definitionen

SMART ist eine Methode der Zielvereinbarung, die der amerikanische Unternehmensberater Peter Drucker entwickelt hat (www.verwaltung-innovativ.de). Ziele sollten mit dem Trainierenden vereinbart und dokumentiert werden:

- **S**pezifisch, z. B. bessere Beweglichkeit des Hüftgelenks: „Ich möchte wieder aufs Rad steigen können."
- **M**essbar: Neutral-Null-Durchgangsmethode nach Debrunner.
- **A**ttraktiv: Für den Patienten bedeutsam: „Ich kann wieder Rad fahren."
- **R**ealistisch: „Um aufs Rad zu steigen, brauche ich keinen Spagat."
- **T**erminierbar: „In 4 Wochen soll dieses Ziel erreicht sein."

17.3.2 Anatomie einer Trainingseinheit

Eine einstündige Trainingseinheit gliedert sich in drei Teile:
Aufwärmen: zyklische Bewegungen, die ⅙ der Skelettmuskelmasse (oder mehr) aktivieren und so eine Leistungsanpassung des Herz-Kreislauf-Systems bewirken. Geeignet sind z. B. Radergometer, Crosstrainer, Laufband etc. Ferner werden die Erregbarkeit des Nervensystems und die Viskosität des Bindegewebes gesteigert. Das Aufwärmen sollte 10–15 Minuten dauern.
Die Intensität kann leicht mittels Talk-Test gesteuert werden. Trainierende sollten imstande sein, während des Warmups in ganzen Sätzen zu reden, ohne außer Atem zu geraten. Eine weitere Möglichkeit, die Intensität zu steuern, ergibt sich durch folgende Formel: Maximale Herzfrequenz eines Trainierenden entspricht 220 – Lebensalter. 65–75 % dieser maximalen Herzfrequenz entsprechen einer moderaten Trainingsintensität (Zuhl 2020). Aufwärmen geschieht mit 60–65 % (Diemer und Sutor 2010).
Hauptteil: Die Inhalte richten sich nach den zu verbessernden Grundeigenschaften. Die Reihenfolge der Inhalte wird bestimmt durch die Anforderung ans ZNS, wobei die höchsten Anforderungen rasch nach dem Aufwärmen gestellt werden sollten. Dann ist die Erregbarkeit des Nervensystems am höchsten. Werden mehrere Grundeigenschaften trainiert, bestimmt die Anforderung ans ZNS die Reihenfolge: Koordination → Schnelligkeit → Kraft → Ausdauer.

Tipps & Fallstricke

Training sämtlicher Grundeigenschaften innerhalb einer Trainingseinheit ist unrealistisch. Arbeiten zum gleichzeitigen Training von Kraft und Ausdauer (Concurrent Training) zeigen, dass die Trainingseffekte weniger ausgeprägt sind als beim Training einer einzelnen Grundeigenschaft (Markov et al. 2020).

Voraussetzung für funktionelles Bewegen ist die Stabilität des betroffenen Gelenkkomplexes, also lokale Stabilität, eingebettet in die globale Stabilität des Gesamtkörpers. Stabilität kann definiert werden als „Kontrolle in Gegenwart von Veränderung" (Weingroff).

Dementsprechend ergibt sich ein Ganzkörperanspruch beim Entwerfen eines Trainingsplans. Patienten mit Läsionen an der Schulter benötigen eine kontrollierte Anbindung des Körpers an den Untergrund, Stabilität der Körpermitte und die Anbindung des Arms an den Rumpf, um eine gute Funktion der Schulter zu gewährleisten (Kibler und Press 2006).

Bewährt hat sich die Kombination komplexer (mehrgelenkiger) und isolierter (eingelenkiger) Übungen. Unter den Systemvoraussetzungen von KGG steht pro Trainingseinheit ca. 1 Stunde zur Verfügung. Bei klassischer Aufteilung Aufwärmen/Hauptteil/Abwärmen bleiben 40 Minuten Trainingszeit, die mit drei bis vier komplexen und drei bis vier Nebenübungen (Isolationsübungen) gefüllt werden können. Die Übungen ordnen sich von großen zu kleinen Muskelgruppen und von Komplexübungen zu Isolationsübungen des gleichen Körperabschnitts (Ratames et al. 2009).

Komplexe Übungen sind an die Grundformen menschlicher Bewegung angelehnt: Kniebeuge, Kreuzheben, Ausfallschritt, Stoß (z. B. Liegestütz), Zug (z. B. Klimmzug) und Drehung (Schuler und Cosgrove 2008).

Tipps & Fallstricke

Komplexe Übungen sparen Zeit, da sie stets mehrere Muskelgruppen ansprechen, und gelten als funktioneller. Isolationsübungen gelten oft als unfunktionell, sie ermöglichen aber, einen Zielmuskel präzise zu erreichen. Sie sind daher wichtiger Bestandteil beim Wiederherstellen einer Gelenkfunktion.

Abwärmen: Niedrigintensive, zyklische Bewegungen, die ⅙ der Skelettmuskelmasse (oder mehr) aktivieren. Sie sollen vom Trainierenden als leicht empfunden werden, das Herz-Kreislauf-System auf die nachlassende Leistungsanforderung vorbereiten und für besseren Abtransport der Stoffwechselprodukte sorgen (van Hooren 2018). Abwärmen sollte 10–15 Minuten dauern.

Tipps & Fallstricke

Die Forschungsergebnisse zum Abwärmen sind uneinheitlich. In der Praxis profitieren vor allem Patienten mit Neigung zu vegetativer Instabilität vom systematischen Herunterfahren der Leistung.

17.4 Training der Grundeigenschaften

17.4.1 Kraft

Kraft wird in die Unterkategorien Kraftausdauer, Maximalkraft, Schnellkraft und Reaktivkraft aufgeteilt (Diemer und Sutor 2010).

Krafttraining erfordert:

- Widerstände > 30 % der Maximalkraft (= höchste Kraft, die das Muskel- und Nervensystem bei willkürlicher Kontraktion auszuüben vermag)
- Anaerobe Energiebereitstellung
- Zeit der Muskelanspannung bis 120 Sekunden

Krafttraining wird meist als Mehrsatztraining ausgeführt.

Ein **Satz** ist die Anzahl der Trainingsbewegungen, die ohne Unterbrechung bis zum Abbruch durch Erschöpfung ausgeführt werden sollen.

Die Trainingsbewegungen werden **Wiederholungen** genannt.

Die **Frequenz** ist die Zahl der Trainingseinheiten pro Woche.

Der **Rhythmus** bezeichnet die Dauer der exzentrischen Bewegung, die Dauer der Pause am Umkehrpunkt und die Dauer der konzentrischen Bewegung in Sekunden innerhalb einer Trainingsbewegung.

Atmung: Im Normalfall wird in der konzentrischen Phase ausgeatmet, in der exzentrischen Phase eingeatmet. Die Ausatmung sollte durch den Mund gegen eine verengte Mundöffnung erfolgen (Lippenbremse). Dadurch sind die Bauchmuskeln angespannt und die Körpermitte stabiler.

Im Normalfall sollen Trainingsbewegungen über das volle Bewegungsausmaß ausgeführt werden. Langfristig kann damit das Bewegungsausmaß nicht nur erhalten, sondern auch verbessert werden (Riese und Kluge 2021).

Ermitteln des Trainingswiderstands: Der zum Training genutzte Widerstand kann im Prinzip auf zwei Wegen ermittelt werden:

- **Versuch und Irrtum:** Ein Trainingsgewicht wird ausprobiert und so lange gesteigert oder gesenkt, bis die angestrebte Wiederholungszahl machbar ist.
- **Holten Kurve:** ▶ Tab. 17.1.

Tab. 17.1 Ermittlung der Maximalkraft über das Wiederholungsmaximum (nach Rühle 1992)

Wiederholungen (1 RM = Repetitionmaximum)	% der Maximalkraft
1	100
2	95
3	90
7	85
11	80
16	75
22	70
25	65
30	60
> 30	55

Der norwegische Physiotherapeut entwickelte ein Modell, nachdem man die Maximalkraft für eine Bewegung anhand der Wiederholungszahl mit einer submaximalen Last näherungsweise berechnen kann. Wird ein gegebener Widerstand z. B. 16-mal bewegt, ist anzunehmen, dass der Widerstand 75 % des maximal überwindbaren Widerstands entspricht.

Kraftausdauertraining

Kraftausdauertraining trainiert die Ermüdungsresistenz bei Kraftleistungen. Es „zeichnet sich insgesamt durch relativ geringe Intensitäten, […] hohe Wiederholungszahlen und kurze Pausen zwischen den Serien aus. Dieses Training eignet sich in den meisten Fällen besonders für Patienten in der frühen Trainingsphase eines Rehabilitationsprozesses, bei denen die durch Immobilisation atrophierte Muskulatur wieder entsprechend auftrainiert werden soll und erste dynamische Übungsformen zur Anwendung kommen können." (Kunz und Karanikas 2016)
Es bildet den Einstieg in das systematische Trainieren der Kraft. Die hohe Anzahl moderater Kraftstöße ermöglicht auch den bradytrophen Geweben, sich an zunehmende Beanspruchungen anzupassen.

Wiederholungen	Serien	Frequenz	Rhythmus	Serienpause
15–25	3–4	2–3	2-0-2	1 Minute

Hypertrophietraining

Hypertrophietraining steigert die Maximalkraft durch Vergrößern des Muskelquerschnitts. So wird die morphologische Voraussetzung für bessere statische und dynamische Kontrolle der Gelenke geschaffen. Dazu sollten die systemischen Effekte von Training nicht außer Acht gelassen werden. Laube (2022) weist auf die Bedeutung der Muskulatur als Produzent entzündungshemmender und schmerzdämpfender Botenstoffe hin, ferner auf ihre präventive Wirkung bezüglich der meisten Zivilisationskrankheiten.

Wiederholungen	Serien	Frequenz	Rhythmus	Serienpause
8–12	5	2–3	3-0-1	2–3 Minuten

Training der intramuskulären Koordination (IMK)

IMK-Training verbessert die Maximalkraft über verbesserte Zusammenarbeit der motorischen Einheiten. Dabei wird die Kraft gesteigert, ohne signifikante Zunahme der Muskelmasse. Dadurch ist IMK-Training wichtig in Sportarten, bei denen das Leistungsgewicht ein bestimmender Faktor ist. Diese Kraftqualität wird mit Intensitäten nahe der Maximalkraft trainiert und hat dadurch ein erhöhtes Verletzungsrisiko. IMK-Training kommt im Setting einer KGG selten zur Anwendung.

Wiederholungen	Serien	Frequenz	Rhythmus	Serienpause
3–5	3–5	2–3	explosiv	3–5 Minuten

Training der Schnell- und Reaktivkraft

Diese Trainingsformen dienen dazu, möglichst rasche Kraftstöße zu erzeugen. Diese Methoden kommen im Setting einer KGG sehr selten zur Anwendung.

Wiederholungen	Serien	Frequenz	Rhythmus	Serienpause
3–10	3–5	3–4	explosiv	3–6 Minuten

17.4.2 Koordination

Koordination beschreibt die Kontrolle von Haltung und Bewegung. In der Literatur existieren wenig klare Belastungsnormative. Einigkeit herrscht über folgende Punkte:

- Das Training sollte keine Ermüdung erzeugen.
- Die Pausen sollten vollständige Erholung ermöglichen.
- Hohe Wiederholungszahlen sind anzustreben.
- Die Dauer einer einzelnen koordinativen Aufgabe sollte unterhalb 1 Minute liegen (Dohm-Acker 2008, Gebel et al. 2018, Lesinski et al. 2015).
- Koordination ist aufgabenspezifisch, die Trainingssituation sollte also wirklichkeitsnah für die Bedürfnisse des Trainierenden sein (Brauner et al. 2022).

Diemer und Sutor (2010) schlagen eine Einteilung in drei Stufen der Koordination vor:

- **Training der lokalen Stabilisatoren:** Dieses sollte in statischen oder dynamischen Übungen über 10 × 10 Sekunden mit leichter Intensität (12/20 Borg-Skala) geschehen. Aufgrund der niedrigen Intensität kann dieses Training mehrfach täglich ausgeführt werden. Weniger als drei solcher Serien pro Woche sind wirkungslos.
  Beispiele wären das Aktivieren des M. transversus abdominis bei unspezifischem Rückenschmerz oder der kurze Fuß nach Janda bei Sprunggelenksproblemen.
- **Training im geschlossenen Regelkreis (Feedback-Training):** Dynamische Übungen sollten für 10 × 10 Sekunden ausgeführt werden, statische sollten Standzeiten zwischen 20 und 40 Sekunden haben (Lesinski et al. 2015). Auch hier soll die Intensität als leicht empfunden werden. Aufgrund der niedrigen Intensitäten kann auch dieses Training täglich geschehen, aber mindestens dreimal pro Woche.
  Beispiele wären ein leichtes Widerstandtraining am Schlingentrainer oder Balancetraining unter instabilen Bedingungen (Kreisel, Posturomed, Pezziball).

Tab. 17.2 Empfohlene Belastungsdosierung des sensomotorischen Trainings (Froböse und Wilke 2015)

Trainingselement	Dauer
Erwärmung	7–10 Minuten
Trainingsdauer	10–45 Minuten
Übungsfrequenz	20–40 Wiederholungen (Wdh.) pro Übung/Trainingseinheit
• Bewegungspräzision	• 1–10 Wdh.
• Konstanz der Bewegungsausführung	• 10–40 Wdh.
• Bewegungsqualität bei erhöhter Geschwindigkeit	• 1–10 Wdh.
Statische Übungen (z. B. Einbeinstand)	10 bis max. 15 Sekunden
Pausenzeiten	Lohnende Pausen, abhängig von Übungsintensität, mindestens 60 Sekunden
Regenerationszeiten zwischen den Trainingseinheiten	Ca. 48–72 Stunden

- **Training im offenen Regelkreis** (schnelle Zielbewegungen der oberen Extremität; Sprünge und Landungen): Bei dieser Stufe schlagen Diemer und Sutor (2010) erneut 10 × 10 Wiederholungen der entsprechenden Bewegungen vor. Durch die höheren Kräfte darf das Training auf der Borg-Skala als „mittel" bis „etwas schwer" empfunden werden. Auch hier ist tägliches Training möglich und mindestens dreimaliges Training pro Woche anzustreben.

Froböse und Wilke schlagen die in der Tabelle (▶ Tab. 17.2) gezeigte Gestaltung einer Koordinationstrainingseinheit vor.

In der trainingstherapeutischen Praxis sind Trainingspläne selten komplett auf eine einzige Grundeigenschaft ausgelegt. Wenn Koordination und Kraft im Vordergrund stehen, geschieht das Koordinationstraining nach dem Aufwärmen über einen Zeitraum von 10–15 Minuten. Das Krafttraining folgt im Anschluss.

17.4.3 Ausdauer

Für die Zwecke einer Rehabilitation genügt die Aufteilung in zwei Kategorien des Ausdauertrainings.

Lokales Ausdauertraining

Dabei wird mit weniger als ⅙ der Skelettmuskelmasse gearbeitet. Es werden Widerstände < 30 % der Maximalkraft überwunden, und die aufsummierte Zeit der Muskelaktivität (Time under Tension) sollte über 2 Minuten betragen. Die Energiebereitstellung kann aerob oder anaerob erfolgen. Diese Form des Trainings führt nicht zu Anpassungen der kardiopulmonalen Belastbarkeit, sondern verbessert den Stoffwechsel vor Ort sowie die Ansteuerbarkeit und Ermüdungsresistenz der Zielmuskulatur. Ferner fördert die Bewegung unter moderater Last die belastungsgerechte Ausrichtung der Kollagenfasern in der Proliferationsphase.

Training der allgemeinen Ausdauer

Dabei wird mit mehr als ⅙ der Skelettmuskelmasse gearbeitet. Es werden Widerstände < 30 % der Maximalkraft überwunden, und die aufsummierte Zeit der Muskelaktivität (Time under Tension) sollte über 2 Minuten betragen. Die Energiebereitstellung kann aerob oder anaerob erfolgen. Ziel ist hier die Steigerung der kardiopulmonalen Belastbarkeit.

Dauer und Intensität des Ausdauertrainings: „Die erforderliche Mindestdauer, um einen Trainingseffekt auszulösen, ist 10 min." In dieser Zeit sollte die Intensität bei mindestens 50 % der maximalen Trainingsherzfrequenz (220 – Lebensalter) liegen, um einen trainingswirksamen Reiz zu erzeugen. „Nach einer halben Stunde gemütlichen Spazierengehens ist die Trainingsdauer daher 0, weil die geringe Intensität nicht trainingswirksam ist. […] Die minimale Häufigkeit sind 2 Trainingseinheiten pro Woche, die auf 2 Tage verteilt sein müssen, mit mindestens einem Ruhetag dazwischen" (Tomasits und Haber 2011).

Als moderate Intensitäten gelten 60–75 % der maximalen Trainingsherzfrequenz; zwischen 76 und 96 % findet intensives Training statt.

Eine weitere Methode zur Bestimmung der Intensität bietet die Borg-Skala, die das subjektive Belastungsempfinden des Trainierenden abfragt. Auf einer Skala von 0–10 (neue Borg-Skala; ▶ Tab. 17.3) geschieht Training mit moderater Intensität bei Werten von 3–4, intensives Training bei 5–7 (Zuhl 2020).

Tab. 17.3 RPE-Skala nach Borg (Schwan und Nebel 2021)

Ursprüngliche Borg-Skala	Neue Borg-Skala
6	0: keine
7: sehr, sehr leicht	0,5: extrem gering
8	1: sehr schwach
9: sehr leicht	2: schwach
10	3: mäßig
11: ziemlich leicht	4: einigermaßen stark
12	5
13: etwas schwer	6: stark
14	7
15: schwer	8: sehr stark
16	9
17: sehr schwer	10: extrem stark
18	
19: sehr, sehr schwer	
20	

17.4.4 Beweglichkeit

▶ 15.

17.5 Wundheilung und Training

Die unterschiedlichen mechanischen Eigenschaften der Gewebe in den Phasen der Wundheilung erfordern ein daran angepasstes Vorgehen.

17.5.1 Entzündungsphase

17

Während der **Entzündungsphase** findet kein Training am betroffenen Gelenkkomplex statt. Dort wird lediglich die Beweglichkeit im Bewegungsausmaß ohne Schmerzzunahme beübt. Ferner kann versucht werden, die lokalen Stabilisatoren zu aktivieren. (▶ 17.4.2) Im Entzündungsgebiet geschieht so viel wie möglich und so wenig wie nötig, um eine Zunahme der Entzündungszeichen zu vermeiden. Man spricht dabei von funktioneller Immobilisation.
An anderen Körperabschnitten ist ein Training der allgemeinen und lokalen Ausdauer sowie der Kraft möglich und sinnvoll.

17.5.2 Proliferationsphase

In der **Proliferationsphase** besitzt das Gewebe etwa 20–30 % seiner Endfestigkeit (van den Berg 2011). Dennoch benötigt es mechanische Reize zur belastungsge-

Tab. 17.4 Wundheilungszeiten spezifischer Gewebe (nach Koller et al. 2017)

	Entzündungsphase	Proliferationsphase	Remodellierungsphase
Kapsel-Bindegewebe/Faszie	0.–3. Tag bis 5. Tag	3.–5. Tag bis 6. Woche	Ab 6. Woche
Meniskus	0.–5. Tag	5. Tag bis 10. Woche	Ab 10. Woche
Discus intervertebralis	0.–5. Tag	5. Tag bis 3. Woche	Ab 3. Woche
Sehnengewebe			
• Extrinsisch	0.–3. Tag bis 5. Tag	3.–5. Tag bis 4. Woche	
• intrinsisch	Nur bedingt	9.–12. Woche	Ab 9.–12. Woche
Knochen	0.–3. Tag bis 5. Tag	3.–5. Tag bis 3. Woche	Ab 4. Woche bis 8.–12. Woche
Sehnen-Knochen-Übergang	0.–5. Tag	5. Tag bis 6. Woche	Ab 4.–6. Woche
Muskelgewebe	0.–4. Tag	4. Tag bis 3. Woche	Ab 3. Woche

rechten Reorganisation „Das heißt, dass der Fibroblast sehr sensitiv auf mechanische Reize von außen reagiert und die Kollagenfasern […] nach dieser mechanischen Kraft […] in der Extrazellulären Matrix (EZM) auslegt. Findet dieser funktionelle Reiz in der Proliferationsphase nicht statt […], kann der Fibroblast keine funktionelle Ausrichtung erkennen und bildet ein mechanisch wenig stabiles Kollagenknäuel […] Zu große mechanische Reize zerreißen die provisorische Struktur und leiten unweigerlich eine neue Entzündungsphase ein." (Koller 2019)
Die Dauer der Proliferationsphase richtet sich nach dem betroffenen Gewebetyp (▸ Tab. 17.4).
Vor dem Hintergrund verminderter Belastbarkeit des Gewebes schlagen Diemer und Sutor (2010) vor, im betroffenen Gelenkkomplex (und nur dort) auf Krafttraining zu verzichten. Trainingsinhalte am betroffenen Gelenkkomplex:

- Training der Beweglichkeit im schmerzfreien Bewegungsausmaß
- Koordinationstraining
  - Aktivieren lokaler Stabilisatoren
  - Training der Koordination im geschlossenen Regelkreis/sensomotorisches Training
- Training der lokalen Ausdauer

17.5.3 Remodellierungsphase

In der **Remodellierungsphase** ist das Gewebe ausreichend stabil, um alle Arten von Training zu tolerieren. Sämtliche Formen des Kraft-, Ausdauer-, Koordinations- und Beweglichkeitstrainings sind möglich

Tipps & Fallstricke
Dass alle Formen des Trainings erlaubt sind, bedeutet nicht, dass sehr intensives Training wie Schnellkraft oder Sprungtraining als Einstieg gewählt werden sollte. Auch gesundes Gewebe würde darauf rasch mit Überlastungserscheinungen reagieren.

Literatur

Brauner T, Müller J, Beinert K (Hrsg.). Sportwissenschaft. München: Elsevier, 2022.
Deutscher Olympischer Sportbund: Beweglichkeit; https://gesundheit.dosb.de/service/wissenswertes/lexikon?tx_dpnglossary_glossary%5Baction%5D=show&tx_dpnglossary_glossary%5Bcontroller%5D=Term&tx_dpnglossary_glossary%5Bterm%5D=175&cHash=aa044261ddf9a5323d2ebeb0c08b27ab.
Diemer F, Sutor V. Praxis der medizinischen Trainingstherapie. Stuttgart, New York: Georg Thieme Verlag KG, 2010.
Dohm-Acker M, Spitzenpfeil P, Hartmann U. Auswirkung propriozeptiver Trainingsgeräte auf beteiligte Muskulatur im Einbeinstand. Sportverletzung & Sportschaden, 2008;22:52.
Ebelt-Paprotny G, Taxhet G, Wappelhorst U (Hrsg.). Leitfaden Physiotherapie; 7. Auflage. München: Elsevier, 2017.
Froböse I, Wilke C (Hrsg.). Training in der Therapie, 4. Auflage. München: Elsevier, 2015.
Gebel A, Lesinski M, Behm DG, Granacher U. Effects and Dose-Response Relationship of Balance Training on Balance Performance in Youth: A Systematic Review and Meta-Analysis. Sports Med, 2018 Sep;48(9):2067–2089.
Kibler B, Press J, Sciascia A. The Role of Core Stability in athletic function. Sports Med, 2006;36(3):189–189.
Koller T, Ruegg C, Gut V. Physiotherapeutische Werkzeuge zur funktionellen Mobilisation von Narben und Bindegewebe und Dosierung bei großflächigen Narbenplatten. manuelletherapie, 2017;21(05):238–243.
Koller T. Rehabilitation von spezifischem Gewebe. Wiesbaden: Springer, 2019.
Kunz M, Karanikas K. Medizinisches Aufbautraining – Grundlagen, Indikationen, Klinische Anwendungen. München: Elsevier, 2016.
Laube W. Die Muskulatur – das „signalstoffgestützte periphere Zentrum" adaptiver Wirkungen. Berlin: Springer, 2022.
Laube W. Muskeldysfunktionen – mit Training gegen Schmerz. Berlin: Springer, 2022.
Lesinski M, Hortobágyi T, Muehlbauer T, Gollhofer A, Granacher U. Dose-response relationships of balance training in healthy young adults: a systematic review and meta-analysis. Sports Med, 2015 Apr;45(4):557–576.
Markov A, Hauser L, Puta C, Granacher U. Concurrent Training; Sportärztezeitung 2020 https://sportaerztezeitung.com/rubriken/training/1095/concurrent-training/.
Ohrmann R. Bewegung ist Leben. In: Buchenau P (Hrsg.). Chefsache Prävention II. Wiesbaden: Springer Gabler, 2015.
Panjabi MM. The stabilizing system of the spine: Part 1. function, dysfunction, adaptation, and enhancement. J Spinal Disorders, 1992 Dec;5(4):383–389; discussion 397.
Ratamess NA, Alvar BA, Evetoch TK et al. Progression Models in Resistance Training for Healthy Adults. Med Sci Sports Exerc, 2009 Mar;41(3):687–708.
Riese D, Kluge M. Dehnen. Sinn und Unsinn im Kontext evidenzbasierter Therapie. Stuttgart, New York: Georg Thieme Verlag KG, MSK PT 2021.
Schuler L, Cosgrove A. The new Rules of Lifting. New York: Avery, 2008.
Schwan U, Nebel R. Training mit Herzpatienten. Bewegungstherapie und Gesundheitssport 2021. Stuttgart, New York: Georg Thieme Verlag KG, 2021.
Tomasits J, Haber P. Leistungsphysiologie: Grundlagen für Trainer, Physiotherapeuten und Masseure. 4., neu bearbeitete Auflage. Wien, New York: Springer, 2011.
Van den Berg F (Hrsg.). Angewandte Physiologie. Bd. 1: Das Bindegewebe des Bewegungsapparates verstehen und beeinflussen. Stuttgart: Thieme, 2011.
van Gestel A, Teschler H. Physiotherapie bei chronischen Atemwegs- und Lungenerkrankungen. Berlin: Springer, 2014.
Van Hooren B, Peake JM. Do we need a cool-down after exercise? A narrative review of the psychophysiological effects and the effects on performance, injuries and the long-term adaptive response. Sports Medicine, 2018;48:1575.
Weingroff C. Charlie Weingroff on Movement Screens, Manual Therapy, and Fascia; https://simplifaster.com/articles/weingroff-movement-screens-manual-therapy/.
Zuhl M. Tips for Monitoring Aerobic Exercise Intensity. ACSM 2020.

Register

Anhang

Bewegungsausmaße

Bewegungsausmaße (Normalwerte nach der Neutral-Null-Methode)

Werte beziehen sich auf Erwachsene mit durchschnittlicher Beweglichkeit

Normalwerte Wirbelsäule

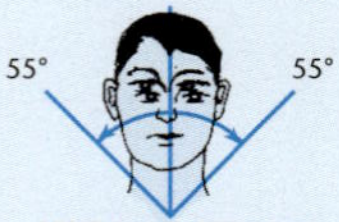

HWS-Lateral-Flexion

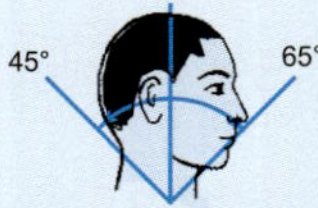

HWS-Extension-Flexion

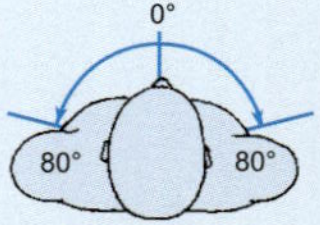

HWS-Rotation

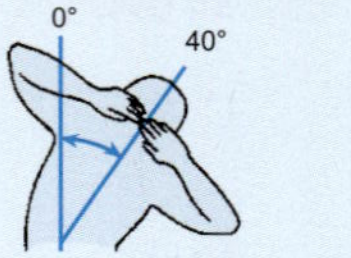

BWS-LWS-Lateral-Flexion

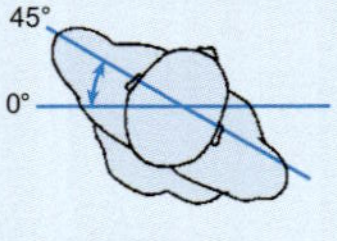

Rotation bei fixiertem Becken

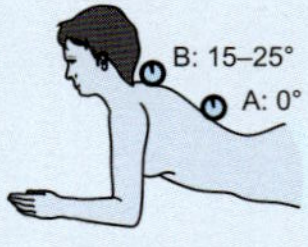

BWS-Restkyphose

Wirbelsäulenbeweglichkeit

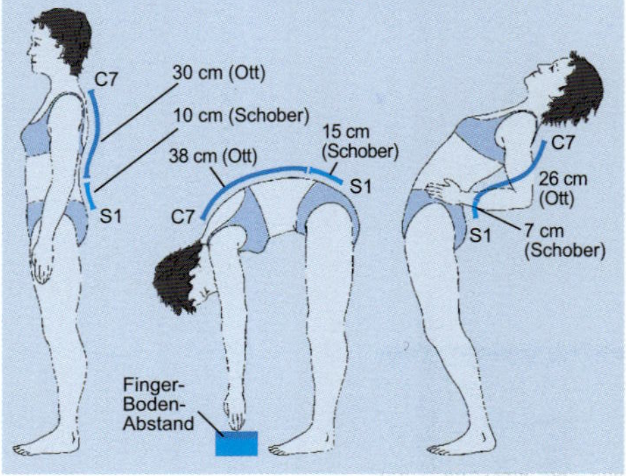

Normalwerte Schultergelenk

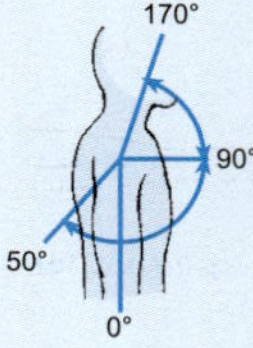

Extension – Flexion

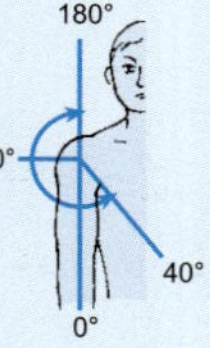

Abduktion – Adduktion

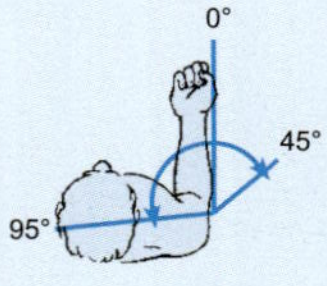

Außenrotation – Innenrotation

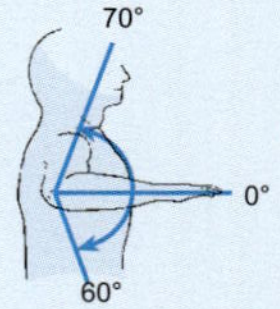

Außenrotation – Innenrotation
mit 90° abd. Arm

Normalwerte Ellenbogengelenk

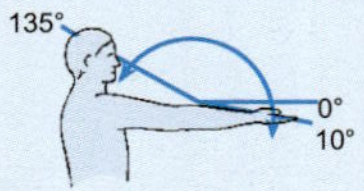

Extension/Flexion

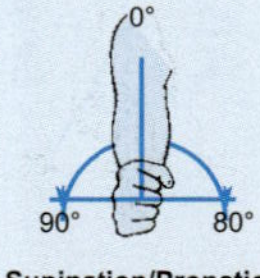

Supination/Pronation

Normalwerte Kniegelenk

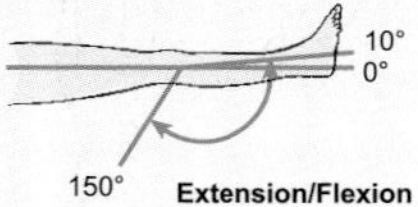

Extension/Flexion

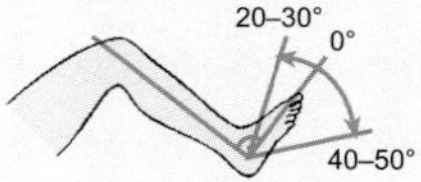

Dorsalextension – Plantarflexion

Normalwerte Hüftgelenk

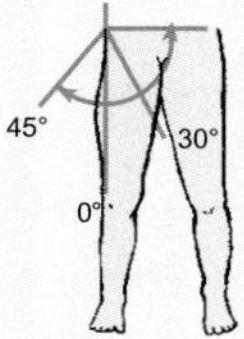

Abduktion/ Adduktion

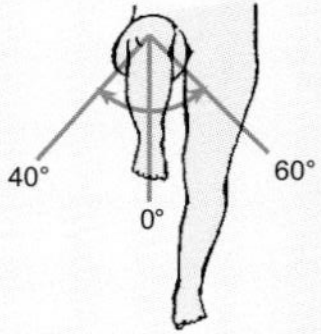

Außenrotation – Innenrotation mit 90°-Hüftflexion

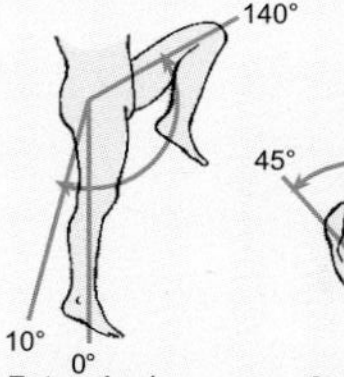

Extension/ Flexion

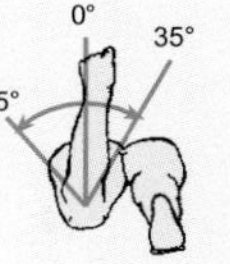

Außenrotation – Innenrotation

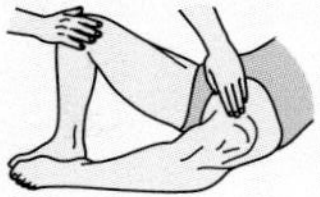

Abduktion bei 90°-Hüftflexion und 90°-Knieflexion

Normalwerte Sprunggelenke

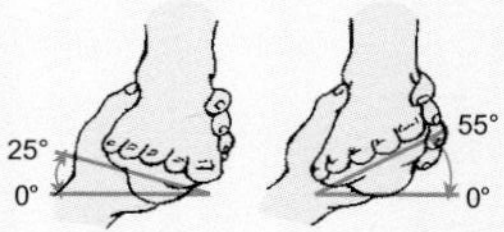

Inversion – Eversion mit Supination – Pronation

Normalwerte Handgelenk

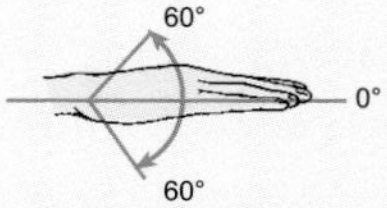

Dorsalextension/Palmarflexion

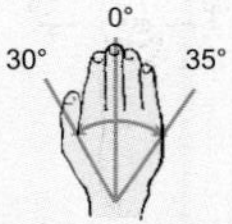

Abduktion (Ulnarabduktion)
Adduktion (Radialabduktion)

Dermatome

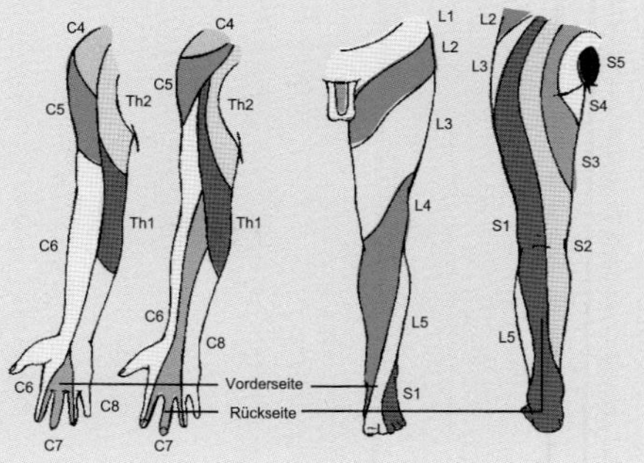

Leitsymptome auf den ersten Blick erkennen – Differenzialdiagnostik in der Manuellen Medizin

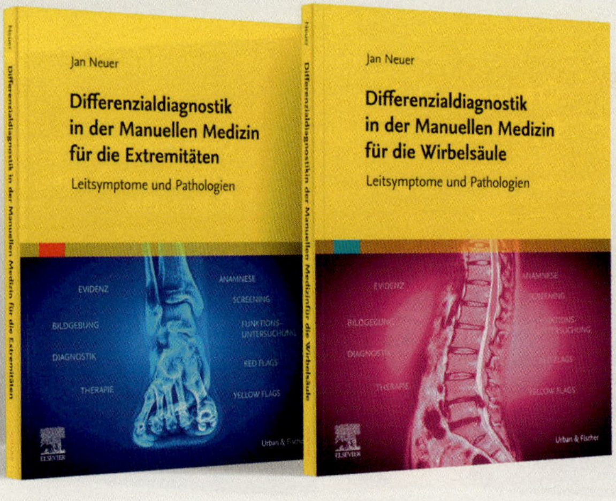

20241111c3 Irrtümer vorbehalten. Stand 11/2024

Melden Sie sich für unseren Newsletter an unter www.elsevier.de/newsletter

ELSEVIER

Diese und viele weitere Titel und Klinikleitfäden sowie die aktuellen Preise finden Sie in Ihrer Buchhandlung vor Ort und unter **shop.elsevier.de**